POCKET BOOK

洞察力で見抜く
急変予兆
～磨け！アセスメントスキル～

異常の早期発見における看護師に必要な知識、
だいたい詰まってます！

INDEX

はじめに・・・・・・・・・・・・・・・・・・・・・4

1. 医療面接
   1) 質問法とその解釈・・・・・・・・・・・・・・6
   2) 症状と類推すべき疾患（鑑別疾患、除外疾患）・・・・・12

2. 身体診察
   1) バイタルサイン・・・・・・・・・・・・・16
   2) フィジカルアセスメント・・・・・・・・・・・33

3. 主な検査
   1) 心電図・・・・・・・・・・・・・・・・・82
       心電図判読チャート＆チェックリスト・・・・・・・102
   2) 心エコー・・・・・・・・・・・・・・・・105
   3) 胸部単純X線写真・・・・・・・・・・・・118
   4) 胸部CT・・・・・・・・・・・・・・・・121
   5) 脳CT／MRI／MRA・・・・・・・・・・124
   6) 腹部CT・・・・・・・・・・・・・・・・130
   7) 血液検査・・・・・・・・・・・・・・・・132
   8) その他の検査・・・・・・・・・・・・・・141
   9) 血液ガス・・・・・・・・・・・・・・・・146

4. 必ず除外すべき疾患とその特徴・初期治療
   1) ショック・・・・・・・・・・・・・・・・154
   2) 中枢神経系疾患・・・・・・・・・・・・・163
   3) 呼吸器系疾患・・・・・・・・・・・・・・184
   4) 循環器系疾患・・・・・・・・・・・・・・201

5) 消化器系疾患・・・・・・・・・・・・・・235
6) 腎泌尿器系疾患・・・・・・・・・・・・263
7) 感染症・・・・・・・・・・・・・・・・269
8) その他の疾患・・・・・・・・・・・・・281

5. アセスメントと報告のコツ
1) 仮説を立てる・・・・・・・・・・・・・302
2) 分析する（SOAP）・・・・・・・・・・304
3) 報告する（SBAR）・・・・・・・・・・306
4) 報告基準・・・・・・・・・・・・・・・307

6. 急変時に使用する薬剤
1) 輸液・・・・・・・・・・・・・・・・・310
2) 循環作動薬・・・・・・・・・・・・・・316

7. 主な解剖図
1) 中枢神経系・・・・・・・・・・・・・・322
2) 呼吸器系・・・・・・・・・・・・・・・328
3) 循環器系・・・・・・・・・・・・・・・330
4) 消化器系・・・・・・・・・・・・・・・337
5) 腎泌尿器系・・・・・・・・・・・・・・342
6) 筋骨格系・・・・・・・・・・・・・・・346
7) 脊髄神経・末梢神経系・・・・・・・・・354
8) 感覚器系・・・・・・・・・・・・・・・356
9) 内分泌系・・・・・・・・・・・・・・・359

8. 急変予兆を見抜くための洞察力チェックリスト
1) 予測指示使用時チェックリスト・・・・・362
おわりに ・・・・・・・・・・・・・・・368

〈巻末資料〉検査データ一覧

はじめに

　日本の医療は世界でトップクラスであり、例えば足の骨が折れても胃に穴が開いても動脈が裂けても治療は可能である。しかし、複雑な手術に成功したとしても術後に感染等の合併症を早期に発見できなかった場合は、最悪の転機をたどることもあろう。そう考えると、医療の質を担保するためには、我々看護師が素早く患者さんの異常を発見し、いかに対応できるかが鍵となる。

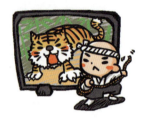

　このイラストは、屏風の「とら」を捕まえて見せよという要求に対し、一休さんが、「では出してくだされ」と答えたとんちのひとこまである。屏風から「とら」を出しさえすれば捕まえることはできる。そう、「院内急変」も見つけさえすれば治療を行うことはできるわけだ。たき火程度ならすぐ消せるが大火事はそうはいかない。患者さんの一番近くにいる我々看護師が「急変予兆を見抜くスキル」を磨くことは医療の質の向上に直結すると私は考えている。

　本書は、「洞察力で見抜く急変予兆」とタイトルを付けたが、洞察力とは、「本質を見抜く力」と言える。「何かおかしい」と思った際に、自信が無ければ「様子を見る」という選択をしてしまうかもしれないが、高い洞察力があれば異常を明確に察知し、状況に合わせたアセスメントを行うことができる、よって「こういう時はこうする」という指南書があれば臨床における洞察をサポートすることができ、医療の質の向上に役立てると考えた。

　そこで本書は、看護師の洞察力、つまり臨床における異常検知能力の向上を目的とし、

・急変予兆の見抜き方と、そのアセスメントをサポート

・いつでも確認できる携帯性で、臨床を学びの場に変える

・YouTube® 出直し看護塾で全ページ解説

　この3つを軸に構成した。異常検知の能力をカッコよく Detection Skill（ディティクションスキル）と呼び、看護師が医師の視点を持って医療面接、身体診察を行うことができるようサポートする。本書はあくまでもマニュアル本である。ぜひ、各項で紹介している参考文献をあたっていただきたい。仕事しながら勉強するスタイルを手に入れ、院内急変という言葉と無縁の看護師ライフを送っていただければ本望である。

2024年12月1日
株式会社ラプタープロジェクト 代表取締役
看護師 / 診療看護師 / 看護学修士 / 医学博士

青柳　智和

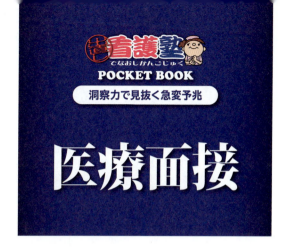

医療面接

1）質問法とその解釈
2）症状と類推すべき疾患（鑑別疾患、除外疾患）

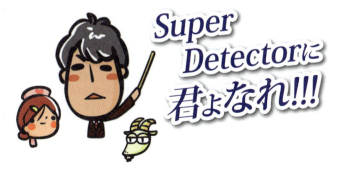

医療面接

1. 質問法とその解釈

　診断に必要な情報の7～8割は、医療面接で得ることができると言われている。医療面接が正確であればその患者さんの疾患を類推することができ、鑑別疾患を思い浮かべることができる。質の高い医療面接は、より精度の高い身体診察や、無駄な検査の削減、診療時間の削減にもつながる。さらに、緊急性の高い疾患を見つけることにも直結するため、すべての看護師が質の高い医療面接を行えることが望ましい。

① 主訴

現在の症状を確認する。
例）胸が苦しい、吐き気がある、めまいがする等。

② 現病歴

◆ Open-ended Question（開放型質問）
◆ Closed Question（閉鎖型質問）

　始めは、「どうしたのか」と開放型質問で尋ね、自由に話をしてもらう。その結果、いくつかの疾患が頭に浮かぶと思われるため、その疾患に合う症状、合わない症状の有無を確認し（閉鎖型質問）、「はい」「いいえ」で答えてもらう。その際、「SAMPLER」、あるいは痛みが主訴の場合は、「OPQRST」を意識して症状を整理すると鑑別疾患を挙げやすくなる。

● SAMPLER（サンプラー）

S	Signs / Symptoms	徴候と症状
A	Allergy	アレルギーの有無
M	Medication	内服薬、通院歴
P	Past medical history	既往歴
L	Last meal	最終食事
E	Event / Environment	イベント、環境
R	Risk factor	リスク因子

● OPQRST

O	Onset	発症様式
P	Palliative / Provocative	増悪寛解因子
Q	Quality / Quantity	性質
R	Region / Radiation	場所、放散痛
S	Associated Symptom	随伴症状
T	Time course	時間経過

例）・どうされましたか？
　・その症状は突然ですか？それとも少し前からですか？
　・何かをすると痛みが増すとか、良くなるといったことはありますか？
　・痛みの種類はどのような感じですか？例えば、キリキリと差し込むような痛みや、ズキンズキンと響く感じがありますか？
　・場所はどこですか？その痛みの場所が移動したり、別な場所が痛むことはありますか？
　・ほかの症状はありますか？例えば、吐き気があるとか、息が苦しかったりしませんか？
　・痛みはどれくらい続いていますか？

＊ LQQTSFA、VINDICATE!!! ＋ P は、P.14 に記載。

③ 既往歴・併存症

　既往歴は過去の治療歴、手術歴、薬剤使用歴、輸血歴、妊娠歴、出産歴、アレルギー歴等であり、その患者を理解するうえで重要な項目である。例えば、虫垂切除を行っていれば虫垂炎は除外でき、ペニシリンに対してアレルギー反応を示した経験のある患者には、ペニシリンは使用できない。脾臓摘出の既往のある患者は、肺炎球菌等の感染症への抵抗力が低下しており、感染症により注意を払う必要が出てくる（コラム参照）。

　また、現在治療中の疾患を区別して併存症とすることがある。例えば、高血圧や糖尿病、慢性関節リウマチ等の慢性疾患は、内服薬の有無等、原疾患を治療していくうえで重要な情報となる。自らが情報を集めることも重要であるが、医師の診療録も積極的に活用する。

④ 家族歴

　家族性の疾患や同様の症状を来たしている場合は感染症の鑑別に役立つ。家族構成、特に両親や兄弟の病歴は重要である。
　例）子供の発熱と母親等。

⑤ 患者背景

喫煙歴、飲酒歴、職業歴、運動習慣、海外渡航歴、性交渉歴等。

⑥ 解釈モデル

　患者自身が自らをどのように考えているか、何を期待しているかを確認する。解釈モデルの確認は、ラポール（信頼関係）形成にも役立つ。

⑦ 一文サマリ

30秒〜1分程度で話せる程度に要約し、他のスタッフとの情報共有に役立てる。

例）3日前に大腿骨頚部骨折の手術を受けた高血圧と糖尿病で内服治療を行っている82歳の女性。術中術後は特に問題なく経過していたが、朝から徐々に（O）腹痛が出現し、増悪寛解（P）は認めず、差し込むような（Q）痛みがあり、場所は左側腹部、放散痛は認めない（R）、吐き気があるが（S）が吐いてはいない。すでに1時間以上経過（T）しており辛そうに見える。

→ 突然発症ではなく症状も強烈ではないことから、大動脈瘤の破裂は否定的な症状である。高齢女性の術後であり、緩徐な発症や随伴症状、改善を認めない状況を考えると術後腸閉塞は十分に考えられる。絞扼性腸閉塞は否定的だが、高齢ということや糖尿病により症状が隠れている可能性もあり、消化管の疾患を中心に、血管系、婦人科系、代謝性疾患を考慮した身体診察を行い、医療面接と身体診察のすり合わせを行う。このように、鑑別疾患を思い浮かべることが質の高い身体診察につながる。

〈参考引用文献〉
1) 診察と手技が見える Vol.1 古谷伸之、田邊政裕 他 著 メディックメディア；2003
2) YouTubeで見る身体診察 コーチレジ 石井洋介 著 メジカルビュー；2015
3) UCSFに学ぶ できる内科医への近道（第4版） 山中克郎、澤田覚志、植西憲達 著 南山堂；2012

急変予兆を見抜く洞察力を身につけるための到達目標

〜医療面接〜

(1) 疾患を類推しながら医療面接を行うことができる
(2) 一文サマリを書くことができる

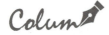

無脾症にご注意!!

　脾臓は人体における最大のリンパ組織であり、左横隔膜下に位置する。血液をふるいにかけ、血球、免疫複合体等を除去するほか、細菌等の微生物を除去することで免疫反応の役割や抗炎症機能を有し、感染防御において重要な役割を果たしている。この脾臓であるが、脾臓摘出後にIgMを記憶するBリンパ球が大幅に減少することが知られており、脾臓摘出後敗血症（PSS：Post Splenectomy Sepsis）や、重症脾臓摘出後感染症（OPSI：Overwhelming Post Splenectomy Infection）のリスクが高まる。

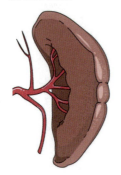

OPSIの前駆症状として、発熱（高熱とは限らない）、悪寒、咽頭痛、筋肉痛、嘔吐、下痢等が出現するが、悪化の速度は急激であり、数時間でショック、心血管系の虚脱、播種性血管内凝固（DIC：Disseminated Intravascular Coagulation）症候群や、けいれん、昏睡状態といった症状を引き起こし、血管内皮障害（電撃性紫斑病）による四肢切断や死亡のリスクがある。無脾症の患者は感染に弱いということは気にかけておかなければならない。

〈参考引用文献〉
1) インテンシヴィスト Vol2.No1　岩渕千太郎 著
　　メディカルサイエンスインターナショナル；147～150・2010

●臨床で使える医療面接ワークシート(コピーしてお使いください)

医 療 面 接 ワ ー ク シ ー ト

プロフィール	年齢、性別、関連のある既往歴	
主訴		
現病歴	S:徴候、症状 A:アレルギー歴 M:薬剤、通院 P:既往歴 L:最後の食事 E:イベント、環境 R:リスク因子	L:部　位 　(どこが) Q:性　状 　(どのように) Q:程　度 　(どれくらい) T:時間経過 　(いつから) S:発生状況 　(どうして) F:寛解/増悪因子 　(何かして 　　良くなる/悪くなる？) A:随伴症状 　(ほかの症状は？)
^^^	疼痛の場合　O:発症様式 　　　　　　P:増悪寛解因子 　　　　　　Q:性質 　　　　　　R:場所、放散痛 　　　　　　S:随伴症状 　　　　　　T:時間経過	^^^
既往歴、併存症	既往歴	
^^^	手術歴	
^^^	薬剤使用歴	
^^^	輸血歴	
^^^	妊娠、出産	
^^^	アレルギー歴	
家族歴		
患者背景	喫煙歴	
^^^	飲酒歴	
^^^	職業歴	
^^^	運動習慣	
^^^	海外渡航歴	
^^^	性交渉歴	
解釈モデル		
一文サマリ		

2. 症状と類推すべき疾患（鑑別疾患、除外疾患）

「どの症状」のときは、「何を観察」し、「何を疑う（類推すべき疾患）」のか、「こんな時はこうする」が理解できていれば迷い無く行動できる。症状に対して単に対応するだけではなく、「なぜその症状が出現しているのか？」を考える癖をつけることでアセスメント能力が向上し、医師への報告の精度が増す。意識して行動することが重要。

症状	観察のポイント（随伴症状）	類推すべき病態
意識障害	頻脈、血圧低下、末梢循環不全、ショックの5P	ショック
	糖尿病やインスリン使用、敗血症	血糖異常
	水分出納の異常、特殊薬剤の使用	電解質異常
	神経所見、心房細動、抗凝固薬、抗血小板薬	脳血管障害
失神	徐脈性不整脈	不整脈
	2RSBの収縮期雑音、心電図 ST低下	大動脈弁狭窄症
	大腿周囲径の左右差、ホーマンズ徴候、SpO$_2$低下	肺血栓塞栓症
	血圧左右差、突然発症、奇脈、腰背部痛	大動脈解離
	心電図異常、血圧低下、冠動脈疾患リスクの有無	急性冠症候群
めまい	神経症状、指鼻指試験、血圧上昇、嘔気嘔吐	脳血管障害
	抗凝固薬、抗血小板薬、ショックの5P	出血（貧血）
頭痛	突然発症、激しい頭痛	くも膜下出血
	抗凝固薬、抗血小板薬、血圧上昇	脳出血
	発熱、髄膜刺激徴候	髄膜炎／脳炎
倦怠感	心電図異常、電解質異常、薬剤性	徐脈性不整脈
	糖尿病やインスリン使用、敗血症	血糖異常
	qSOFA	敗血症
	抗凝固薬、抗血小板薬、ショックの5P	出血（貧血）
	腹水、浮腫、体重増加、意識障害、黄疸、出血傾向	肝不全
	尿量減少、浮腫、体重増加	腎不全、心不全
	食欲低下、消化器症状、体重減少、血圧低下	副腎不全
咽頭痛	流涎、重篤感、起坐呼吸、発熱、呼吸困難	急性喉頭蓋炎
	発熱、嚥下時痛	扁桃周囲膿瘍
	心電図異常、血圧低下、冠動脈疾患リスクの有無	急性冠症候群

＊意識障害は、AIUEOTIPSも参照（P.19）。

症状	観察のポイント（随伴症状）	類推すべき病態
呼吸困難	連続性高調性副雑音（ウィーズ）、呼吸音消失	気管支喘息
	高齢、脱水、意識障害、SpO_2低下	肺炎
	断続性高調性副雑音（ファインクラックル）	間質性肺炎
	断続性低調性副雑音（コースクラックル）	心不全、肺炎
	SpO_2低下、胸郭拳上の左右差、気管偏位	緊張性気胸
	大腿周囲径の左右差、ホーマンズ徴候、SpO_2低下	肺血栓塞栓症
	心電図異常、血圧低下、冠動脈疾患リスクの有無	急性冠症候群
	II型呼吸不全、喫煙歴、るいそう	COPD急性増悪
胸痛	心電図異常、血圧低下、冠動脈疾患リスクの有無	急性冠症候群
	血圧左右差、突然発症、心電図異常、奇脈	大動脈解離
	大腿周囲径の左右差、ホーマンズ徴候、SpO_2低下	肺血栓塞栓症
	SpO_2低下、胸郭拳上の左右差、気管偏位	緊張性気胸
	異常CT像、上記4疾患の除外	特発性食道破裂
腹痛	突然発症、腹部膨満、ショックの5P	腹部大動脈破裂
	腹膜刺激徴候、ショックの5P	消化管穿孔
	圧痛、反跳痛、便秘あるいは下痢、ショックの5P	絞扼性腸閉塞
	心房細動	上腸間膜塞栓症
	背部痛、アルコール多飲の既往、マーフィー徴候	膵炎、胆嚢炎
腰背部痛	血圧左右差、突然発症、心電図異常、奇脈	大動脈解離
	心電図異常、血圧低下、冠動脈疾患リスクの有無	急性冠症候群
	発熱、尿混濁、CVA叩打痛、細菌尿	尿路感染症
	発熱、腸腰筋徴候	腸腰筋膿瘍
下痢	腹痛、血便、腸管浮腫、腹水	虚血性腸炎
	発熱、腹痛、粘液便、便の酸性臭、抗菌薬の使用歴	CD関連下痢症
	腹痛、脱水、乳酸貯留、腸閉塞像、腹水	非閉塞性腸管虚血
嘔吐	頭痛、クッシング現象、血圧上昇、徐脈	頭蓋内圧亢進
	心電図異常、血圧低下、冠動脈疾患リスクの有無	急性冠症候群
	圧痛、反跳痛、便秘あるいは下痢、ショックの5P	腸閉塞
	尿量減少、浮腫、体重増加	腎不全

＊巻末の症状別フローチャートもご参照ください。

〈参考引用文献〉
1) ジェネラリストのための内科診断リファレンス　上田剛士 著　医学書院；2014
2) 内科診療ストロングエビデンス　谷口俊文 著　医学書院；2014
3) ホスピタリストのための内科診療フローチャート　高岸勝繁 著　シーニュ；2016
4) 内科レジデント実践マニュアル（第10版）三井記念病院内科 編集　文光堂；2015
5) ナースのための臨床推論　徳田安春 著　メヂカルフレンド社；2016

● LQQTSFA

L	Location	部位（どこが）
Q	Quality	性状（どのように）
Q	Quantity	程度（どれくらい）
T	Timing	時間経過（いつから）
S	Setting	発生状況（どうして）
F	Factors	寛解/増悪因子 （何かして良くなる/悪くなる？）
A	Associated symptoms	随伴症状（ほかの症状は？）

● VINDICATE!!! ＋ P
（ヴィンディケイト トリプルアイ プラス ピー）

*病因から考える鑑別疾患

V	Vascular	血管系
I	Infection	感染症
N	Neoplasm	良性・悪性新生物
D	Degenerative	変性疾患
I	Intoxication	薬物・毒物中毒
C	Congenital	先天性
A	Auto-immune	自己免疫・膠原病
T	Trauma	外傷
E	Endocrinopathy	内分泌系
!	Iatrogenic	医原性
!	Idiopathic	特発性
!	Inheritance	遺伝性
P	Psychogenic	精神・心因性

〈参考引用文献〉
1) コリンズの VINDICATE 鑑別診断法　メディカルサイエンスインターナショナル

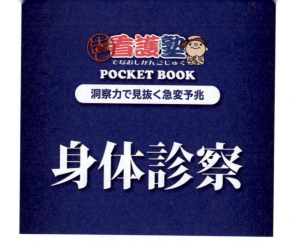

1)バイタルサイン
2)フィジカルアセスメント

身 体 診 察

　身体診察は、英語で Physical examination（フィジカルエグザミネーション）、つまり「検査」であり、それを解釈するのがフィジカルアセスメントとなる。医療面接（問診）でいくつかの疾患を類推し、考えられる疾患にあてはまるサイン、あてはまらないサインを確認し、状況を判断していく。自らの判断で侵襲を伴う検査を行うことのできない看護師にとって身体診察は極めて重要であり、正確な状況判断は医師に対して有用な情報を提供することにつながる。洞察力で急変予兆を見抜くという観点から身体診察を考えた場合、「何かおかしい！？」と第6感が感じた時、それは100％おかしい。意識して身体診察を始めよう！

1. バイタルサイン

　明らかなバイタルサインの崩れは経験の浅い看護師でも判断ができるが、今後急変するであろう、その予兆を見抜くには、バイタルサインの解釈が極めて重要である。結論を言えば、バイタルサインに異常があればそれは急変予兆ということになるが、大切なことは軽視しないことである。大丈夫だろうという思い込みが落とし穴であり「なぜ、バイタルサインに異常が出ているのであろうか」と、その原因を理解しておくことが臨床では求められる。バイタルサインの異常には必ず原因がある。

① 意識

◆正常：自発的に開眼し、見当識が良好で、
　　　　命令に従うことが可能

・JCS、GCS、AVPU等で評価。
・興奮、朦朧（もうろう）、昏睡に分けられ、急激に出現した意識障害は明らかな異常。

● JCS：Japan Coma Scale

	覚醒している状態
Ⅰ	1.一見意識清明であるが、今ひとつはっきりしない
	2.時、人、場所が分からない（見当識障害）
	3.自分の名前、生年月日が分からない（記憶障害）
	刺激をすると覚醒する（刺激をやめると眠り込む）状態
Ⅱ	10.普通の呼びかけで容易に開眼する
	20.大きな声や揺さぶりにより開眼する
	30.痛み刺激、呼びかけを繰り返すとかろうじて開眼する
	刺激をしても覚醒しない状態
Ⅲ	100.痛み刺激に対し、払いのけるような動作
	200.痛み刺激に対し、少し手を動かしたり、顔をしかめる
	300.痛み刺激に反応しない

＊R（Restlessness）不穏状態　＊I（Incontinence）糞尿失禁
＊A（Akinetic mutism）無動性無言、自発性喪失

● GCS：Glasgow Coma Scale

E(Eye opening)：開眼			
自発的に開眼	4点	開眼せず	1点
呼びかけで開眼	3点	目が腫れて開眼不可	C
痛み刺激で開眼	2点		

V(Verbal response)：発語			
見当識のある会話	5点	理解不能な声	2点
混乱した会話	4点	発語せず	1点
混乱した言葉	3点	気管チューブで発語不可	T

M(Motor response)：運動機能			
命令に従う	6点	異常屈曲（除皮質硬直）	3点
疼痛部位認識可能	5点	四肢伸展（除脳梗直）	2点
逃避屈曲	4点	無動	1点

除皮質硬直（3点）

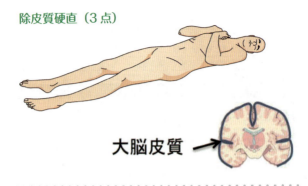

大脳皮質

除脳硬直（2点）

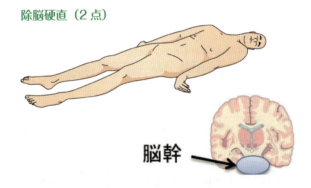

脳幹

● AVPU

A	Alert	覚醒している
V	Verbal	声がけに反応するが見当識障害あり
P	Pain	痛みにのみ反応する
U	Unresponsive	言葉にも痛みにも反応しない

●意識障害の鑑別 (AIUEOTIPS：アイウエオチップス)

A	Alcohol (アルコール)	・急性アルコール中毒 ・ビタミンB1欠乏症（ウェルニッケ脳症）
I	Insulin (インスリン)	低血糖
U	Uremia (ウレミア)	尿毒症
E	Encephalopathy (エンセファロパシィ)	脳症（肝性、高血圧性）
	Endocrinopathy (エンドクリノパシィ)	内分泌障害（甲状腺、副甲状腺、副腎）
	Electrolytes (エレクトロライツ)	電解質（Na、K、Mg、Ca）異常
O	O₂ or CO₂	低酸素血症 高二酸化炭素血症
	Over dose (オーバードーズ)	薬物過量
	Opiate (オピエイト)	麻薬
T	Trauma (トラウマ)	外傷
	Temperature (テンパラチャー)	体温異常（低体温、高体温）
I	Infection (インフェクション)	感染
P	Psychogenic (サイコジェニック)	精神疾患
S	Seizure (シージャー)	てんかん
	Shock (ショック)	ショック
	Stroke (ストローク)	脳卒中
	Syncope (シンコープ)	失神

	非感染症	感染症
高体温	□脱水　□腫瘍　□薬剤熱 □膠原病　□輸血 □深部静脈血栓症　□偽痛風 □甲状腺機能亢進症	□髄膜炎　□腹部空炎　□咽後膿瘍 □肺炎/呼吸器感染症　□椎体炎 □胆炎/胆管炎　□尿路感染症 □腸腰筋膿瘍/深部感染症 □CRBSI 　（カテーテル関連血流感染症） □SSI(手術部位関連感染症) □デバイス感染　□褥瘡 □CDRD 　（クロストリディオイディス 　　ディフィシル関連下痢症）
低体温	□高齢者　□小児　□外傷 □低血糖　□副腎不全 □甲状腺機能低下症 □薬剤性	

・体温異常は、感染症と非感染症に分けて考える（P.270 参照）。
・感染症が疑わしい場合は、qSOFA（quick SOFA 意識レベル、呼吸、血圧の3項目 P.271 参照）で敗血症を評価。
・炎症徴候（発赤、熱感、腫脹、疼痛）やその他の症状を確認し、感染が疑われる部位の確認と、グラム染色あるいは培養を検討し、早期のドレナージ及び、抗菌薬の投与に繋げる。
・感染症が除外された場合は、非感染症を鑑別に挙げる。
・敗血症は必ずしも発熱するとは限らず、低体温であっても敗血症は念頭に置く。
・Drugs（薬剤熱）、Devices（デバイス（カテーテルやペースメーカ関連など））、Pseudogout（偽痛風）、DVT（深部静脈血栓）、Debris（胆泥／胆嚢／胆管炎）、Clostridioides Difficile（クロストリディオイディス ディフィシル腸炎）、Decubitus（褥瘡）、Deep abscess（深部膿瘍）は、頭文字をとって8Dと呼ばれ、院内における発熱において肺炎、尿路感染症っぽくない場合は順に確認する。

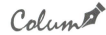

比較的徐脈

　体温が上昇すると一般的には脈拍も上昇する（体温 0.5℃上昇で脈拍 10 回／分増加）が、体温が上昇しても頻脈にならないものを「比較的徐脈」といい、いくつかの定義があるが、**39℃で脈拍 110 回／分以下、あるいは 40℃で脈拍 130 回／分以下である場合は、比較的徐脈である**と考える。比較的徐脈を呈する疾患は、

<感染症>

ウイルス、結核、膿瘍（嫌気性菌）、リケッチア、スピロヘータ、オウム病、肺炎（マイコプラズマ、クラミジア、レジオネラ）、下痢（サルモネラ、キャンピロバクター）

<非感染症>

薬剤熱、腫瘍熱、膠原病

　等が考えられるが、上記の感染症は、院内で新たに発症することは考えにくいため、**入院中の経過で比較的徐脈を認めた場合、薬剤、腫瘍、膠原病あたりが鑑別に挙がってくる**。比較的徐脈の患者は、加えて比較的元気である印象も強い。熱はあるが、食事はしっかり食べていて活動量も落ちていない場合は、感染症っぽくは無い。薬剤熱の原因には、皮肉にも抗菌薬が挙げられ、その他、抗痙攣薬、H_2 受容体拮抗薬、抗凝固薬、向精神薬等がある。薬剤の開始時期と発熱の時期の関連に注目する。熱がある＝感染症ではないし、CRP 上昇＝感染症ではない。また、薬剤熱ではないが β 遮断薬の使用により発熱時に頻脈とならないこともあるため注意が必要である。

〈参考引用文献〉
1) バイタルサインからの臨床診断（第 2 版）入江聰五郎 著　羊土社；2017
2) 身体診察免許皆伝　平島修、志水太郎、和足孝之 著　医学書院；2017

③ 心拍数

◆正常：60～90回／分

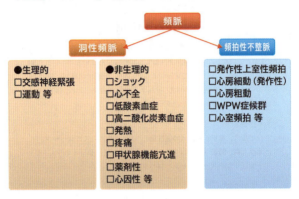

- 洞性頻脈か？頻拍性不整脈か分けて考える。
- 高齢者では、220から年齢を引いた数以上の頻脈にはならず、それ以上であれば頻拍性不整脈を考える。
  例　90歳　HR140bpm → 220 − 90 = 130
  （HRは130以上であるため、頻拍性不整脈疑い）
- 発熱による影響は、体温0.5℃上昇で脈拍10回／分程度増加。
- 脱水や出血により循環血液量が減少すると代償性に頻脈となる（ショックの鑑別：P.154参照）。
- ただし、β遮断薬を使用している場合は、頻脈とならないこともあるため注意が必要。
- 心拍数が上昇しすぎると心室拡張（血液充満）時間が短縮し、**心拍出量は減少**する。

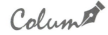

- 年齢により正常範囲が異なるが加齢とともに徐脈となる。
- 徐脈により意識を失うことがあるため注意(アダムスストークス症候群)。

Column

カテコラミンリリース

　生命が危機的状況にさらされると、身体的なストレスから人体を守るためにカテコラミンが放出される。カテコラミンが放出されると交感神経が刺激されるために、心収縮力の増大、心拍数増加、血圧上昇等の変化が出現する。血圧上昇時に大脈圧(脈圧>収縮期血圧/2)を認める場合は、カテコラミンリリースを示しており、

例)血圧 180 / 60mmHg 　　脈圧 → 180 − 60 = 120mmHg
　　180 / 2 = 90　　　　120 (脈圧) > 90 → 大脈圧

　考えられる疾患としては、呼吸不全(低酸素血症・高二酸化炭素血症)、循環不全、頻脈、心房細動、低血糖、発熱、疼痛、不安、運動後等が挙げられる。収縮期血圧の上昇に比べて拡張期血圧がそれほど高くないという状態であり、特に急性発症で大脈圧を伴う血圧上昇は注意が必要である。

〈参考引用文献〉
1)バイタルサインからの臨床診断(第2版) 入江聰五郎　羊土社;2017

④ 血圧

◆正常：収縮期血圧 139mmHg 以下 90mmHg 以上
　　　　拡張期血圧 89mmHg 以下
　　　　脈　　　圧 30〜40mmHg 程度
　　　　平均動脈圧 65mmHg 以上
　　　　脈　圧　比 0.25 以上

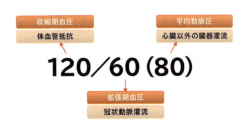

- 血圧＝心拍出量（CO）×体血管抵抗（SVR）。
- 心拍出量（CO）＝一回心拍出量（SV）×心拍数（HR）
- 一回心拍出量（SV）の規定因子は、前負荷、後負荷、心筋収縮力。
- 循環動態を支える 4 因子は、前負荷、後負荷、心筋収縮力、心拍数（P.158 参照）。
- 前負荷とは、心室拡張末期圧で心室が収縮する直前の心室の充満圧であり、循環血液量や静脈拡張度合いに影響を受け、心拍出量に影響を及ぼす。
- 後負荷とは、心室が収縮した後に心室に係る負荷であり、体血管（全末梢血管）抵抗の影響を受け、心筋酸素消費量に影響を及ぼす。
- 体血管抵抗は、血液粘度（貧血や多血）、動脈弾性（動脈硬化）、血管床面積（収縮や拡張）の影響を受け、臓器還流に影響を及ぼす。
- 収縮期血圧（SBP）は、左室後負荷を意味し、動脈性の出血に関連がある。
- 拡張期血圧（DBP）は、冠動脈灌流圧を意味する。
- 脈圧（PP）は、収縮期血圧−拡張期血圧で求められる。

・脈圧は一回心拍出量に相関し、脈圧比（PPP）0.25 未満は心係数の低下を考慮する。
・脈圧比は、(収縮期血圧－拡張期血圧)／収縮期血圧で求められる。
　例　90／60 → (90 － 60)／90 ≒ 0.33
　　　90／70 → (90 － 70)／90 ≒ 0.22

・平均動脈圧（MAP）は、心臓以外の臓器灌流圧を意味し、((収縮期血圧－拡張期血圧)／3)＋拡張期血圧で、求められる。
　例　100／40 → ((100 － 40)／3) ＋ 40 ＝ 60
　　　 90／60 → ((90 － 60)／3) ＋ 60 ＝ 70

・血圧を評価する場合は、収縮期血圧だけで評価せず、必ず平均動脈圧もチェックする。動脈圧モニターや自動血圧計の場合、90／60（73）等と、（73）と表示されている。計算方法が異なるため、表示される数値に若干の差異があるが、臓器灌流の大まかな目安となり有用である。最低でも 65mmHg 以上を維持することを目標とする。

・急激な血圧上昇は、カテコラミンストーム（カテコラミンの急激な大量放出）の病態である可能性があり、くも膜下出血、脳出血、脳梗塞、てんかん発作、大動脈解離、甲状腺クリーゼ等を考慮する。

・血圧低下は、循環血液量減少や心原性、血液分布異常性、閉塞性等のショック状態であることが考えられるが（P.154）、組織間液の血管内移動や、末梢血管抵抗の変化等で代償され、いきなり血圧が低下するわけではない。また、代償性に頻脈となり、血液、あるいは酸素供給が維持されるため、すぐに症状が出るわけではない。よって、血圧が下がる前に血圧が下がりそうな状況を血圧以外の情報で見抜きたい。血圧低下は、代償の破たんした状態であり、基本的に最後である。

・脳灌流圧（CPP）は、平均動脈圧が 50 ～ 150 mmHg の間では一定に保たれる（自動調節：Autoregulation）ため、平均動脈圧が 65mmHg 以上あれば脳に十分に血液が灌流していると考えられる。ただし、慢性高血圧の患者はこの限りではなく、意識状態と合わせて観察を行う。

　まとめると…
　収縮期血圧が高いということは、何らかの原因で左心室に後負荷

がかかっており、心臓への負担あるいは、動脈性の出血のリスクが上昇する。拡張期血圧が低い場合は、何らかの原因により、冠状動脈に十分に血液が流れていない可能性を考慮する。

脈圧が狭い場合は心拍出量が減少している可能性があり、前負荷、後負荷、心筋収縮力のいずれかに問題がある。平均動脈圧が低い場合は、肝臓や腎臓等、心臓以外の臓器に十分に血液が流れていない可能性がある。以上のように血圧の評価は非常に複雑であり、少なくとも**「上の血圧（収縮期血圧）」だけを見て判断しないことが重要である。**

CO：Cardiac Output（心拍出量）
SV：Stroke Volume（一回心拍出量）
SVR：Systemic Vascular Resistance（体血管抵抗）
SBP：Systolic Blood Pressure（収縮期血圧）
DBP：Diastolic Blood Pressure（拡張期血圧）
PP：Pulse Pressure（脈圧）
PPP：Proportional Pulse Pressure（脈圧比）
MAP：Mean Arterial Pressure（平均動脈圧）
CPP：Cerebral Perfusion Pressure（脳灌流圧）

⑤ 呼吸

◆正常：12〜15回／分　リズム：規則的

頻呼吸	
低酸素症	肺炎、無気肺、肺水腫、肺血栓塞栓症等
全身性炎症反応症候群	敗血症、膵炎、播種性血管内凝固症候群等
代謝性アシドーシス	糖尿病性、乳酸性、尿毒症等
中枢性呼吸障害	大脳循環不全、脳幹障害等
心因性過呼吸	過換気症候群、パニック発作等

徐呼吸	
低体温	敗血症、偶発性低体温症等
喘ぎ呼吸	死戦期呼吸、下顎呼吸等
中枢性無呼吸	肥満等
高二酸化炭素血症	慢性閉塞性肺疾患、換気障害等

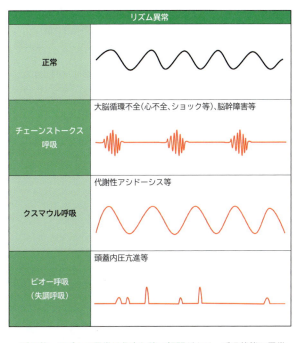

- 呼吸数、リズムの異常は急変と強い相関があり、呼吸状態に異常を認めた場合は、その他のバイタルサインに異常がなかったとしても、必ず原因検索を行う**(最も重要なバイタルサイン)**。
- 何らかの原因により低酸素症となっている場合は、代償性に頻呼吸となる。
- 二酸化炭素が貯留する原因があると代償性に頻呼吸となるが、二酸化炭素には麻酔効果があるため、高二酸化炭素血症となると徐呼吸となることがある。
- 全身性炎症反応症候群(SIRS)という言葉が消えつつあるが(敗血症は qSOFA で評価)、全身に炎症を来たす疾患が存在すると頻呼吸となる。

- 代謝性アシドーシスが存在すると、頻呼吸あるいは過呼吸により二酸化炭素を飛ばそうとするため頻呼吸となる（呼吸性代償）。
- 呼吸中枢（延髄）の障害により、呼吸の回数あるいはリズムに異常が出現する。
- **鼻翼呼吸、下顎呼吸、喘ぎ呼吸**が出現している場合は、心停止が迫っていると考える。

⑥ SpO_2

◆正常：96〜99%

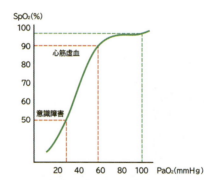

- ヘモグロビンの酸素飽和度で、90%を下回ると急激に酸素とヘモグロビンの解離が進行する。
- SpO_2 90%は、PaO_2 60mmHgに相当し、嫌気性代謝（乳酸産生）が出現するタイミング。
- SpO_2 90%以下にならないように早期の酸素化改善対策が必要。
- **92%あるいは、通常に比べて3〜4%の低下を認めた場合は急激な酸素化の悪化が出現**していると考える。
- 測定値は、低体温や動脈圧の低下や静脈圧の上昇（うっ血性心不全）等で誤差を生じることもあり、臨床所見と SpO_2 が合わないと感じた場合は、血液ガス分析等で評価する。

◇パルスオキシメーターのパルスって？

　パルスオキシメーターは、Pulse つまり「脈」の情報を含んでおり、時として、心電図モニターより情報量が多いこともある。心電図モニターは刺激伝導系の情報は持っているが、「心臓から血液が拍出されたかどうか？」はわからない。一方で、波形の出るパルスオキシメーターは、刺激伝導系の情報はわからないものの、「脈を打っているかどうか？」はわかる。心電図が正常であっても、血液が拍出されない（PEA：無脈性電気活動→ P.101 参照）状態を発見するためにも、パルスオキシメーターの「パルス」の部分にも注目したい。

◇基本波形

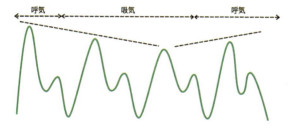

・循環血液量の減少（呼吸性変動）や、心外拘束・閉塞性ショック（奇脈）、人工呼吸管理中では吸気時と呼気時の波形変化が大きくなる。

◇一回心拍出量

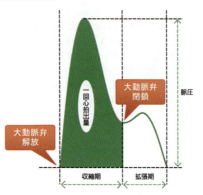

・一回心拍出量は、大動脈弁解放から大動脈弁閉鎖までの面積（緑色の塗りつぶしの部分）で求められる。

◇心収縮力、末梢血管抵抗

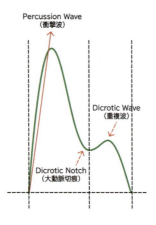

- Percussion Wave は、立ち上がり角度が急であれば心収縮力が強いことを意味する。
- 心収縮力が低下すれば、Percussion Wave の角度がなだらかになり、強心剤が薬効を示せば角度が付いてくる。
- Dicrotic Notch は、大動脈弁閉鎖を意味し、大動脈弁閉鎖不全症でははっきりと見えなくなる。
- Dicrotic Wave がはっきり見えれば、末梢血管抵抗や血管内ボリュームが適正と考えられる。
- 末梢血管抵抗が減少する敗血症性ショックやアナフィラキシーショック等の血液分布異常性ショック（P.156参照）では、Dicrotic Wave が消失し、ノルアドレナリン等の血管収縮薬を使用することで Dicrotic Wave が出現する。これらを観察することで薬効を判断することができる。

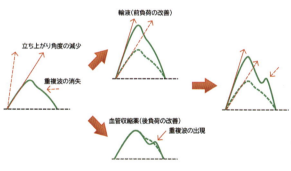

- パルスオキシメーターの脈波に比べて動脈圧ラインによるモニタリングでは、より正確に判断することができる。

バイタルサイン　まとめ

　バイタルサインから疾患を診断する必要はなく、重要なことは**軽微なバイタルサインの変化であっても原因を検索する姿勢を持つこと**である。臨床では血圧が低下する前に気付く必要があり、そのためには呼吸をはじめとしたその他のバイタルを意識する必要がある。**パッと見た瞬間に元気がなく、呼吸数あるいはリズム、脈拍、体温に異常があればたとえ血圧が維持されていたとしても何らかの原因を抱えている**。原因がわからずとも「この患者は変変のリスクがある」と認識することができれば身体診察やその他の検査を考えればよい。軽微なバイタルサインの異常を楽観視しないことが「**洞察力で見抜く急変予兆**」のコツであり、まさにディティクションスキルといえよう。

〈参考引用文献〉
1) バイタルサインからの臨床診断（第2版）入江聰五郎 著　羊土社；2017
2) 身体診察免許皆伝　平島修，志水太郎，和足孝之 著　医学書院；2017
3) 麻酔科研修チェックノート（改訂第4版）讃岐美智義 著　羊土社；2013
4) 内科救急診療指針2016　日本内科学会 著　総合医学社；2016
5) 日本集中治療教育研究会 FCCSプロバイダーマニュアル（第2版）米国集中治療医学会（SCCM）著　メディカルサイエンスインターナショナル；2013
6) 呼吸と循環に強くなる！　松田直之 著　学研プラス；2016

急変予兆を見抜く洞察力を身につけるための到達目標

～バイタルサイン～

(1) 軽微なバイタルサインの変調も、有意所見と見なせる

(2) バイタルサインの変調の原因検索をする癖が身につく

(3) 収縮期血圧が保たれていることが、今後の急変予測に役立たないことが理解できている

(4) 呼吸数やリズムが急変予兆に関連があることが理解できている

(5) パルスオキシメーターの「パルス」の情報もアセスメントできる

2. フィジカルアセスメント
(Head to toe Approach)

　医療面接で疾患が類推されている場合は、その疾患に関連のあるフィジカルアセスメントを行えばよいが、今回は、Head to toe Approach、つまり頭のてっぺんから足の先までの身体所見の確認方法を紹介する。身体診察は決して簡単ではないし、身体診察だけで疾患を当てる必要はない。しかし、医療面接で類推したいくつかの疾患の**「特徴的な身体所見」**が出現していれば、医師に報告をする場合に信憑性が増す。報告をするかどうかの迷いも消えると思われる。報告を受けた医師が診療を行ったり、検査を追加し、結果的に早期発見につなげられればそれでよい。我々看護師は、「痛い、かゆい」の報告ではなく、医師が診断するうえで役立つ情報を提供できる必要がある。

① 第一印象

　「大丈夫です…。」と言っていたとしても、**目を閉じていたり、明らかに辛そうであったり、ぐったりしている場合**は、大丈夫ではない。第一印象で感じた違和感を無視しない。バイタルサインで緊急度を判定しつつ、その原因を突き止めていく。第一印象で「何かおかしい！？」と感じられるセンスは看護師にとって極めて重要である。

② 全身の観察

1. 炎症徴候

発赤、熱感、疼痛、腫脹は炎症の四徴候であり、感染症その他の原因が考えられる。本人が訴えられない場合もあるため、特に清拭等の際には全身の皮膚をよく観察する。

2. 色調

a. 黄疸

皮膚が黄色みがかっている場合は黄疸を考える。皮膚と同様、眼球結膜も黄色く変色していれば黄疸であり、**肝性黄疸、閉塞性黄疸、溶血性黄疸**等が考えられる。

b. チアノーゼ

種類	特徴
中心性 チアノーゼ （酸素化障害）	動脈血中に還元ヘモグロビンが増加すると、口唇、鼻尖、耳朶（じだ）、爪床等が暗赤色を示す。肺水腫等酸素化の障害により左心室から駆出される血液中の還元ヘモグロビンが増加している場合は中心性チアノーゼと呼ばれ、全身がチアノーゼを来たす。
末梢性 チアノーゼ （循環障害）	動脈や静脈の閉塞、末梢血管の収縮等により末梢循環不全によりチアノーゼが出現している場合は、末梢性チアノーゼと呼ばれ、口腔粘膜は比較的明るい色をしている。

チアノーゼが出現している場所だけで病態を判断することは難しいが、「**酸素化の障害**」と「**循環の障害**」を分けて考えると病態が把握しやすい。

c. 皮下出血
 抗凝固薬／抗血小板薬の使用やDIC（播種性血管内凝固）により皮下出血を認める場合がある。拡大する可能性があるため、場所を範囲と記録に残す。

3. 浮腫
・場所（眼瞼、上肢、体幹、陰嚢、大陰唇、下肢、左右差等）の確認。
・種類（硬性浮腫、軟性浮腫）の確認。
・浮腫が出現している場合は、**尿量と体重の変化**も同時に確認する。

種類		特徴	考えられる原因
非圧痕性浮腫（硬性）non-pitting edema		押してもほとんどへこまない	甲状腺機能低下症、リンパ性
圧痕性浮腫（軟性）	Rapid(Fast) edema	前脛骨を10秒5mm圧迫し、元に戻るのが40秒以内	低アルブミン血症（肝硬変、低栄養、ネフローゼ症候群等）
	Slow edema	前脛骨を10秒5mm圧迫し、元に戻るのに40秒以上かかる	毛細血管圧の上昇（心不全、腎不全等）、血管透過性亢進（血管炎、熱傷等）

4. 湿潤／乾燥
・前負荷が増大すると、体液量を減らすべく発汗が出現する（前額部、前胸部等）。
・湿潤は、うつ熱を除外できる。
・皮膚や口唇の乾燥は脱水を示唆し、**特に腋窩乾燥（腋窩は常に湿っている）は、脱水を強く考える。**

5. 手術創

手術創があるということは、その創付近の臓器に手が加えられていたり、摘出されている可能性があり、例えば胸骨正中切開があれば心疾患の既往や、腹部正中切開があれば消化管手術の既往から腸閉塞を類推する等多くの情報を得ることができる。また、創が癒合前であれば創感染の可能性も考えられる。

6. デバイス（人工物）

現在使用されているデバイスを確認することで多くの情報を得ることができる。基本的にすべてのデバイスが感染症の原因となる。

デバイス	考えられる基礎疾患	考えられる合併症
気管チューブ	呼吸不全、呼吸停止等	人工呼吸器関連肺炎、呼吸筋疲労等
中心静脈ライン	低栄養、カテコラミン使用等	カテーテル関連血流感染症、静脈血栓症等
ペースメーカー	洞不全症候群、房室ブロック等	ペーシング不全、センシング不全、リード感染 等
骨接合人工物	骨折等	人工物感染
V-Pシャント	水頭症	シャント閉塞、感染症等
尿道カテーテル	尿閉、尿量精密測定の必要	尿路感染症、閉塞による乏尿等
ドレーン	ドレナージの必要性	臓器圧迫、感染、低蛋白血漿等

Memo

7. 皮膚所見

びらん	潰瘍
表皮基底層までの欠損で瘢痕を残さずに治癒	真皮を超えて組織が欠損し、瘢痕を残して治癒

丘疹	結節
皮膚面から隆起する米粒大程度の限局性発疹で表皮あるいは真皮を含む	丘疹より深く、真皮あるいは皮下組織に及ぶ充実性の隆起

水疱	膿疱
表皮下に水分が貯留している状態	表皮下に貯留した水分の主体が膿であるもの

膿瘍	囊腫(粉瘤)
皮膚、皮下組織、筋肉の炎症により膿が貯留している状態	表皮にできる袋状の腫瘤で内容物は、角質や皮脂
斑	膨疹
皮膚の隆起は無く色調の変化(赤斑：圧迫で消失、紫斑：圧迫でも残存)	境界のはっきりした浮腫性の隆起性変化
痂皮	瘢痕
皮膚損傷からの回復過程、かさぶた	皮膚損傷後、治癒後に残る変化

③ 脳神経のアセスメント

　脳神経の身体所見は種類も多く評価も簡単ではない。そこで12神経を個別に評価するのではなく「**視神経**」、「**動眼神経・滑車神経・外転神経**」、「**三叉神経**」、「**顔面神経**」、「**内耳神経**」、「**舌咽神経・迷走神経**」、「**副神経**」、「**舌下神経**」の8つに分けて評価する。確かに嗅神経等は評価できていないが、看護師の視点では「おかしい！」ということに気づければ十分であり、少なくとも致死的な疾患の見逃しは無くなる。

　大切なことは、異常の出現している患者を医師に診せ、CTやMRIで評価することである。下記の項目で新たに出現した異常所見があれば早急に医師へ報告を行う。

Ⅱ	視神経	視野、視力
Ⅲ	動眼神経	眼位、眼球運動、瞳孔径、対光反射、瞳孔不同、眼振、複視、眼裂狭小、眼瞼下垂
Ⅳ	滑車神経	
Ⅵ	外転神経	
Ⅴ	三叉神経	顔面感覚の左右差
Ⅶ	顔面神経	額しわ寄せ試験、閉眼試験、口角挙上試験、鼻唇溝
Ⅷ	内耳神経	聴力の左右差、難聴、耳鳴り、耳閉感
Ⅸ	舌咽神経	軟口蓋挙上、口蓋垂偏位、嗄声
Ⅹ	迷走神経	
Ⅺ	副神経	胸鎖乳突筋、僧帽筋の筋力低下、萎縮
Ⅻ	舌下神経	舌萎縮、舌偏位、らりるれろ
	上肢麻痺	バレー徴候
	下肢麻痺	ミンガッツィーニ試験
	運動失調	構音障害、姿勢保持、指鼻指試験、膝打ち試験
		膝踵試験、向こう脛叩打試験、ロンベルグ試験
	錐体路障害	バビンスキー徴候、チャドック徴候

1. 視神経（Ⅱ）の評価

●視野試験

　視野が検査者と同等の範囲を見ることができているか、可視範囲を確認する。片眼を被い、眼球を動かさずに内側上方／下方、外側上方／下方を検査者と同程見えているか確認する。左右ともに同側の視野が欠損している場合は同名半盲であり、脳血管障害を疑う。物が見えにくいといった症状や半側空間無視 等も合わせて確認する。

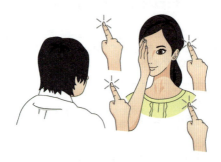

◇カルテ記載例：右外側及び、左内側の視野狭窄　有（右同名半盲）

Memo

2. 動眼神経（Ⅲ）、滑車神経（Ⅳ）、外転神経（Ⅵ）の評価

●眼位

眼位は、正中が正常である。異常かどうかの判断は非常に簡単で、新たに出現した眼位の異常は、動眼神経（Ⅲ）、滑車神経（Ⅳ）、外転神経（Ⅵ）のいずれかの障害を意味する。

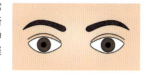

患側が外側へ偏位、眼瞼下垂、散瞳を伴う場合は、動眼神経麻痺を疑う。

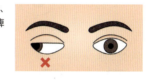

患側が外側上方へ偏位している場合は、滑車神経麻痺を疑う。

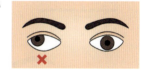

患側が内側へ偏位している場合は、外転神経麻痺を疑う。

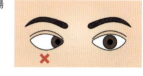

●疾患と眼位の例
・被殻出血／病巣への共同偏視
・視床出血／鼻先凝視
・橋出血／縮瞳＋正中位固定
・小脳出血／健側への共同偏視

◇カルテ記載例：右眼球正中位、左眼球　外側偏位、眼瞼下垂、散瞳（5mm）　有

●眼球運動

　正常な眼球運動は上、下、右、左へと眼球をスムーズに動かすことができる。スムーズに動かくことができなければ動眼神経（Ⅲ）、滑車神経（Ⅳ）、外転神経（Ⅵ）のいずれかの障害を意味する。「眼の動きがスムーズではない！？」と感じたら、他の所見と共に医師へ報告する。眼振（眼球の不随意運動）や複視（物が二重に見える）も出現している場合があり、合わせて確認する。

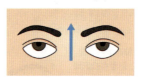

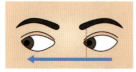
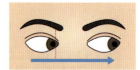

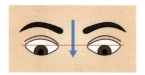

　左右を向いたときは、瞳孔は涙点に達し、眼球結膜（白目）は完全に見えなくなる。上下の場合は、眼球結膜がはっきりと見えるのが正常。

◇カルテ記載例：左側への眼球運動　緩慢、不十分

●瞳孔径

瞳孔径と左右差、形を確認する。正常は、2.5〜4.0mm程度で左右差はない（0.5mm程度の左右差は正常範囲）。形は正円。

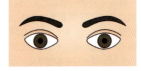

瞳孔径が5.0mm以上の場合は散瞳しており、硫酸アトロピン（副交感神経遮断薬）の使用や中枢神経の異常を疑う。

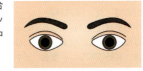

瞳孔径が2.0mm以下の場合は縮瞳しており、脳幹出血や麻薬の使用等が考えられる。

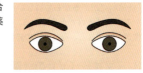

瞳孔の左右差が0.5mm以上ある場合は、瞳孔不同であり、脳ヘルニアによる動眼神経の圧迫等が考えられ、急激に出現した場合は早急に医師へ報告が必要となる。

＊左眼の縮瞳

＊左眼の散瞳

◇カルテ記載例：瞳孔　R／L　3.0／3.0　対光反射　＋／＋

●対光反射

　瞳孔に光を当てることで瞳孔が縮瞳するのが正常（直接対光反射）。脳幹部の異常や視神経、動眼神経に異常があると対光反射が減弱、あるいは消失する。部屋が明るすぎると瞼を開けた瞬間に縮瞳し、確認が難しくなることがあるため、明るすぎず暗すぎないよう部屋の明かりを調節する。なお、光を当てていないほうの瞳孔も同時に縮瞳（間接対光反射）するのが正常。眼は、中枢神経の窓であり中枢神経の異常を敏感に反映する。視神経（Ⅱ）あるいは、動眼神経（Ⅲ）、滑車神経（Ⅳ）、外転神経（Ⅵ）の評価を行うことで中枢神経に異常が出現していることをキャッチできるが、その方法は複雑で詳細に理解することは実際には難しい。まず、正常所見のみ（視野狭窄なし、瞳孔　正中位、左右差なし、対光反射あり）を覚え、一つでも新しく出現した異常所見があれば医師へ報告する。看護師は、確定診断を行うことが目的ではなく、診療の補助として「異常所見があるかもしれない患者を医師に診察してもらう」ことができればそれで十分である。医師が診て必要があれば、その他の検査が組まれる。**身体所見の詳細にこだわる必要は全くない。**

3. 三叉神経（Ⅴ）の評価

●顔面感覚の左右差

　額、頬、顎の三カ所の感覚の左右差を確認し、左右差がある場合は三叉神経の障害を考える。また、開口を促すと麻痺側へ下顎が偏位する（イラスト右は、右三叉神経麻痺）。

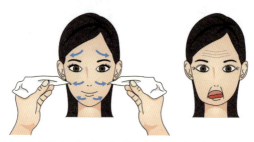

◇カルテ記載例：右　額、頬、顎の触覚の減弱　有、開口時下顎　右偏位　有

4. 顔面神経（Ⅶ）の評価
●額しわよせ試験
　顔面神経麻痺があると額に皺を寄せることができなくなる。

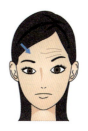

◇カルテ記載例：右　額しわよせ試験　陽性

●閉眼試験
　顔面神経麻痺があると、まつ毛が露出し、左右差がみられる。

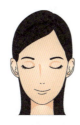 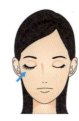

◇カルテ記載例：右　閉眼試験（まつげ徴候）　陽性

●口角拳上試験
　顔面神経麻痺があると口角の拳上に左右差が出現する。

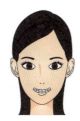 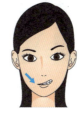

◇カルテ記載例：右口角拳上試験　陽性

●鼻唇溝（ほうれい線）
　顔面神経麻痺があると鼻唇溝が浅くなる（イラストは正常例）。ただし、健常人でも顔面は全くの左右対称ということはなく、あくまでも急に出現した場合を有意所見として観察する。

◇カルテ記載例：鼻唇溝　左右差　無

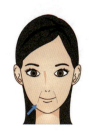

　顔面神経麻痺は、中枢性障害と末梢性障害に分かれる。顔面上部は両側の顔面神経の支配を受けるために、**中枢性障害の場合は顔面上部には麻痺が出現せず、顔面下部のみの障害である。額のしわ寄せはできるが口角の挙上はできない場合は中枢性障害の可能性**がある。

5. 内耳神経（Ⅷ）の評価
●聴力の左右差（指こすり試験）、難聴、耳鳴り、耳閉感
　30cm程度話したところで指こすりを行って左右差を確認する。あるは、難聴、耳鳴り、耳閉感と言った症状も同時に確認する。

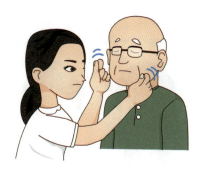

◇カルテ記載例：指こすり試験　右　減弱、左　正常

6. 舌咽神経（Ⅸ）、迷走神経（Ⅹ）の評価
●軟口蓋挙上、口蓋垂偏位、嗄声

　正常では、「あー」と声を出してもらうと軟口蓋は左右対称に挙上する（イラスト左）。舌咽神経（Ⅸ）、迷走神経（Ⅹ）に障害があると麻痺側は挙上せず、健側に口蓋垂が偏位する（イラスト中央、左が麻痺側）。両側の障害の場合は、軟口蓋は両側共に挙上しない（イラスト右）。

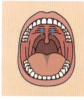 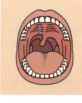 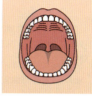

◇カルテ記載例：右軟口蓋　挙上可、左軟口蓋　挙上不可、口蓋垂　右偏位

7. 副神経（Ⅺ）の評価
●胸鎖乳突筋、僧帽筋の筋力低下・萎縮
・胸鎖乳突筋の確認

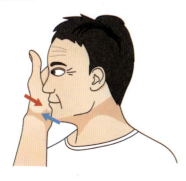

・僧帽筋の確認

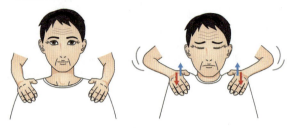

　副神経（XI）の障害により、胸鎖乳突筋、僧帽筋の筋力低下がみられる。左右差、あるいは軽い抵抗であらがうことができなければ陽性。

◇カルテ記載例：胸鎖乳突筋、僧帽筋　筋力低下　有

8. 舌下神経（XII）の評価

●舌萎縮、舌偏位

　舌を出してもらい、偏位や萎縮、左右に動かし、運動障害を確認。偏位や緩慢があれば舌下神経（XII）の障害を疑う。

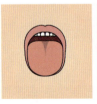
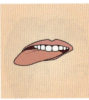
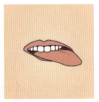

◇カルテ記載例：舌偏位　無、舌萎縮　無、運動障害　無

●構音障害

舌の動きが障害されると「ら」行の発音が難しくなる。「らりるれろ」「瑠璃（るり）も玻璃（はり）も照らせば光る」と言ってもらい、舌が回らないようであれば陽性。なお、舌の運動は舌下神経だが味覚は舌咽神経と顔面神経、触覚・温痛覚は舌咽神経と三叉神経と複雑に支配されている。

◇カルテ記載例：構音障害　有

9. 上肢麻痺の評価
●バレー徴候

陽性であった場合は、錐体路（P.324 参照）の異常を考える。両上肢の手掌が上になるようにまっすぐ伸ばし、指先を揃え、目を閉じて 20 秒程度、その姿勢を保持してもらう。麻痺がある場合は、「下降、屈曲、回内（内側に回りながら下がってくる）」を認める。

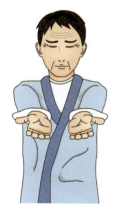
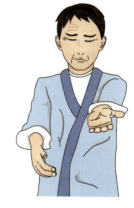

◇カルテ記載例：右上肢　バレー徴候　陽性

● 下肢麻痺の徴候

ミンガッツィーニ試験

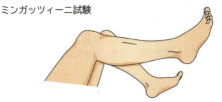

　陽性であった場合は、錐体路（P.324参照）の異常を考える。股関節、膝関節がそれぞれ90°となるように挙上してもらい、20秒程度その姿勢を保持してもらう。麻痺があると、下肢が下降してくる（イラストは、左下肢　ミンガッツィーニ試験　陽性）。

◇カルテ記載例：左下肢　ミンガッツィーニ試験　陽性

10. 運動失調の評価

　運動失調は、「小脳性」「脊髄性」「前庭迷路性」に分けられる。急に陽性所見が出現した場合は医師へ報告が必要。

1. 指鼻指試験

　「検査者の指の先端」と「患者自身の鼻の先端」を「患者の人差し指」で交互に行き来してもらう。「リズム、速さ、ずれ及び振戦」が見られた場合は陽性（運動失調）。**何度かやると位置が調整されてしまうため、最初の数回でうまく先端に指を持ってくることができなければ陽性とする。**

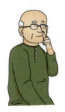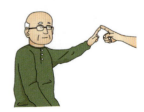

◇カルテ記載例：指鼻指試験　陽性

2. 膝打ち試験

座位で患者本人の膝を手掌と手背を交互にリズミカルに「パタパタパタ」と叩いてもらう。スムーズにできなければ陽性。

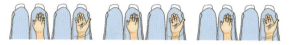

◇カルテ記載例：膝打ち試験　陽性

3. 踵膝試験

臥位の状態で片足を拳上し、反対側の膝に乗せ、さらに脛をすべらせるように足首までスムーズに移動させることができるかを確認。振戦の出現、踵を膝に乗せることができない、あるいはスムーズでなければ陽性。両下肢で確認。

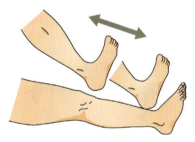

◇カルテ記載例：踵膝試験　陽性

Memo

4. 向こう脛叩打（ずねこうだ）試験

臥位の状態で片足を挙上し、反対側の膝、あるいは脛をトントンと何度か叩いてもらう。振戦の出現、踵を膝に乗せることができない、あるいはスムーズでなければ陽性。両下肢で確認。

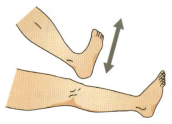

◇カルテ記載例：向こう脛叩打（ずねこうだ）試験　陽性

5. ロンベルグ試験

つま先を揃えて立ってもらい、目を閉じ、20秒ほどその姿勢を保持する。20秒以内に顕著な動揺が出現した場合は、陽性であり、**脊髄性運動失調が考えられる。バランスを崩して転倒する恐れがあるために脇に立つ等安全の確保が必要。**

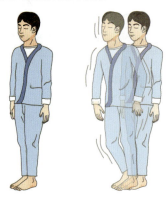

◇カルテ記載例：ロンベルグ試験　陽性

11. 錐体路障害の評価

1. バビンスキー徴候

爪楊枝の頭（極端に鋭利でなく、安価で捨てやすい）等で足底外側を踵からつま先までゆっくりと軽くこする。母趾の背屈、あるいは足趾が扇状に背屈すれば陽性であり、錐体路障害を意味する。何度か連続して確認する。また、左右確認する。

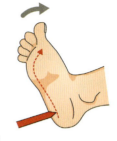

◇カルテ記載例：バビンスキー徴候　陽性

2. チャドック徴候

バビンスキー徴候と同様の意味を持つ。外踝の下方から足背に向けてゆっくりと軽くこすり、母趾の背屈、あるいは足趾が扇状に背屈すれば陽性であり、錐体路障害を意味する。

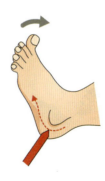

◇カルテ記載例：チャドック徴候　陽性

Memo

12. 髄膜刺激症状

下記の症状があった場合は、髄膜炎やくも膜下出血を疑う。進行性核上性麻痺のような変性疾患の可能性も考えられるが、他の症状（発熱や頭痛等）があり、さらに髄膜刺激症状が認められる場合には、医師へ報告が必要となる。ただし、必ず陽性になるわけではないため、陰性でも否定はできない。

1. 項部硬直

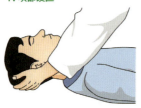
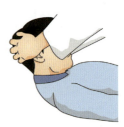

通常、頭部を持ち上げると顎は胸に着くが、

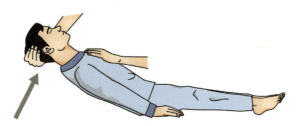

肩から上がってくる場合は、項部硬直があると判断できる。

◇カルテ記載例：項部硬直　有

2.Neck Flexion Test

ネックフレクションテストは、患者自身に首を曲げてもらう検査で、首を曲げて顎が胸に着けば陰性。

◇カルテ記載例：ネックフレクションテスト　陰性

3.Jolt Accentuation of Headache

ジョルトアクセンチュエイション オブ ヘッドエイクは、首を左右に振ることで頭痛が増強する所見。1秒間に2～3回のスピードで振ってもらう。

◇カルテ記載例：ジョルトアクセンチュエイション オブ ヘッドエイク　有

4. ケルニッヒ徴候

仰臥位で股関節及び膝関節をそれぞれ90°に曲げ、膝関節を90°以上に伸展させようとすると、伸展できなかったり、痙攣用の反応が出現した場合は、ケルニッヒ徴候陽性と考える。

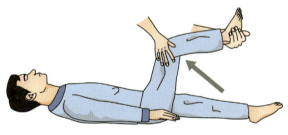

◇カルテ記載例：ケルニッヒ徴候　陽性

Memo

5. ブルジンスキー徴候

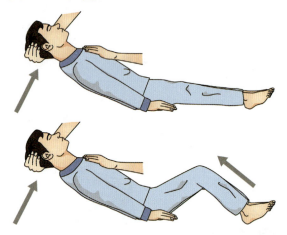

項部硬直を確認した際に、股関節、膝関節の屈曲が見られた場合は、ブルジンスキー徴候　陽性と判断する。

◇カルテ記載例：ブルジンスキー徴候　陽性

「洞察力で見抜く急変予兆の発見」という観点から考えれば、詳細な神経所見を確認する必要はなく、上記の項目をざっと観察し、「明らかな」異常を見逃さないことが重要である。ゆっくりチェックするより、素早く異常を見つけ、医師へ報告するということを考えれば、とりあえず、次項のチェックリストだけで良い。診断と治療に緊急を要する脳梗塞／出血、くも膜下出血、小脳出血／梗塞、髄膜炎の評価を行い、疑いをかけることができればそれで十分である。繰り返しになるが、今までなかった所見が出現していればそれは確実に陽性所見であり、自信を持って報告してほしい。ただし、手技の習得には本書だけでは不十分であるため、参考文献等をあたっていただきたい。

急変予兆を見抜く洞察力を身につけるための到達目標

脳卒中を見つける身体所見チェックリスト

(1) 視神経（Ⅱ）の評価
　　□視野試験
(2) 動眼神経（Ⅲ）、滑車神経（Ⅳ）、外転神経（Ⅵ）の評価
　　□眼位　□眼球運動　□眼振　□複視
　　□瞳孔径　□対光反射　□瞳孔不同　□眼瞼下垂
(3) 三叉神経（Ⅴ）の評価
　　□顔面感覚の左右差
(4) 顔面神経（Ⅶ）の評価
　　□額しわよせ試験　□閉眼試験　□口角拳上試験
(5) 内耳神経（Ⅷ）の評価
　　□聴力の左右差
(6) 舌下神経（ⅩⅡ）の評価
　　□舌偏位　□構音障害（らりるれろ）
(7) 麻痺の評価
　　□バレー徴候　□ミンガッツィーニ試験
(8) 運動失調の評価
　　□指鼻指試験　□膝打ち試験　□膝踵試験
(9) 錐体路障害の評価
　　□バビンスキー徴候
(10) 髄膜刺激症状の評価
　　□項部硬直

④ 頭頸部のアセスメント

1. 眼瞼結膜

　眼瞼結膜は、手前が赤く、奥が白いのが正常（イラスト左）。下眼瞼の手前と奥が境界線がはっきりせずに両方ともに白い場合は、眼瞼結膜蒼白であり、貧血を考える。ただし、必ず出現するわけではなく頻脈や頻呼吸、倦怠感等と総合的に判断する。

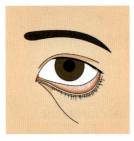
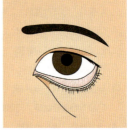

◇カルテ記載例：両眼瞼結膜　蒼白　有

2. 眼球結膜

　眼球結膜が黄色化している場合は、溶血性、肝性、閉塞性黄疸を考え、他の関連する所見も確認する。

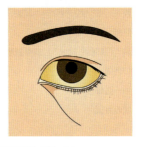

◇カルテ記載例：両眼球結膜　黄染　有

3. 眼球陥没

極度の脱水（組織間液の減少）があると、眼球を支える脂肪組織が縮小して眼球が陥没する。水分摂取量や尿量、皮膚や腋窩の乾燥等も同時に確認し、高血糖による高浸透圧性の脱水が疑われる場合は、血糖も確認する。

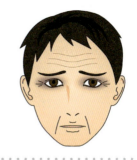

◇カルテ記載例：両眼球　陥没　有

4. 口唇

P.34　チアノーゼの項　参照

◇カルテ記載例：チアノーゼ　有

5. 口腔内

舌圧子とライトを用いて口蓋垂、口蓋扁桃、舌、歯肉、齲蝕等を確認する。

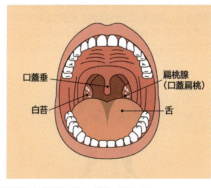

◇カルテ記載例：口蓋扁桃　腫大、発赤、白苔　有

6. 頸部リンパ節

　リンパ節は通常はほとんど触知することができないが、明らかな腫脹や圧痛、硬結を認めた場合は異常所見となる。発熱を認める場合は、頸部リンパ節も確認しておきたい。

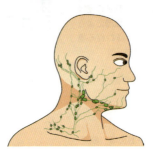

◇カルテ記載例：右頸部リンパ節腫脹　有、圧痛　有、硬結　無

7. 甲状腺

　甲状腺を視診、あるいは触診し、腫大、硬結、圧痛、左右差が認められる場合には異常所見となる。甲状腺機能亢進症（バセドウ病）や甲状腺機能低下症（橋本病）の場合は、体温異常、脈拍異常、倦怠感等複数の症状を呈していることから診断に困ることが少なくなく、心房細動や心不全の誘因であることもある。そのために、何らかの症状が出現している場合は、甲状腺も確認するという習慣が欲しい。

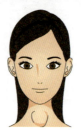

◇カルテ記載例：甲状腺　腫大　有、圧痛　無、硬結　無

8. 頸静脈

　内頸静脈は、右心房の直上にあり右心房圧、あるいは循環血液量を反映する。ただし、内頸静脈は胸鎖乳突筋に隠れており、拍動の位置の確認が必要であることからその評価が難しい。実際には、身体所見だけですべてを正確に判断することは難しいことを考えると、循環血液量が「多いか」「少ないか」だけが判断できれば十分であるため、内頸静脈ではなく、外頸静脈の情報を活用する。外頸静脈は、臥位では怒張し、座位・立位では虚脱するのが正常である。そのため、

◆臥位であるにもかかわらず虚脱している
　（本来はやや怒張する）
　→ 循環血液量　減少の疑い
◆座位・立位であるにもかかわらず怒張している
　（本来はほとんど目立たない）
　→ 循環血液量　増加の疑い

と判断することができる。詳細は、エコー等で判断すればよいため、発熱や皮膚の乾燥、尿量減少あるいは、呼吸困難、下肢の浮腫等体液量の異常を思わせる所見と一緒に確認したい。

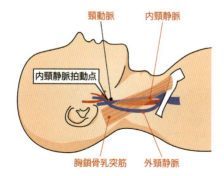

◇カルテ記載例：座位で明らかな頸静脈怒張　有

⑤ 胸部のアセスメント

1. 胸郭拳上の左右差

　気胸や無気肺、横隔神経麻痺等片側の肺の換気が制限されると胸郭の拳上に左右差が出現する。意識して確認しないと見逃すが、肺胞低換気の明らかな所見であるため、酸素化が悪い場合には必ず確認したい。

◇カルテ記載例：胸郭拳上　左右差　有（右　減弱）

2. シーソー呼吸

　上気道の閉塞があると胸腔内に十分空気が流入してこないことから胸郭は膨らまないが、吸気努力によって横隔膜は下方に下がることで腹部は膨隆する。呼気時には逆の動きをする。シーソー呼吸は明らかな異常所見であり、急ぎ原因の解除が必要となる。

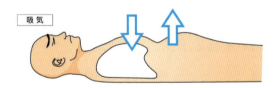

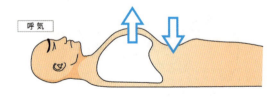

◇カルテ記載例：シーソー呼吸　有

3. フーバー徴候

　フーバー徴候は奇異呼吸のひとつで、吸気時に肋間部が陥没する状態を指す。慢性閉塞性肺疾患（CDPD）等で、吸気努力により胸腔内の陰圧が増加し、肋間部の組織が内側に凹むことで出現する。

◇カルテ記載例：フーバー徴候　有

4. 皮下気腫

　気胸により肺から漏れた空気が皮下に貯留している状態。胸腔ドレーンが入っている場合は、ドレナージがうまくいっていないことを意味する。握雪（あくせつ）感と言い、雪を握りつぶしたように感じる。拡大傾向を把握する必要があるため、一般的には発見時にマーキングを行う。また、ドレーンシが奏功すると皮下気腫は改善するため、改善の程度も観察し記録する。

◇カルテ記載例：右前胸部〜背部、上腹部にかけて皮下気腫　有（マーキング、写真撮影済）

5. 心尖拍動

　心尖部の拍動が、胸壁から視診、あるいは触診で確認できる場合がある（確認できない場合もある）。その位置は、第5肋間の胸骨正中から10cm以内（中鎖骨線）が正常であり、10cmを超えて外側で確認できた場合は、左室拡大を意味する。

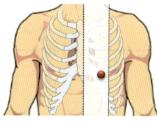

◇カルテ記載例：心尖拍動　第5肋間　前腋窩線

⑥ 心音

心音は「いつ、どこで、どのような」音が聞こえるかで評価する。多くの種類があるが看護師のレベルで詳細に区別をする必要はなく、「急変予兆を見抜く」ことに焦点を絞って紹介する。

1. 時間軸の把握

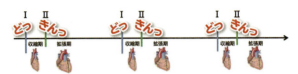

Ⅰ音は房室弁（僧房弁・三尖弁）閉鎖音であり、そこから収縮期。Ⅱ音は、動脈弁（大動脈弁・肺動脈弁）閉鎖音であり、そこから拡張期に入る。つまり、Ⅰ音とⅡ音の間（どっーきん）に雑音が聞こえれば収縮期雑音ということになり、Ⅱ音の後からⅠ音の間（きんーどっ）に聞こえれば拡張期雑音と判断することができる。ただし、慣れないとⅠ音とⅡ音の区別ができないため、基本的には脈を測りながら聴診し、脈が触れた瞬間がⅠ音であることを意識しながら聴診する。なんとなく聞いていても何も聞こえない。まずは、収縮期雑音と拡張期雑音を意識して聴いてみる。

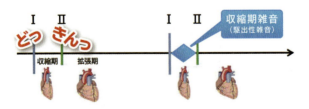

2. 場所の把握

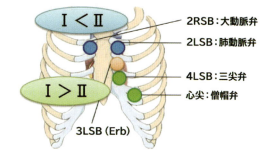

- 2RSB：大動脈弁
- 2LSB：肺動脈弁
- 4LSB：三尖弁
- 心尖：僧帽弁
- 3LSB (Erb)

　肋間は、心臓ののぞき窓であり「どこに」聴診器を当てるかで「どこの場所」を聴診しているかが変わってくる。動脈弁はⅡ音のほうが強く、房室弁はⅠ音のほうが強い。音の種類としては、駆出性、逆流性、灌水様、ランブルと言った種類があるが専門的であるので割愛する。「雑音が聞こえる」ということに気づき、その他の所見と合わせて状況を判断し、医師へ報告できればそれでよい。

　数字は肋間、RはRight、LはLeft、SBはSternal Borderで胸骨の縁（ふち）の略であり、2RSBは、第二肋間胸骨右縁となる。3LSBは、Erb（エルブ）領域と呼ばれ、心臓全体の聴診をする場合に適している。

3. 心雑音の強度の評価

◆ Levine（レバイン）分類

Ⅰ	非常に微弱で聴診器を当ててもすぐには聞こえない
Ⅱ	弱いが容易に聴取できる
Ⅲ	容易に聴取できるが、スリルは触れない
Ⅳ	容易に聴取でき、スリルを触れる
Ⅴ	スリルを伴い非常に強く、聴診器の端を当てただけで聴取できる
Ⅵ	スリルを伴い非常に強く、聴診器を胸壁から離しても聴取できる

4. Ⅲ音・Ⅳ音

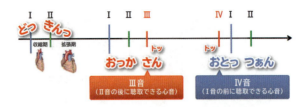

Ⅱ音の後に聞こえる雑音をⅢ音と呼び、連続して聴くと「おっかさん、おっかさん」と聞こえる。一方でⅠ音の前に聴取できる雑音はⅣ音であり、「おとっつぁん、おとっつぁん」と聞こえる。ただし、聴取には熟練を要するため、医師の記録にⅢ音、Ⅳ音聴取と記載があれば、努めて聴診器を当てる習慣が欲しい。「なんかおかしい！？」と患者さんの異変に気づき、もしⅢ音あるいはⅣ音が聴取できた場合は、自信を持って医師へ報告してよい。

◇カルテ記載例：Elb 領域においてⅢ音　有、Ⅳ音　無
　　　　　　　2RSB を最強点とする収縮期雑音　有

　大動脈弁狭窄症は突然死のリスクがあり、必ず評価しておきたい。呼吸困難や頸静脈怒張等の心不全を疑う所見があり、さらにⅢ音、Ⅳ音が聴取できれば、それはかなりの確率で本物の心不全である。心筋梗塞の患者が心尖部で収縮期雑音が聴取できれば腱索断裂による僧房弁逆流が考えられ、手術が必要となることから、心エコーを実施する価値がある。聴診は非常に難しい。医師の診療録を見てすでに所見のはっきりしている患者の聴診を行い、経験値を上げていこう！

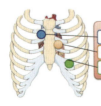

2RSB（大動脈弁領域）	収縮期雑音 →	大動脈弁狭窄？
3LSB（Erb）（全領域）	Ⅲ音、Ⅳ音 →	心不全？
心尖（僧房弁領域）	収縮期雑音 →	僧房弁逆流？

⑦ 呼吸音

　心音同様呼吸音の評価も難しいが、「いつ、どこで、どのような」音が聞こえるかで評価する。非常に多くの種類があるが看護師のレベルで詳細に区別をする必要はなく、「急変予兆を見抜く」ことに焦点を絞って紹介する。

1. 正常呼吸音

　呼吸音は、吸気と呼気に分かれ、また聞く場所によってその聴こえ方が違う。そのため、正常は「どこで、どのように」聞こえるかを理解しておく。

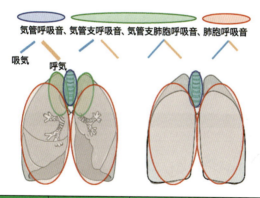

	聴取できる場所	音の特徴
気管呼吸音		吸気と呼気の間に停止のタイミングがあり、呼気もしっかりと聴取できる
気管支呼吸音／気管支肺胞呼吸音		吸気と呼気の間が不明瞭となり、呼気が気管呼吸音に比べ弱い
肺胞呼吸音		吸気と呼気の境界が不明瞭となり連続して聴取でき、かつ呼気は非常に弱い

2. 異常呼吸音

●減弱
　含気が無くなる気胸や無気肺の場合、**呼吸音は減弱**する。両側同時に出現すると判断が難しいが、左右を比較することで判断しやすい。胸郭の挙上も同時に観察する。

●肺胞の気管支音化
　末梢気道の領域に聴診器を当てた場合、**呼気音は減弱しているのが正常**である。しかし、その場所で**呼気音も「しっかり」と聴取できた場合は肺胞の気管支音化**と呼ばれ、肺炎や肺のうっ血、無気肺、胸水等を示唆している。含気が減少することで伝播亢進していると考えられ、**明らかな異常所見**である。聴こえるから正常と考えるのではなく、「**聞こえるはずの無い場所で、聞こえるはずの無いタイミング**」で聞こえるのはおかしい。

●副雑音
　副雑音の聴取は、**連続性**か、**断続性**か、**吸気**か、**呼気**か、**高い**か、**低い**かで判断する。

連続性副雑音				
名称	いびき音(ロンカイ)	笛音(ウィーズ)	スクォーク
特徴	ゴーゴー 吸気時呼気時、 連続性、低調性	ピー 呼気時、連続性、 高調性	ピー 吸気時、連続性、 高調性
原因	太い気管支の狭窄(痰の貯留含む)や炎症等を示唆	細気管支の狭窄を示し主な病態としては喘息 ただし、重症の喘息では吸気呼気両方で聴取	粘稠な分泌物の存在を示す 吸気時であることが特徴(ウィーズは呼気時)

断続性副雑音	
名称	捻髪音(ファインクラックル)	水泡音(コースクラックル)
特徴	**パチパチ（高音）** 吸気時、断続性、高調性	**ブツブツブツ（低音）** 吸気時呼気時、断続性、低調性
原因	肺胞の弾力が低下が考えられ、間質性肺炎等肺胞間質の病変を示唆	肺炎や肺水腫等気管支に痰や水等の分泌物の貯留を示唆

●ストライダー

　上気道閉塞を示す所見であり、特に気管支呼吸音の聴取できる場所で「ぎゅうぎゅう」と聞こえる。上気道に閉塞があるために息を吸いたくても吸えない状態。シーソー呼吸（P.62参照）も伴うことが多く、上気道閉塞は呼吸停止の一歩手前、超緊急事態。

◇カルテ記載例：右背側下肺野　気管支音化
　　　　　　　全肺野　吸気時に連続性高調性副雑音（ウィーズ）聴取
　　　　　　　右肺野　吸気呼気共に断続性低調性副雑音
　　　　　　　　　　　（コースクラックル）聴取

Memo

⑧ 腹部のアセスメント

腹部の診察のみ、「視診 → 聴診 → 打診 → 触診」と、順番が決まっている。所見が変わってしまう恐れがあるため、「触る前に聴く」というのがポイントである。また、腹部は消化器はもちろん、循環器、呼吸器、腎・泌尿器、生殖器、代謝性疾患と非常に多くの疾患で症状が出現し、さらに例え腹膜炎であったとしても初期の症状がはっきりせず、軽視してしまうこともある。原因がはっきりし、治療に反応することが確認できるまでは安易に判断しないことが重要である。

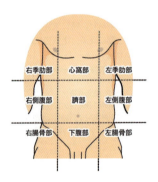

1. 視診

発赤や発疹と言った一般的な視診に加えて下記を追加で確認。

●腹部膨満

腹水や腸閉塞、腹部大動脈瘤等を示唆。腹囲測定をする場合は、臍上（臍の上）と最上（最も膨満しているところ）を測定する。

●手術創

手術創があればその創に関連した臓器になんらかの手が加えられている可能性があり、医療面接（問診）や身体診察の幅が広がるため、必ず確認する（右鼠径の手術創であれば虫垂炎、下腹部の手術創であれば大腸や子宮、前立腺等）。

●鼠径部の確認

鼠径ヘルニアは、鼠径部のヘルニアであるが陥頓すると腸閉塞へと進展する。鼠径部は意識して確認しないと見逃すため、腹部の診察においては、プライバシーに考慮しつつ、鼠径部まで必ず確認する。

●腹壁静脈の怒張

臍を中心に腹壁静脈が怒張している場合（メデューサの頭）は、門脈圧の亢進を疑い、鼠径部から上に怒張している場合は、下大静脈の閉塞を示唆する。

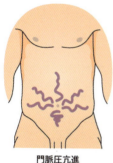 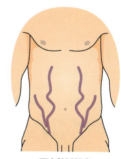

門脈圧亢進　　　　　　　**下大静脈閉塞**

◇カルテ記載例：腹部膨満　有、右下腹部　手術創　有、
　　　　　　　右鼠径部　隆起　有、臍中心　腹壁静脈怒張　有

2. 聴診

腸蠕動音の確認は、基本的に一か所で OK。

●腸蠕動音　亢進／減弱

通常、腸蠕動音は 5 回／分程度であるが、炎症等により腸蠕動が活発になると蠕動音は亢進して聴取できる。また、イレウスにより蠕動が低下すると蠕動音は減弱、消失する。ただし、イレウスであったとしても部位によっては蠕動音が聴取できる場合もあり、蠕動音が聴取できたとしてもイレウスを除外することはできない。

●金属音
「キーン」「カーン」と高い音が聴取できる。腸閉塞を示唆。

●灌水音（振水音）
聴診器を当て、腹部全体を揺らすことでぽちゃぽちゃと腸管内の液体の音が聴取できる。腸管内に液体あるいは気体が貯留している所見であり、腸閉塞を示唆。

●血管性雑音
解剖学的に腎動脈、腹部大動脈と一致する場所で聴取された場合は、動脈瘤を示唆。

◇カルテ記載例：腸蠕動音　3回／30秒、金属音　有

3. 打診
仰臥位で膝を曲げることを忘れない。鼓音が聴取できれば、消化管ガスの貯留、腸閉塞、消化管穿孔等を示唆、濁音であった場合は、肝臓等の実質臓器あるいは腫瘤、腹水等を示唆。

◇カルテ記載例：腹部全体　鼓音　有、右腹部　濁音　有
　　　　　　　　左腹部　鼓音　有

4. 触診
仰臥位で膝を曲げる。まず浅い触診を行い、触ることで痛みが出現（圧痛）するかどうかを確認し、その後さらに深い触診を行う。痛みを訴えている場合は、痛みの無い場所から触診をはじめ、痛い場所は最後とする。疼痛がある場合、あるいは腹膜炎を疑っている場合は、次項の腹膜刺激徴候を確認。右の季肋部を触診し、通常は触れない肝臓が触れた場合は肝腫大（うっ血肝、肝硬変）が考えられ、吸気時に疼痛を訴えた場合はマーフィー徴候陽性であり、胆嚢炎等を示唆する所見となる。

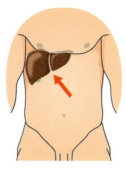

◇カルテ記載例：心窩部　浅い触診で圧痛　有
　　　　　　　　右季肋部　マーフィー徴候　陽性

5. 腹膜刺激徴候

　圧痛のみであればは腹膜炎っぽくはないが、次項の所見は腹膜炎を示唆する所見であり、医師へ報告が必要となる。腹膜炎の原因は、消化管穿孔、虫垂炎、婦人科疾患等種々の原因があるが、原因はともかく、見逃すと生命の危機に陥る恐れがある。腹痛を訴えている患者は、全例で腹膜炎を除外する。腹膜刺激徴候はいくつか種類があるが、とにかく腹膜を引っ張って痛みが誘発されるかどうかを確認している。名称は覚える必要はなく、「腹膜炎らしさ」に気づければよい。

●反跳痛（ブルンベルグ徴候、リバウンド）
　押した時より、離した時のほうが痛ければ陽性。

●筋性防御（ディフェンス）
　腹部が板のように硬直する。

●踵落とし衝撃試験（ヒールドロップ試験、マクール試験）
　立位の状態で踵を浮かし、ドスンと踵を降ろす。降ろした時の衝撃で腹部に痛みが誘発されれば陽性。

● 咳嗽試験
　咳をさせることで腹部に痛みが誘発されれば陽性。

● 腸腰筋徴候（虫垂炎の場合は右足）
　仰臥位で膝を伸ばしたまま足を上げることで腹痛が誘発されれば陽性。側臥位で膝を伸ばしたまま足を後方に伸展させることで腹痛が誘発されれば陽性。

● 閉鎖筋徴候（虫垂炎の場合は右足）
　踵を持って股関節、膝関節を90°に拳上し、膝を内転、足関節を外旋させることで腹痛が誘発されれば陽性。

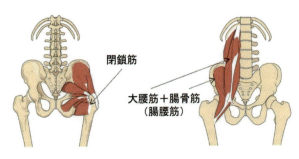

◇カルテ記載例：反跳痛　臍部　有、筋性防御　有、踵落とし衝撃試験　陽性、咳嗽試験　陽性、腸腰筋徴候　右　陽性

Memo

6. 腹水（波動伝導）

片側の側腹部をポンポンと軽く叩打し、逆の手に波動が伝われば、腹水を示唆。

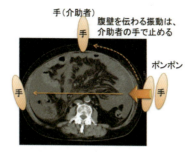

◇カルテ記載例：波動伝導　有

7. 直腸診

下血があった場合は内痔核の有無を確認し、内痔核が無く鮮紅色であれば直腸付近の出血を示唆。また、肝硬変の既往があった場合、内痔核の存在は、門脈圧の亢進を示唆（門脈圧が亢進すると直腸付近の静脈も怒張するため）。その他、前立腺の圧痛があった場合は前立腺炎を、硬結は前立腺肥大、前立腺がん等の可能性が考えられる。便秘の場合、便塊を取り除くことで糞便による腸閉塞も解除することができる。直腸診は医療従事者、患者共に心理的にスルーしたくなる身体所見ではあるが、少しでも情報がありそうであれば積極的に行うべきである。

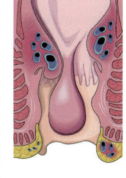

◇カルテ記載例：内痔核　有、出血　有

⑨ 背部のアセスメント

1. 肋骨脊柱角
（CVA：CostoVertebral Angle）
叩打試験

腎臓の場所を軽く叩く（所見のある時は非常に痛いので軽くてよい）。痛みがあれば、腎盂腎炎、腎結石、尿管結石、水腎症等。

◇カルテ記載例：右CVA叩打痛　有

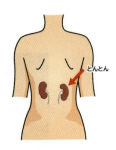

2. 脊柱叩打試験

認めれば、化膿性脊椎炎等を示唆。原因のはっきりしない発熱があった場合には確認しておきたい。

◇カルテ記載例：脊柱（胸椎）叩打痛　有

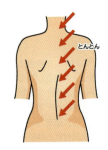

⑩ 四肢のアセスメント

1. 腋窩乾燥

軽度の脱水があっても腋窩までは乾燥しない。腋窩の乾燥は強度の乾燥を意味する。尿量や水分摂取量、体重、発熱、頻脈、頻呼吸、皮膚や口唇の乾燥等と一緒に確認。

◇カルテ記載例：腋窩乾燥　有

2.CRT（毛細血管再充満時間：Capillary Refilling Time）
（別名：Blanch Test）

爪床を圧迫し、白くなった部分がピンクに改善するまでの時間で、通常 2 秒以内に改善。3 秒以上の延長で循環不全。

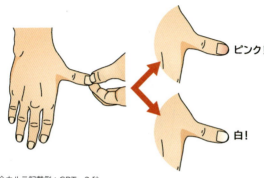

◇カルテ記載例：CRT　3 秒

3. 羽ばたき振戦

両上肢を前方にまっすぐ伸ばし、手関節を反らし、指は開き（イラスト左）、1 分程度観察。指が落ちてくると患者は、指を元に戻そうとするのでパタパタと小刻みに前後する。高アンモニア血症、尿毒症、二酸化炭素貯留を示唆。

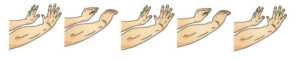

◇カルテ記載例：羽ばたき振戦　有

4. 下肢骨折の聴診

恥骨に聴診器を当てて、左右の膝蓋骨をトントンと刺激する。その刺激の伝導に左右差が無ければ正常で左右差があれば、大腿骨頭、あるいは大腿骨等の骨折の疑いあり。高齢者が転倒した際には、脚長差（骨折で足の長さが短縮）や外旋の有無、腫脹、疼痛と共に必ず確認したい。

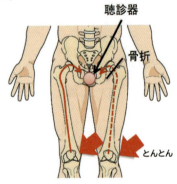

◇カルテ記載例：下肢の骨伝導左右差　有、脚長差　左短縮、左下肢　外旋　有

5. ホーマンズ徴候

仰臥位で足関節を背屈させると腓腹部に疼痛が出現する。深部静脈血栓を考える所見であり、下肢の浮腫、熱感や臥床安静の既往、あるいは肺血栓塞栓症を疑う所見があればホーマンズ徴候を確認。

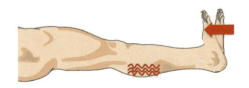

◇カルテ記載例：左大腿　腫脹　有、ホーマンズ徴候　陽性

⑪ 動脈触知

1. 触れるべきところで拍動があるか？
　左右差はあるか？を確認

　血圧の左右差、あるいは上下肢差を認める場合は、動脈閉塞や大動脈解離を疑う。急に出現してきた場合や他の症状を伴う場合は緊急性が高い。また、必ずしも正確ではないが、大まかな収縮期血圧を知る方法として橈骨動脈が触れる場合は、80mmHg以上、大腿動脈が触れる場合は70mmHg以上、頸動脈が触れる場合は60mmHg以上と判断する。意識が無く頸動脈に明らかな拍動が認められない場合は、胸骨圧迫が必要となる。また、後脛骨動脈（踵を栄養）と足背動脈（足趾を栄養）は同系統の血管ではないため、両側共に拍動を確認する必要がある。

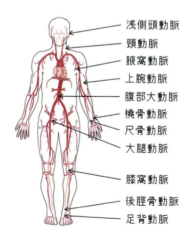

◇カルテ記載例：
　膝窩動脈　　右/左　拍動　有/有
　後脛骨動脈　右/左　拍動　有/有
　足背動脈　　右/左　拍動　無（ドップラー聴取可）/有

身体診察 まとめ

　実臨床では、すべてのケースですべてのフィジカルアセスメントを行っている余裕はなく、医療面接から類推した疾患の考えられる所見をピンポイントで見つけていくことになる。看護師の身体診察は「確定診断」を目的としていないために正解を見つける必要はない。しかし、**質の高い身体診察は症候診断（緊急度、重篤度、有病率、治療可能性）につながる**。バイタルサインの解釈からどれくらい状況がひっ迫しているのか？身体診察の解釈から考えられる原因はなんなのか？これがわかるだけで看護師から医師への報告の質は格段に向上する。医療面接と身体所見は、洞察力で見抜く急変予兆においてまさにディティクションスキルと言えよう。本書はあくまでもベッドサイドで携帯することを目的としている。よって身体診察の詳細は参考文献をご参考いただきたい。

〈参考引用文献〉
1) フィジカルアセスメントが見える メディックメディア 2015 バイタルサインからの臨床診断（第2版） 入江聰五郎 著　羊土社；2017
2) 身体診察免許皆伝　平島修、志水太郎、和足孝之 著　医学書院；2017
3) 麻酔科研修チェックノート（改訂第4版）讃岐美智義 著　羊土社；2013
4) 内科救急診療指針 2016　日本内科学会 著　総合医学社；2016
5) 日本集中治療教育研究会 FCCS プロバイダーマニュアル（第2版）米国集中治療医学会（SCCM）著 メディカルサイエンスインターナショナル；2013
6) 呼吸と循環に強くなる！　松田直之 著　学研プラス；2016
7) 症状対応ベスト・プラクティス　前野哲博 著　学研メディカル秀潤社；2015

急変予兆を見抜く洞察力を身につけるための到達目標

〜フィジカルアセスメント〜

(1) 医療面接から考えられる疾患に必要なフィジカルアセスメントがわかる
(2) 脳卒中の身体所見がとれる
(3) おおまかな Head to toe Approach ができる
(4) 身体所見から原因疾患を類推することができる
(5) 緊急性の高い身体所見が理解できている

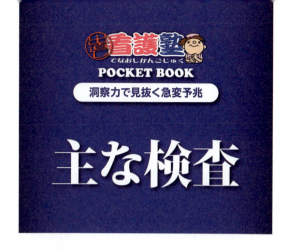

主な検査

1) 心電図
2) 心エコー
3) 胸部単純X線写真
4) 胸部CT
5) 脳CT／MRI／MRA
6) 腹部CT
7) 血液検査
8) その他の検査
9) 血液ガス

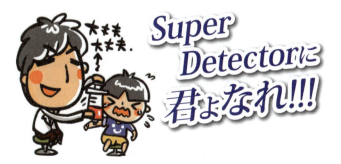

主 な 検 査

1. 心電図

　心電図の判読は簡単ではないが、読むのではなく、循環動態を理解するために心電図を「利用する」と考える。心電図を見て「待てるか」「待てないか」の判断ができれば十分であり、看護師が診断をつける必要はない。波形が異常でも意識がしっかりしていればとりあえずは OK、波形が正常でも意識に異常があれば医師を呼ぶということになる。しかし、実際には悩ましい波形や状況は存在する。そこで、看護師が判断できるべき異常心電図の判読のポイントをまとめた。心電図からすべてがわかるわけではなく、実際にはエコーやカテーテル、シンチグラム等の検査を追加し、総合的に判断する。大事なことは心電図から「何かおかしい」というサインを受け取り、患者の前に医師を連れてくることである。

① モニター心電図と標準 12 誘導心電図

　モニター心電図（以下モニター）は、刺激伝導時間の異常の検出能力は高いが基本的に 1 カ所しかモニタリングできないため詳細な評価はできない。一方で標準 12 誘導心電図（以下 12 誘導）は、心臓の 12 カ所の「場所」の情報を持っており、不整脈や虚血の詳細な情報を得ることができる。両者の決定的な違いは、「見ている場所の範囲」であり、モニターは基本的に 1 カ所、12 誘導は名前の通り 12 カ所から心臓を見ている。つまり、モニターでモニタリングを行い、「何かおかしい」と感じたら 12 誘導をとる。12 誘導でもすべてがわかるわけではないが、相当の情報を持っており、「異常の早期発見」という観点からは、重要な検査となる。

1. 四肢誘導

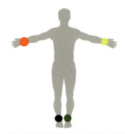

四肢誘導		
赤色	右手	Ⅰ、Ⅱ、Ⅲ、aV_R、aV_L、aV_F
黒色	右足	
黄色	左手	
緑色	左足	

2. 胸部誘導

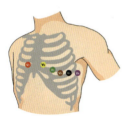

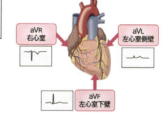

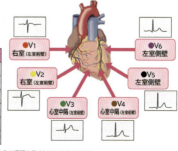

胸部誘導	
赤色	第4肋間胸骨右縁：V₁
黄色	第4肋間胸骨左縁：V₂
緑色	V₂とV₄の間：V₃
茶色	第5肋間鎖骨中線：V₄
黒色	V₄の高さで前腋窩線：V₅
紫色	V₄の高さで中腋窩線：V₆

＊あくまでもイメージであり、ピンポイントでその場所を示すわけではありません。

3. 障害部位と責任血管

　12誘導の情報から、障害部位や責任血管が推測できる。冠動脈の走行には個人差があるが、一般的には下記の図あるいは表のように考える。

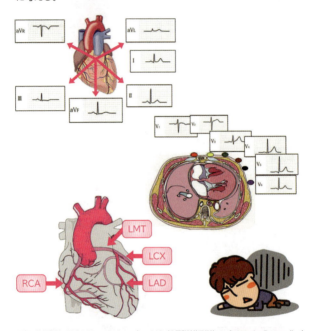

RCA（右冠動脈：Right Coronary Artery）　　LAD（左冠動脈前下行枝：Left Anterior Descending）
LCX（左冠動脈回旋枝：Left Circumflex）　　LMT（左冠動脈主管部：Left Main Trunk）

誘導	示す場所			一般的な責任血管
Ⅱ、Ⅲ、aVF	下壁			右冠動脈
V₁、V₂	心室中隔	前壁中隔	広範前壁	左冠動脈 前下行枝
V₃、V₄	前壁	前側壁		
Ⅰ、aVL、V₅、V₆	側壁			左冠動脈 回旋枝

＊場所を示すわけではないが、aVRのST部分の上昇はLMTの心筋梗塞を疑うため、臨床的に重要。

② 正常心電図

心電図は、心臓内の刺激伝導の強さ（縦軸）と時間（横軸）を表わしたグラフであり、基準値内に収まっていれば正常と言える。時間に関しては下記の通りで P-Q 時間（房室伝導時間：0.2 秒以内）と、QRS 群（心室内伝導時間：0.1 秒以内）の二つは覚えておきたい。P-Q 時間と QRS 群が正常であれば心房から心室に刺激が伝導しており、かつ右室と左室が同時に興奮しているといえ、大きな異常はなさそうと言いやすい。

＊基準値は施設や参考書によって多少のばらつきがあります。

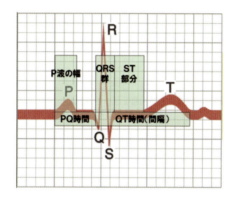

P波	0.08秒～0.1秒 0.25mV以下
PQ時間	0.12秒～0.2秒
QRS群	0.1秒以内
ST	0.12秒～0.15秒
T波	0.2秒～0.3秒
QT時間	0.4±10% 秒

心電図は、時間のグラフであるため、小さなマスが 0.04 秒、その小さなマスが 5 マス集まった大きなマスが 0.2 秒であることは理解しておきたい。

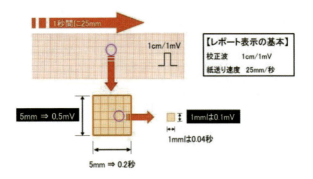

また、P 波は心房の興奮を、QRS 群は心室の興奮を表しており、T 波は心室の興奮がさめる過程を示している。

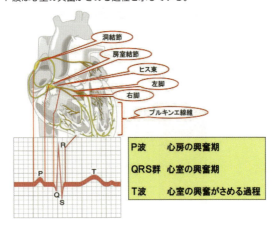

標準 12 誘導心電図は、前述のとおり場所を表わしている。R 波は、四肢誘導においてはⅡ誘導が最も高く、胸部誘導においてはV5 が最も高い。T 波は基本的に R 波と同じ方向を向き、aVR は P 波、R 波、T 波が陰性波となる。

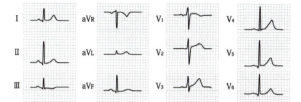

心電図判読のポイントは、心拍数は何回か？リズムは規則正しいか？P 波はあるか？P 波があった場合は 0.2 秒以内に QRS 群が出現するか？QRS 群の幅は 0.1 秒以内か ST 部分は基線に戻っているか？T 波の高さは正常か？QT 時間は何秒か？を丁寧に見ることである。下記の表のように順に確認すれば大きな見逃しは無い。心電図判読は、循環動態への影響や緊急度の判断が必要であるため、それらをまとめて紹介する。

1. 正常洞調律 (NSR:Normal Sinus Rhythm)

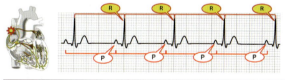

所見	心拍数	調律	P波	P-Q時間	QRS群	ST部分	T波	Q-T時間
	正常	整	有	≦0.2秒	≦0.1秒	基線	正常	0.4±10%秒
循環動態	影響なし							
緊急性	なし							
備考	全く異常のない状態で刺激伝導としては正常であるが、PEA（無脈性電気活動）である可能性は否定できず、意識状態、あるいは脈拍のチェックは必要。							

ST 部分に関しては、「必ず除外すべき疾患とその特徴・初期治療」の循環器疾患編（P.201 参照）で解説する。

③ 主な異常心電図

1. 洞性頻脈（Sinus Tachycardia）

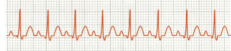

所見	心拍数	調律	P波	P-Q時間	QRS群	ST部分	T波	Q-T時間
	>100	整	有	≦0.2秒	≦0.1秒	基線	正常	0.4±10%秒
循環動態	血圧を測定して判断							
緊急性	原因によっては高い							
備考	波形としては正常だが何らかの理由により洞結節が過剰に刺激を出している状態。運動や不安、興奮等。また、頻脈は心拍出量低下の原因ともなり、状態悪化の原因であり結果であることがあるため、軽視は禁物。上記は、約0.4秒（大きなマス2マス）ごとにR波が出現しているため簡易測定で150回／分程度の心拍と判断できる。							

2. 洞性徐脈（Sinus Bradycardia）

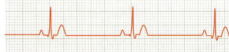

所見	心拍数	調律	P波	P-Q時間	QRS群	ST部分	T波	Q-T時間
	<60	整	有	≦0.2秒	≦0.1秒	基線	正常	0.4±10%秒
循環動態	血圧を測定して判断							
緊急性	なし							
備考	波形としては正常だが何らかの理由により洞結節からの刺激が減少している状態。迷走神経刺激や加齢、スポーツ心臓等生理的な理由によるもののほか、急性冠症候群、頭蓋内圧亢進（クッシング現象）、薬物等の影響も考慮が必要。上記は、約1.2秒（大きなマス6マス）ごとにR波が出現しているため簡易測定で50回／分程度の心拍と判断できる。脈拍が触知できなければ無脈性電気活動（PEA：P.101参照）との鑑別が必要。							

3. 洞不全症候群 (SSS:Sick Sinus Syndrome)

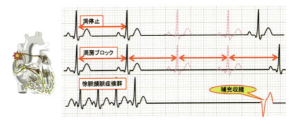

所 見	心拍数	調律	P波	P-Q時間	QRS群	ST部分	T波	Q-T時間
	<60	整/不整	有	≦0.2秒	≦0.1秒	基線	正常	0.4±10%秒
循環動態	心拍数の減少により分時心拍出量が減少し意識消失の恐れ(アダムスストークス症候群)が有り、緊急ペースメーカーの考慮が必要							
緊急性	非常に高く、至急医師へ連絡が必要							
備 考	病的意義のある徐脈で洞結節から刺激の発生が認められないものが洞停止、洞結節からの刺激は認められるものの心房に伝わらず、心房も心室も興奮しない洞房ブロック、徐脈と頻脈を繰り返す徐脈頻脈症候群に分かれ、総称して洞不全症候群と呼ぶ。心室性の補充収縮が認められれば意識の消失は免れるが、徐脈傾向が強く、補充収縮が無ければ意識を失う。背景に心筋梗塞の存在を考慮する必要がある。また、病棟等で転倒転落を来たした場合は、頭蓋内出血や大腿骨頚部骨折を除外するとともに、その原因として洞不全症候群を疑い、必要があればホルター心電図を行う。洞停止と洞房ブロックは厳密には分けられるが本書の趣旨からは外れるため割愛する。							

4. 上室性期外収縮 (SVPC : SupraVentricular Premature Contraction)

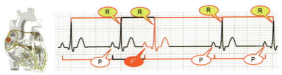

所　見	心拍数	調律	P波	P-Q時間	QRS群	ST部分	T波	Q-T時間
		期外	異常P	≦0.2秒	≦0.1秒			
循環動態	一回心拍出量は減少するが、数が多くなければ基本的に影響なし							
緊急性	なし							
備　考	上室（心房あるいは、房室接合部）より出現した異所性刺激により、早期に心房と心室が興奮させられている状態で、心房に刺激の発生源のあるものを心房性期外収縮、房室接合部に刺激の発生源がある場合は房室接合部性期外収縮と呼ばれ、房室接合部性の刺激は、上部、中部、下部に分かれる。心房性のものと房室接合部性のものを合わせて上室性期収縮と呼ぶ。二つの違いについては本書では割愛する。							

5. 心房細動 (AF、Afib：Atrial Fibrillation)

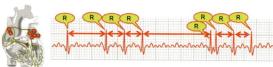

所　見	心拍数	調律	P波	P-Q時間	QRS群	ST部分	T波	Q-T時間
		不整	無(f波)		≦0.1秒			
循環動態	心房興奮の消失や不規則な心室興奮により心拍出量が減少							
緊急性	循環動態が安定していれば緊急性は低いが、新たな心房細動の出現の場合は医師へ連絡							
備　考	脈拍数は、速いこともあれば遅いこともある。心房細動の問題は二つあり、一つは有効な心房収縮が無くなることによる心拍出量の低下である。心房細動が心不全の原因、あるいは誘因となるため必要に応じて除細動を行う。もう一つの問題は、心房内血栓形成であり、血栓により脳梗塞をはじめとした各種臓器の塞栓症を引き起こす。よって、心房細動は循環動態に対する影響と、血栓塞栓症の影響（抗凝固薬による出血性合併症を含む）を常に念頭に置く必要がある。基線の細かな揺れ（細動波）は、判読の必須条件ではなく、明確なP波が無く、R-R間隔が不整であれば心房細動と判断してよい。緊急で医師へ連絡する必要はないが、なるべく早めに報告したい。発症時間と消失時間は必ず記録する。							

6. 心房粗動 (AFL：Atrial Flutter)

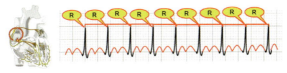

所　見	心拍数	調律	P波	P-Q時間	QRS群	ST部分	T波	Q-T時間
	頻拍	整	無(F波)		≦0.1秒			
循環動態	頻拍の場合は心拍出量が保てず、血圧低下や意識消失を来たす恐れあり							
緊急性	循環動態が安定していれば緊急性は低いが、症状がある場合は医師へ連絡							
備　考	伝導比率が1：1の場合は心拍数が200回を超え意識を失うことがある。一方で3：1伝導や4：1伝導の場合は、症状は強くない。R-R間隔は伝導比率が変わらなければ基本的に等間隔。循環動態に悪影響のある場合は、除粗動や薬剤（β遮断薬、Ca拮抗薬）による心拍コントロール。							

7. 上室性頻拍 (AT：Atrial Tachycardia)

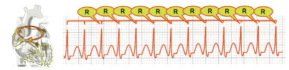

所　見	心拍数	調律	P波	P-Q時間	QRS群	ST部分	T波	Q-T時間
	頻拍	整	有	≦0.2秒	≦0.1秒	基線	正常	0.4±10%秒
循環動態	心拍出量低下							
緊急性	循環動態が安定していれば緊急性は低いが、症状がある場合は医師へ連絡							
備　考	等間隔で幅の狭いQRS群が頻拍で出現している場合は上室性の頻拍の可能性が高いが、P波がはっきりしないために判断は難しい（コラム参照）。循環動態が保てないようであれば至急医師へ連絡が必要となる。							

8. 心室性期外収縮 (VPC (PVC):Ventricular Premature Contraction)

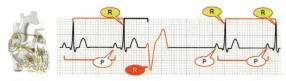

所見	心拍数	調律	P波	P-Q時間	QRS群	ST部分	T波	Q-T時間
		期外			≧0.12秒			

循環動態	基本的には影響は無いが、一回心拍出量は低下
緊急性	頻発、多形性(多源性)、連発、RonTは医師へ連絡
備考	早期収縮でP波を伴わず、QRS群の幅が広いものを心室性期外収縮と呼ぶ。幅の広いQRS群が2種類以上あるものは多形性(多源性)心室性期外収縮と呼び、刺激の発生源が2か所以上あると考えられる。2拍に1回心室性期外収縮が出現するものを2段脈、3拍に1回出現するものを3段脈、2回連続で出現するものを2連発と呼ぶ。一概には言えないが数が多いほど、種類が多いほど致死性不整脈への移行のリスクがあり、RonT型心室性期外収縮は最もリスクが高い。よって、幅の広いQRS群の数、形、場所が観察のポイントとなる。重症度分類としてLown分類を用いる。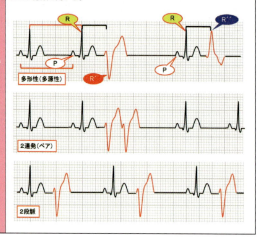

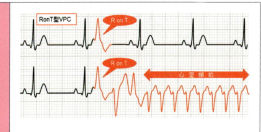

◆ Lown 分類

Grade	特　長
0	期外収縮無し
1	散発性（＜30回/時間）
2	頻発性（≧30回/時間）
3	多源性（多形性）
4a	2連発
4b	3連発以上
5	R on T

＊心室性期外収縮を発見したら、数、形、場所に注目！
＊ Grade3 以上は要報告。

Memo

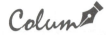

頻拍は難しい!!

　頻拍は難しい。なぜならば心房の興奮を表わすP波の形がはっきりと見えないからだ。よって脈が速いのはわかるが、その原因がわからない。頻拍の違いが判らず挫折する人もいるだろう。ただ、安心してほしい。我々看護師の視点で考えれば頻拍は、「わからなくてよい」。なぜならば、循環器の医師ですら頭を悩ませるのが頻拍だからだ。不整脈の専門家でようやく…というレベルの診断を我々看護師が紙一枚で判断しようということがおそらく間違っている。しかし、我々看護師は、「おかしい！？」ということには気づかなければいけない。**突然の頻脈で、P波がはっきりせず、QRS群の幅が狭ければ発作性の上室性頻拍と考えられるため、意識状態とバイタルサインをチェックし、状況に合わせて医師に報告する。**脈が速くて循環動態に悪影響を来たしているものは、洞性頻脈であろうと、発作性上室性頻拍であろうと心室頻拍であろうと、迷わず医師へ報告でよい。診断は、専門家がやってくれる。医師の前に怪しい患者を連れていくことができればそれでよい。

〈主な上室性頻拍〉
① 洞結節回帰性頻拍（SNRT）
② 心房頻拍（AT）
③ 房室結節回帰性頻拍（AVNRT）
④ 房室回帰性頻拍
　　（AVRT：WPW症候群）
⑤ 発作性心房細動（Paf）
⑥ 多源性心房頻拍（MAT）
⑦ 心房粗動（1：1、2：1伝導）
⑧ 房室接合部頻拍（JT）

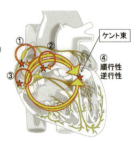

9. 房室ブロック (AVB：Atrio Ventricular Block)

〈Ⅰ度房室ブロック〉

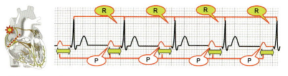

所 見	心拍数	調律	P波	P-Q時間	QRS群	ST部分	T波	Q-T時間
		整	有	≧0.2秒				
循環動態	影響なし							
緊急性	なし							
備 考	洞結節からの刺激はあるものの、房室結節への伝導が遅れている状態で心房も心室も興奮しており循環動態への影響はない。加齢の影響を受けやすい。正常ではない洞調律。							

〈Ⅱ度房室ブロック　ウェンケバッハ型／モビッツⅠ型〉

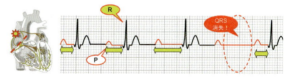

所 見	心拍数	調律	P波	P-Q時間	QRS群	ST部分	T波	Q-T時間
	徐脈		有	≧0.2秒	脱落有			
循環動態	基本的に影響なし							
緊急性	循環動態が安定していれば緊急性は低いが、症状がある場合は医師へ連絡							
備 考	P-Q時間が徐々に延長し最終的にはQRS群の脱落を伴うものの、次の収縮では元のP-Q時間に戻る。やや徐脈傾向ではあるものの基本的には循環動態への影響はないと思われる。ただし、循環動態への影響が見られている場合は基礎疾患の存在が懸念されるために原因検索を行う。							

〈Ⅱ度房室ブロック　モビッツⅡ型〉

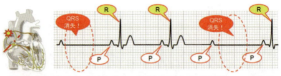

所 見	心拍数	調律	P波	P-Q時間	QRS群	ST部分	T波	Q-T時間
	徐脈		有	≦0.2秒	突然脱落			
循環動態	心室頻拍、心室細動へ移行する恐れが高く、循環動態破綻の懸念強い							
緊急性	循環動態が落ち着いていても急激に増悪する恐れがあるため、至急医師へ連絡							
備 考	突然のQRS群の脱落であるため、注意して心電図を見ていれば見逃すことは無い。徐脈傾向が強い場合は、意識消失とそれに伴う転倒に注意が必要である。また、基礎疾患に心筋梗塞がある場合があるため、モビッツⅡ型の房室ブロックを見たら心筋梗塞を、心筋梗塞を見たら（特に右冠動脈）房室ブロックの出現に注意する癖をつける。							

Memo

〈Ⅲ度房室ブロック〉

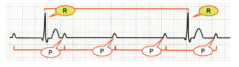

所 見	心拍数	調律	P波	P-Q時間	QRS群	ST部分	T波	Q-T時間
	徐脈		有					
循環動態	心室頻拍、心室細動へ移行する恐れが高く、循環動態破綻の懸念強い
緊急性	循環動態が落ち着いていても急激に増悪する恐れがあるため、至急医師へ連絡
備 考	心房興奮がブロックされ心室に伝導されず、心室は心室調律により興奮している状態。心房と心室の興奮の関係性は消失しているが、基本的にP-P間隔、R-R間隔はそれぞれ等間隔となっている。しかし、心房興奮に比べ、心室興奮が少なく、徐脈傾向が強い場合は、意識消失とそれに伴う転倒等に注意が必要である。モビッツⅡ型同様、原因として心筋梗塞がある。モビッツⅡ型やⅢ度房室ブロックを見たら心筋梗塞を、心筋梗塞を見たら（特に右冠動脈）房室ブロックの出現に注意する癖をつける。QRS群は必ずしも幅が広いわけではない（QRS群の幅が広いものは、ペースメーカーが下部にあり、徐脈傾向が強い）。

Memo

Colum

非伝導性上室性期外収縮 (Blocked APC)

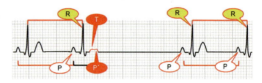

2拍目と3拍目が延長しているが異常だろうか？1拍目と2拍目は正常だが、P'が2拍目のT波のタイミングで出現している。P波があってそのあとのQRS群が見当たらないために「突然のQRS群の消失」という定義で考えるとⅡ度房室ブロック Mobiz Ⅱと判断し、医師を呼びたくなる。しかし、この波形は、非伝導性上室性期外収縮（Blocked APCと呼ばれることが多い）であり、緊急性はなく、上室性期外収縮の一種である。

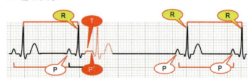

心房性（房室性）期外収縮のタイミングによっては、心室筋の不応期（刺激を受けても反応できない）に心房からの刺激が伝導されてしまうため心室筋は興奮できない。よって、心筋の興奮は無いが、いわゆる「房室ブロック」とは区別される。P波のあとの突然のQRS群の脱落により危険な不整脈と判断したくなり、迷ったら医師へ連絡すべきとは思うが、緊急性はない。心電図の難しさや奥深さが垣間見える波形である。

10. 心室頻拍 (VT : Ventricular Tachycardia)

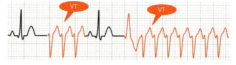

所見	心拍数	調律	P波	P-Q時間	QRS群	ST部分	T波	Q-T時間
	頻拍		無		≧0.12秒			
循環動態	循環動態が保たれている場合もあるが、心室細動へ移行する危険性が高い							
緊急性	緊急性が極めて高く、BLS開始とともに医師へ至急連絡							
備考	心室性の興奮が連発している状態で冠動脈への血流が保てなくなると循環動態が破綻する。必ずしも意識を失うわけではないが、意識があった場合でも意識消失、循環破綻のリスクが高く、危険な状態と考えること。様々な病態が考えられるが、意識と脈拍の確認が重要。 〈様々な心室心拍〉 単形性心室頻拍 — QRSの形がすべて同じ 多形性心室頻拍 — QRSの形が数種類 トルサード・ド・ポアンツ — 基線がねじれている多形性心室頻拍 持続型心室頻拍 Sustained VT ・心室頻拍の持続時間が、30秒以上 ・循環動態が破綻しやすい、もしくは破綻している 非持続型心室頻拍 Non Sustained VT ・持続時間が30秒以内 ・循環動態は一時改善するが、再度出現する恐れあり 脈ありVT ・意識、脈ともにあるが、脈なしVTに移行する恐れは十分ある 脈なしVT Pulseless VT ・意識、脈ともになく、循環動態が破綻している状態 ・即時急変対応							

11. 促進性心室固有調律 (AIVR：Accelerated Idio Ventricular Rhythm)

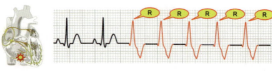

所 見	心拍数	調律	P波	P-Q時間	QRS群	ST部分	T波	Q-T時間
	正常	整	無		≧0.12秒			
循環動態	影響なし								
緊急性	なし								
備 考	心筋梗塞後の再灌流等何らかの理由により心室調律となっているが、心拍数は60〜100回／分程度で循環動態に影響は無く、経過観察でよい。臨床的にはスローVTと呼ばれることがあるが、医学的には正しくない名称。								

12. 心室細動 (VF：Ventricular Fibrillation)

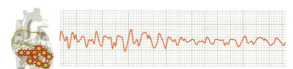

所 見	心拍数	調律	P波	P-Q時間	QRS群	ST部分	T波	Q-T時間
循環動態	完全に破綻								
緊急性	緊急性が極めて高く、BLS開始とともに医師へ至急連絡								
備 考	心室が無秩序に興奮している状態で心拍出量はほとんど維持できておらず、発見と当時にBLS（一時救命処置：Basic Life Support）を開始。心室細動に移行する前に出現していることの多い多発する心室性期外収縮やRonT型心室性期外収縮、心室頻拍の発見と対処が重要。								

13. 無脈性電気活動 (PEA：Pulseless Electrical Activity)

　無脈性電気活動は、不整脈の種類ではなく**状態を表わす言葉**である。心電図の波形はさまざまな形が考えられるが、波形の異常ではなく、波形が出ているにもかかわらず血液の拍出が認められないものを総称して無脈性電気活動と呼ぶ。怖いことは、心電図ではその存在を発見することができないことであり、「脈拍を測る」という基本を大切にしなければいけない。何の基礎疾患の無いものが突然PEAになることはないが、出血や心タンポナーデ、緊張性気胸の場合は波形が出ていたとしてもPEAになることが想定されるため、常に脈拍チェックあるいは、パルスオキシメーター、動脈圧ラインの圧情報を監視すべきである。

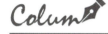

PEA原因検索のフレームワーク Hs&Ts

Hypovolemia：循環血液量減少
Hypoxia：低酸素
Hydrogen ion（Acidosis）：アシドーシス
Hyper/Hypokalemia：高/低カリウム血症
Hypothermia：低体温
Hypoglycemia：低血糖

Toxins：毒物
Tamponade：心タンポナーデ
Tension pneumothorax：緊張性気胸
Thrombosis(coronary)：血栓症(急性心筋梗塞)
Thrombosis(pulmonary)：血栓症(肺血栓塞栓症)
Trauma：外傷

　PEAの原因を見てみると本書で取り上げている疾患が多いことに気づく。つまり、これらの疾患を早期に発見することがPEAを予防することになり、結果的に院内死を減らすことになる。洞察力を駆使し、Hs & Tsに気づき、PEAになる前に対処できる看護師になろう！なお、Hyper-は過剰、Hypo-は過少を表す接頭語であり、-emia、-miaは血液中という意味を持つ接尾語である。これらを知るだけで英語が少しわかりやすくなりませんか？

〈参考引用文献〉
救急心電図　ただいま診断中！　布施淳 著　中外医学社；2018

④ 心電図判読チャート＆チェックリスト

*必ずしもこのチャート通りになるわけではなく、あくまで参考にとどめること。
*いくつかのパターンが予想される場合、またその心電図異常と関連が無い場合は空欄。

不整脈判読チャート

心拍数は何回か？ → リズムはどうか？ → P波はあるか？ → P波があった場合はP-Q時間は0.2秒以内か？ → QRS群は0.12秒以内か？ → ST部分は基線に戻っているか？ → T波は正常か？（12誘導心電図の場合は電気軸も確認）

心拍数	リズム	P波	P-Q時間	QRS群	ST	T	QTc	判断
正常	整	+	<0.2秒	<0.12秒	基線	正常	0.4±10%秒	正常洞調律（NSR）
頻脈	整	+	<0.2秒	<0.12秒	基線、下降			洞性頻脈
徐脈	整	+	<0.2秒	<0.12秒		上昇、正常		洞性徐脈
					上昇、下降			心筋虚血
高度徐脈	整	+	<0.2秒	<0.12秒				洞不全症候群
	早期収縮	+、−	<0.2秒	<0.12秒				上室性期外収縮
	早期収縮			≧0.12秒				心室性期外収縮
	不整	−（F波）		<0.12秒			↑	心房細動
	基本的に整	−（F波）		<0.12秒				心房粗動
頻拍	整	+	<0.2秒	<0.12秒				上室性頻拍
	基本的に整	+	≧0.2秒	<0.12秒				I度AVB（ウェンケバッハ型）
徐脈	不整	+	徐々に延長	脱落あり				II度AVB（モビッツII型）
徐脈	基本的に整	+	<0.2秒	突然の脱落				II度AVB（モビッツII型）
徐脈	P:P、R:R独立	+		P波と無関係				III度房室ブロック
頻脈	整	−		≧0.12秒				心室頻拍
	?		?	?		テント状T	<0.36、>0.44	心室細動
								電解質異常

心電図チェックリスト（主にモニター）

	確認項目	特長	備考
☐	心拍数	>100 頻脈、<60 徐脈	頻脈はショックの前触れである恐れがあり、軽視しない
☐	調律	P-P間隔、R-R間隔は規則的	P波があれば洞調律、無ければ洞結節以外の調律
☐	P波	<0.12秒、高さ<2.5mm（Ⅱ誘導）	心房興奮の証拠
☐	P-Q時間	<0.2秒	房室伝導時間を示し、延長は房室ブロック
☐	QRS群	<0.12秒	心室伝導時間を示し、幅広は基本的にヒス束以下の刺激発生
☐	ST部分	基線	心筋虚血に関連が深い
☐	T波	増減、低底化、テント状	心筋虚血、カリウム異常
☐	QTc	0.4±10%	カリウム、カルシウム異常

＊心電図モニターは不整脈はある程度検出できるが、虚血に関しては力不足。
＊虚血を考えた場合は、必ず標準12誘導心電図を確認。

虚血を考えた場合のチェックリスト

	確認項目	特長	備考
☐	異常Q波	R波の≧1／4の深さ、幅≧0.04秒	心筋障害を意味するが、Ⅲ、aVL、V1の単独の異常Q波は正常
☐	R波減高	R波の高さがほぼ不変	心筋の起電力の低下を意味し、心筋梗塞を疑う
☐	ST上昇	基線に戻らず上昇	ST上昇型の急性冠症候群を強く疑う
☐	ST低下	基線に戻らず低下	鏡面像の場合があるので、他の誘導でのST上昇をチェック
☐	T波増高	高さ≧12mm	心筋梗塞の初期は増高を示すことがある
☐	冠性T波	左右対称の陰性T波（尖性）	時間経過とともに陰性化（冠性T波）する
☐	徐脈（洞不全症候群）		突然の徐脈は急性冠症候群を考える
☐	房室ブロック		突然の房室ブロックを見たら急性冠症候群を考える
☐	心室性期外収縮		多発、多源性、連発、RonTは注意が必要

＊T波はⅠ、Ⅱ、V2-V6 陽性波、Ⅲ、aVL、aVF、V1は陰性でも可。
＊STの上昇しない心筋梗塞も存在し、心電図のみでは急性冠症候群は否定できない。

心電図判読のコツは、あえて波形を読まないことだと思っている。正常ではない波形であっても循環動態が保たれていれば経過観察できる場合も少なくなく、逆に正常に見えても循環動態が保たれていなければそれは異常である。つまり、心電図は、症状やバイタルサインとセットで見ていく必要がある。

　我々看護師に求められているのは、不整脈の診断ではなく、異常があるかどうかの見極めである。刺激伝導に異常があっても心臓から十分に血液が拍出されていれば循環動態は大丈夫と判断でき、その拍出を教えてくれるデバイスがパルスオキシメーターである。パルスオキシメーターは、酸素飽和度のほか、パルス、つまり「脈」の情報を持っている（P.29参照）。心電図は、波形を読むのではなく、循環動態の判断材料として利用するという意識をしてみよう。心電図を全部読める必要はなく、患者さんの症状やその他のバイタルサインと組み合わせて理解がすることが重要である。

〈参考引用文献〉
1）心電図の読み方パーフェクトマニュアル　渡辺重行、山口巖 著　羊土社；2006
2）心電図と不整脈の手びき（第3版）村松準 著　南山堂；2000

急変予兆を見抜く洞察力を身につけるための到達目標

～心電図～

（1）代表的な心電図異常の判断ができる
　　□洞不全症候群　　□R波減高
　　□上室性頻拍　　　□心房細動
　　□房室ブロック　　□心室性期外収縮（R on T）
　　□心室細動　　　　□心室頻拍
　　□異常Q波　　　　□ST異常

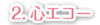

2. 心エコー

　心エコー所見を詳しく理解する必要はないが、心電図で「虚血の場所」あるいは「責任血管」を疑い、「その場所」をエコーで確認することで病態の理解が深まる。看護師として、描出している場所と収縮能、うっ血の有無、心嚢液貯留は理解したいところであるため、それらに絞って紹介する。

① 一般的な描出像

1. 左室長軸像

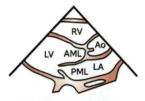
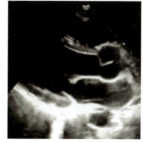

〈AML〉僧帽弁前尖　〈LV〉左室
〈Ao〉大動脈　〈PML〉僧帽弁後尖
〈LA〉左房　〈RV〉右室

Memo

2. 左室短軸像

〈大動脈弁口レベル〉

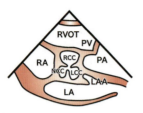
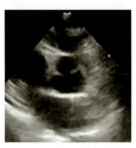

〈LA〉左房 〈RA〉右房 〈LAA〉左心耳
〈RCC〉右冠尖 〈LCC〉左冠尖 〈RV〉右室
〈PA〉肺動脈 〈NCC〉無冠尖 〈PV〉肺動脈弁

〈僧帽弁口レベル〉

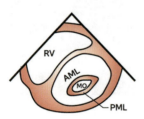
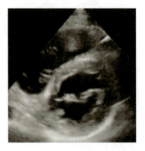

〈AML〉僧帽弁前尖 〈PML〉僧帽弁後尖
〈MO〉僧帽弁口 〈RV〉右室

〈乳頭筋レベル〉

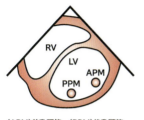

〈APM〉前乳頭筋 〈PPM〉後乳頭筋
〈LV〉左室 〈RV〉右室

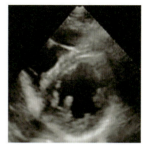

〈心尖レベル〉

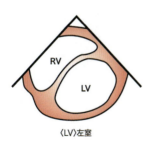

〈LV〉左室

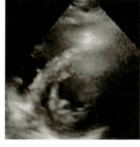

Memo

3. 四腔断面像

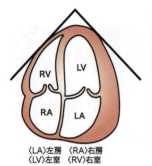
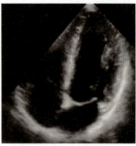

〈LA〉左房 〈RA〉右房
〈LV〉左室 〈RV〉右室

4. 二腔断面像

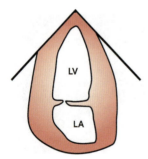
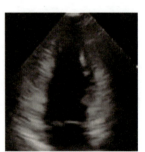

〈LA〉左房 〈LV〉左室

5. 左室長軸（心尖アプローチ）

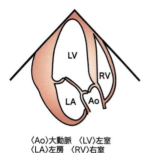

⟨Ao⟩大動脈　⟨LV⟩左室
⟨LA⟩左房　⟨RV⟩右室

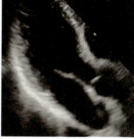

② 心室の断面とその名称

心エコーにより描出される断面図により、「壁」の動きを観察でき、高さの概念を加えることで心臓全体の動きを観察することができる。

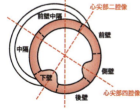

観察できる壁		
傍胸骨左縁長軸像	前壁中隔	後壁
心尖部二腔像	前壁	下壁
心尖部四腔像	中隔	側壁

＊心尖部（#8領域）を見る場合は、心尖部左室長軸像

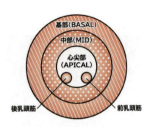
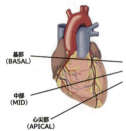

1. 左室長軸断面 (傍胸骨左縁長軸像)

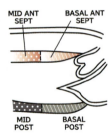

2. 心尖部四腔像

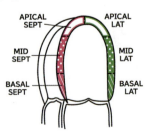

3. 心尖部左室二腔像

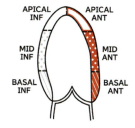

4. 基部短軸断面（僧房弁レベル）

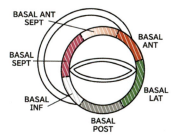

5. 中部短軸断面（乳頭筋レベル）

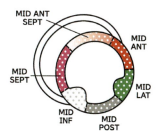

6. 心尖部短軸断面 (心尖部レベル)

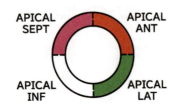

場所	名称	読み方	和名
高さ	BASAL	ベーサル	基部
	MID	ミッド	中部
	APICAL	アピカル	心尖部
壁	SEPT(Septum)	セプタム	中隔
	ANT(Anterior)	アンテリオール	前壁
	LAT(Lateral)	ラテラール	側壁
	POST(Posterior)	ポステリオール	後壁
	INF(Inferior)	インフェリオール	下壁

Memo

③ 冠動脈の支配領域（心尖部から見た冠動脈の走行）

心室壁の部位と、冠動脈の走行を組み合わせるとおおまかな責任血管を類推することができる。

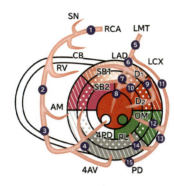

RCA	右冠動脈	Right Coronary Artery
SN	洞結節枝	Sinus Node(Branch)
CB	円錐枝	Conus Branch
RV	右室枝	Right Ventricular(Branch)
AM	鋭角枝	Acute Marginal(Branch)
AV	房室結節枝	Atrio-Ventricular(Branch)
PD	後下行枝	Posterior Descending(Branch)
LMT	左冠動脈主幹部	Left Main Coronary Trunk
LAD	左前下行枝	Left Anterior descendling Artery
SB1	第1中隔枝	Septal Branch 1
SB2	第2中隔枝	Septal Branch 2
D1	第1対角枝	Digonal Branch 1
D2	第2対角枝	Digonal Branch 2
LCX	左回旋枝	Left Circumflex Artery
OM	鈍角枝	Obtuse Marginal(Branch)
PL	後側壁枝	Posterior Lateral(Branch)
PD	後下行枝	Posterior Descending(Branch)

④ 心臓壁と心電図胸部誘導の関連

　心電図の胸部誘導の電極の位置と心筋の部位とを関連付けることでより理解が深まる。心エコーは、看護師が日常的に行う検査ではなく、理解していなくとも業務には支障はない。しかし、心エコーの理解は、心電図の理解につながり、心電図の理解は臨床推論を助ける大きな手助けとなる。

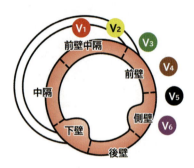

⑤ 収縮能

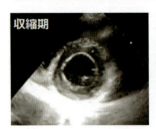
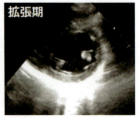

＊左室収縮率（LVEF（EF）：Left Ventricular Ejection Fraction）

60％以上あるのが正常で左心室が収縮したことによる血液の駆出率。心エコーによる評価方法はいくつかあるがいずれも正確ではなく、心筋シンチグラフィにより算出されたものが最も正確。見た目で収縮能を判断する方法は Visual EF と呼ばれ、正確ではないものの、明らかな異常はすぐに判断することが可能であり、予め心電図により得ていた情報と合わせて判断することができる。虚血があれば責任血管領域の心筋が低収縮あるいは無収縮となる。期外収縮や脚ブロック、人工ペースメーカー等による奇異収縮、あるいは心筋梗塞の合併症である心室瘤等も心エコーにより確認できる。

壁運動所見	
Normal	正常
Asynergy	壁運動異常
Hypokinesis	低収縮
Akinesis	無収縮
Dyskinesis	奇異性収縮
Aneurysm	心室瘤

⑥ 心嚢液貯留

　心臓の周りに液体の貯留が観察される。急激に貯留し血圧低下が見られる場合は心タンポナーデであり、ドレナージが必要。

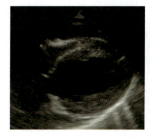
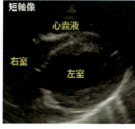

⑦ 左室圧排像

うっ血性心不全（循環血液量増加）、三尖弁閉鎖不全、肺血栓塞栓症等で右室に血液が過剰に充満すると右心室が左心室を圧排する。

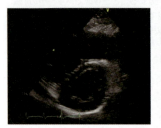 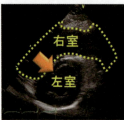

⑧ 下大静脈径

下大静脈径は循環血液量を反映すると言われ、通常10mm前後の太さであり、呼吸に伴い径が変動する。

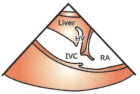 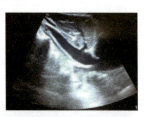

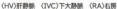

〈HV〉肝静脈　〈IVC〉下大静脈　〈RA〉右房

測定時には仰臥位で膝を立て、肝静脈合流部より2cm程度足側の静脈径を測定。15mm以上あり、呼吸性変動も消失していればうっ血（循環血液量増加）が疑われ、5mm以下の場合は循環血液量減少が考えられる。

〈参考引用文献〉
1) 必ず撮れる！心エコー　鈴木真事 著　羊土社；2008
2) 心エコー法テクニカルガイド　樫山幸彦、神野雅史 著　診断と治療社；2010
3) インテンシヴィスト ICUエコー（Vol.9 No.1）　野村岳志 著、真弓俊彦 編集
　メディカルサイエンスインターナショナル；2017
4) 内科レジデント実践マニュアル（第10版）三井記念病院内科 編集　文光堂；2015

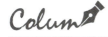

看護師が心エコーを臨床でどのように活用するか

例えば、心電図でⅡ、Ⅲ、aVF の ST 部分が上昇していたとする。下壁の心筋虚血を疑い、責任血管は右冠動脈を考える。その場合、右冠動脈の支配領域（MED SEPT、MID INF、APICAL INF 等）の心筋の収縮がよくなければ心電図所見と心エコー所見が一致するため、下壁梗塞と判断できる。医療面接の結果や身体所見、検査所見（血液、心電図、心エコー）が一致すれば診断は下壁梗塞でほぼ間違いないということになる（大動脈解離や右室梗塞の除外はそれぞれの項で）。こういった経験を意識的に積むことにより、医療面接や身体所見から心電図や心エコーの結果が類推できるようになり、「検査の必要性」が理解できる。逆説的ではあるが、医療面接や身体診察のスキルを向上させるためには検査の理解が必要となる。心電図でははっきりしないがエコーでは心筋梗塞が否定できない、あるいは尿量が少なく左室圧排像や下大静脈径からうっ血と判断する等エコーが教えてくれる情報は貴重である。将来、皆さん自身が訪問看護等医師がそばにいない状況で看護を展開することがあるかもしれない。病院において検査結果を考えながら医療面接や身体所見をとる訓練を続けることは将来必ず役に立つ。検査値や画像は必ずしも読めなくてもよいが「検査を行うタイミング」は読める必要がある。

急変予兆を見抜く洞察力を身につけるための到達目標

～心エコー～

(1) 代表的な異常心エコーの判断ができる
　　□左室収縮不全　　□左室圧排像
　　□心嚢水貯留　　　□下大静脈の評価

3. 胸部単純X線写真

看護師は画像から診断を行うわけではない。しかし、身体所見と画像を見比べながら看護を行うことで逆説的ではあるが、身体診察の精度が増す。異常所見は各論で説明するため、まずは、正常構造を理解する。

① 胸部単純X線写真

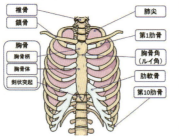
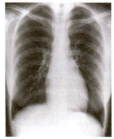

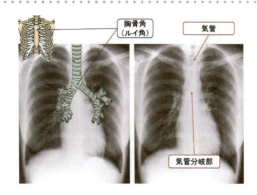

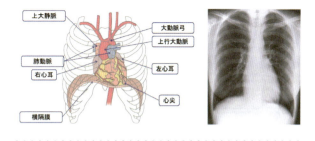

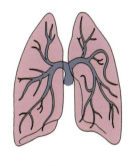
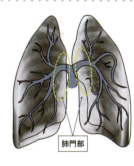

肺門部

Memo

② 肺野

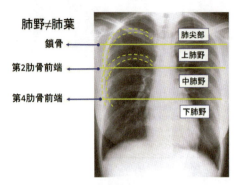

肺野≠肺葉

- 鎖骨
- 第2肋骨前端
- 第4肋骨前端

- 肺尖部
- 上肺野
- 中肺野
- 下肺野

③ 肺区域と境界

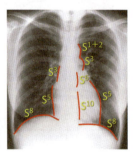

		右	左	
上葉	S¹	肺尖区	肺尖後区	上葉
	S²	後上葉区		
	S³	前上葉区	前上葉区	
中葉	S⁴	外側中葉区	上舌区	
	S⁵	内側中葉区	下舌区	
下葉	S⁶	上-下葉区	上-下葉区	下葉
	S⁷	内側肺底区	-	
	S⁸	前肺底区	前肺底区	
	S⁹	外側肺底区	外側肺底区	
	S¹⁰	後肺底区	後肺底区	

〈参考引用文献〉
1) レジデントのためのやさしイイ胸部画像教室　長尾大志 著　日本医事新報社；2014
2) UCSFに学ぶできる内科医への近道（第4版）　山中克郎，澤田覚志，植西憲達 著　南山堂；2012

急変予兆を見抜く洞察力を身につけるための到達目標

～胸部単純X線写真～

(1) 胸腔内臓器と画像の正常構造がわかる
(2) 確認すべきポイントが理解できている
　　□肺尖部　　　□気管偏位　　□肺門部
　　□心陰影　　　□上腹部　　　□横隔膜面

Memo

4.胸部CT

　看護師は画像から診断を行うわけではない。しかし、身体所見と画像を見比べながら看護を行うことで逆説的ではあるが、身体診察の精度が増す。異常所見は各論で説明するため、まずは、正常構造を理解する。

① 縦隔条件

心臓や大血管の描出が優れているが肺野の描出はできない。血管の評価が必要な状況（大動脈解離や肺血栓塞栓症）では、血管造影が必要となる。

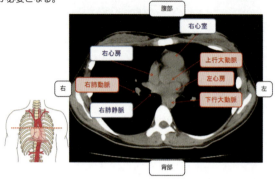

② 肺野条件

肺の末梢構造の描出が可能で肺野の診断に有用な条件。太い気管支には軟骨があるためにつぶれず、中に空気があるため黒く写る。一方で心臓、血管の描出は難しく、白く写る。

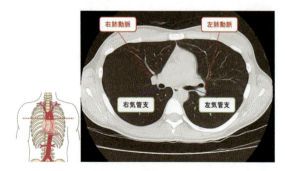

③ 胸腔内の構造

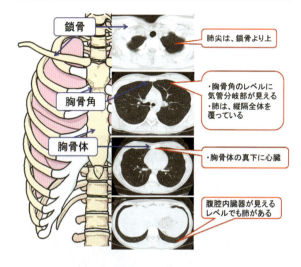

〈参考引用文献〉
1) レジデントのためのやさしイイ胸部画像教室　長尾大志 著　日本医事新報社；2014
2) UCSFに学ぶできる内科医への近道（第4版）　山中克郎、澤田覚志、植西憲達 著　南山堂；2012
3) CT・MRI解体新書－正常解剖　似鳥俊明、佐々木康夫 著　リブロサイエンス；2012

急変予兆を見抜く洞察力を身につけるための到達目標

～胸部CT～

(1) 胸腔内臓器と画像の正常構造がわかる
(2) 確認すべきポイントが理解できている
　□大血管　□心臓　□気管　□気管分岐部
　□気管支　□肺野

5. 脳CT・MRI・MRA

脳は左右対称の臓器であるため、左右の非対称性を見ていけば異常は発見しやすい。ただし、構造がわかりにくい場合もあるため、下記の図を参考に解剖を理解しながら読影していく。

① CT

黒色（陳旧性脳梗塞等）は低吸収域、白色（脳出血等）は、高吸収域と表現する。

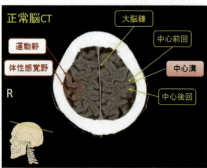

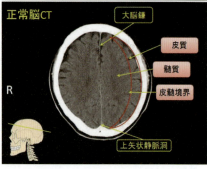

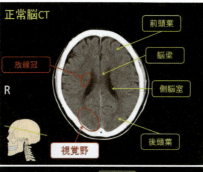

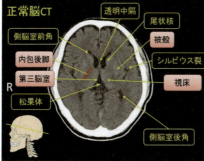

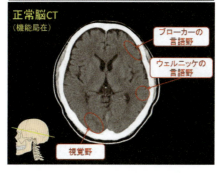

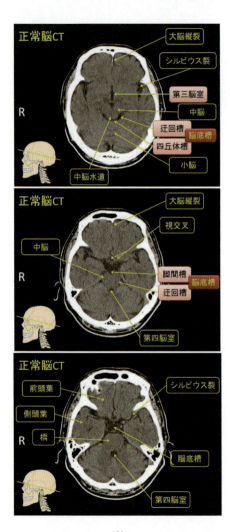

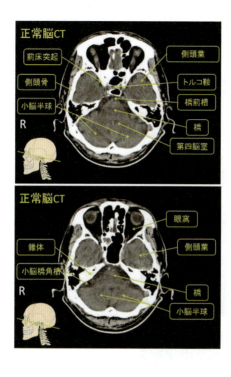

Memo

② MRI・MRA

黒色は低信号、白色は高信号と表現する。

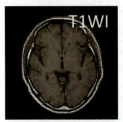

T1WI (T1強調像)
大脳皮質と白質等の解剖学的な構造を捉えやすい。
・脳脊髄液 → 黒色（低信号）
・陳旧性脳梗塞 → 黒色（低信号）

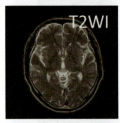

T2WI (T2強調像)
病的変化をより鮮明化。
・脳脊髄液 → 白色（高信号）
・陳旧性脳梗塞 → 白色（高信号）
・脳浮腫、白質変性 → 白色（高信号）

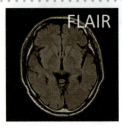

FLAIR (フレア)
脳室近傍の判別に有用。
・脳脊髄液 → 黒色（低信号）
・陳旧性脳梗塞 → 黒色（低信号）
・脳浮腫、白質変性、急性期脳梗塞
　→ 白色（高信号）

DWI (拡散強調画像：Diffusion Weighted Image)
水分子の拡散運動を画像化、**超急性期の脳梗塞診断**（P.163参照）に有用。

MRA (MR Angiography)

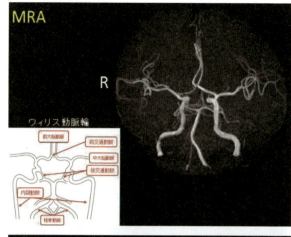

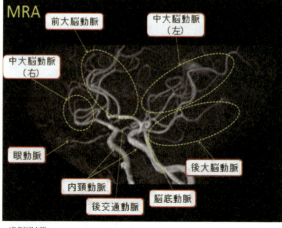

〈参考引用文献〉
1) CT・MRI 解体新書―正常解剖　似鳥俊明、佐々木康夫 著　リブロサイエンス；2012

急変予兆を見抜く洞察力を身につけるための到達目標

～脳CT・MRI・MRA～

(1) 正常構造がわかる

(2) 確認すべきポイントが理解できている
- □第三脳室　□視床　□内包後脚
- □被殻　□脳底槽　□ウィリス動脈輪

6. 腹部CT

　腹部は臓器が多く単純写真では判断できないことが少なくなく、CTに頼らざるを得ない場合もある。消化器や血管系、腎・泌尿器系、生殖器系と臓器も多く、疾患も腫瘍から炎症等判断すべき状況の幅が広い。まずは正常構造を理解し、症状と画像所見を一致させていく。

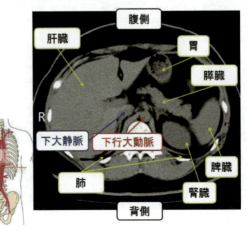

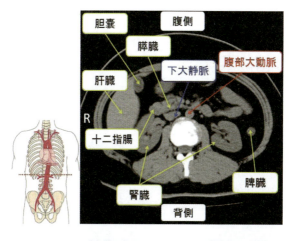

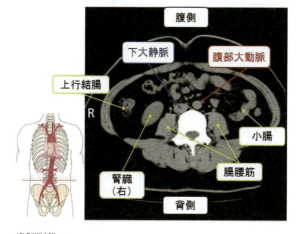

〈参考引用文献〉
1) CT・MRI解体新書―正常解剖 似鳥俊明、佐々木康夫 著 リブロサイエンス；2012
2) 腹部・骨盤部CT 扇和之、山下晶祥 著 羊土社；2005

急変予兆を見抜く洞察力を身につけるための到達目標

〜腹部CT〜

(1) 正常構造がわかる
(2) 確認すべきポイントが理解できている
　□腹部大動脈　　□下大静脈　　□肝臓　　□膵臓
　□脾臓　　　　　□腎臓　　　　□腸管

7. 血液検査

　本来は、「医療面接（問診）」や「身体診察」の結果から疾患を類推し、必要に応じて血液検査や画像検査を選択する。しかし、実際には、症状が無かったとしてもERCP後の膵炎や手術後の肺炎等検査後や手術後にはいくつかの合併症の出現が予想される。そのために、クリニカルパス等にも血液検査は組み込まれており、素早く効率的に患者さんの情報を把握している。検査「だけ」で状態を把握することがよくないのは事実だが、検査「で」状態が把握できることも事実である。各疾患における検査データの変化や特徴は、第4章の必ず除外すべき疾患とその特徴・初期治療を参考にしていただくとして、ここでは、ルーティンで行っている検査から何が把握できるかを紹介する。ひとつ、理解していただきたいことは、検査結果が正常値でも異常がないとはいえず、検査値が異常でも必ず病気が存在するとは限らないということである。看護師にとって重要なことは、異常な検査結果を見つけた場合、その検査結果から疑われる疾患に特徴的なS情報（医療面接）やO情報（身体所見、画像所見）が出現しているかをベットサイドで確認し、医師へ報告できることである。

検査項目への理解は、何かを疑うことにつながる。例えばAST（GOT）、ALT（GPT）が突然上昇していた場合は、「新しく始まった内服薬の影響かもしれない！？」等と情報収集のきっかけとなる。疑いながら医療面接や身体診察を行うことが「急変予兆で見抜く洞察力の向上」に直結するため、検査データの理解は重要である。

① 細菌感染症を疑う検査項目

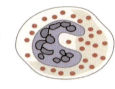

　感染症はすべての科の患者に起こり得る合併症であるが、入院中の患者であれば、一般的には細菌による感染症であることが多い。重症感染症の場合、白血球や好中球が減少していることもあり、血液検査ですべてがわかるわけではないが、白血球が上昇しており、かつ好中球が上昇していれば細菌感染症である可能性はかなり高い。「感染症かな！？」と思ったら、「どこが感染しているんだろう？」と考えることが重要で、症状、バイタルサイン、呼吸器感染症を示唆する所見、尿路感染症を示唆する所見、カテーテルの有無、手術の有無、抗菌薬の有無等を確認することで必要な情報を集めることができる。
＊関連する項目→ P.269・感染症かな？と思ったら！

名称	略語	基準値
白血球	WBC	4000～8000/μL
好中球	NEUT	40～60%

② 貧血を疑う検査項目

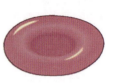

　赤血球、ヘマトクリット、ヘモグロビンの意味は基本的に同一であり、貧血を考えた場合はどれかに注目すればよい。貧血を認めた場合は、MCV、MCHCを確認することで貧血の種類が判別できる。MCVは赤血球の大きさを表し、MHCは赤血球に含まれるヘモグロビン濃度を表すため下記のように貧血を区別することができる。

名称	略語	基準値
赤血球	RBC	400〜550 $10^4/\mu L$
平均赤血球容積	MCV	80〜100fl
平均赤血球ヘモグロビン濃度	MCHC	30〜35g/dL
ヘマトクリット	HCT	35〜50%
ヘモグロビン	Hb	12〜17/dL

	小球性低色素性貧血	正球性正色素性貧血	大球性正色素性貧血
MCV	79以下	80〜100	101以上
MCHC	29以下	30〜35	30〜35
貧血の種類	・鉄欠乏性貧血（慢性出血）等	・溶血性貧血 ・出血性貧血 ・腎性貧血等 ・再生不良性貧血等	・巨赤芽球貧血（葉酸、ビタミンB12不足）

* MCV：Mean Corpuscular Volume
* MCHC：Mean Corpuscular Hemoglobin Concentration

　つまり、貧血＝出血ではない。しかしながら、正球性正色素性貧血（大きさもヘモグロビン濃度も正常）であった場合は、赤血球の産生、成長自体には問題が無いと考えられることから、成熟した赤血球が失われており、出血が原因により貧血になっていると考えることができる。

ただし、急性出血ではヘモグロビンは低下しない（P.252参照）ことや、消化管出血を疑った場合に確認すべき項目として BUN ／ CRE 比（P.253参照）等があり、単純にヘモグロビンだけでは評価できない。それらに関しては各論で紹介する。
＊関連する項目→ P.249・消化管出血かな？と思ったら！

③ 肝障害と肝機能障害を疑う検査項目

「肝臓が壊れている肝障害」と「肝臓の仕事ができていない肝機能障害」は、別の病態であるために分けて理解する必要がある。AST（GOT）とALT（GPT）の上昇は肝障害の可能性はあるが、肝機能障害の有無は判断できない。

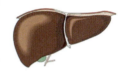

◆肝障害を疑う検査項目

名称	略語	基準値
アスパラギン酸アミノトランスフェラーゼ	AST(GOT)	10～40U/L
アラニンアミノトランスフェラーゼ	ALT(GPT)	10～40U/L
乳酸脱水素酵素	LDH	120～240U/L
γ-グルタミルトランスペプチダーゼ	γ-GTP	男性：80U/L以下 女性：30U/L以下
アルカリホスファターゼ	ALP	50～350U/L
直接ビリルビン	D-Bil	0.4mg/dL以下

AST（GOT）は、肝臓ほか、骨格筋や心筋、血球、腎臓等に含まれている一方でALT（GPT）は、ほとんど肝臓にしか含まれていない。つまり、AST（GOT）のみの上昇は肝臓以外の臓器障害を意味し、AST（GOT）、ALT（GPT）両方の上昇は肝臓が壊れていることを意味する。肝障害の原因として、肝疾患はもちろん、胆道系や膵臓疾患による肝臓への影響も考えられるため、ALPやアミラーゼ等関連する項目を確認する。

◆肝機能障害を疑う検査項目

名称	略語	基準値
アルブミン	Alb	3.5〜5g/dL
コリンエステラーゼ	ChE	200〜450U/L
プロトロンビン	PT	時間:10〜12秒 活性:70%以上
アンモニア	NH₃	30〜80μg/dL
血小板	PLT	10〜35　10⁴/μL

　肝硬変には代償期と非代償期があるが、代償期はAST（GOT）、ALT（GPT）の上昇を認めるものの肝機能は維持できている状態で、症状は乏しい。一方で非代償期は、進行した状態であり、肝機能に影響が及んでいる状態である。つまり、肝機能の異常を知るためには、肝機能を示す項目を確認する必要がある。肝機能にはいくつかあるが、代表的なものを上げると、アルブミン合成、コリンエステラーゼの産生、凝固因子の産生、タンパク代謝等があり、タンパク合成能としてアルブミン値、コリンエステラーゼ値、凝固因子の評価としてプロトロンビン時間（活性）、タンパク代謝の評価としてアンモニア値を見ることで肝臓が正常に機能しているかどうかを評価することができる。末期肝不全の場合は、すでに肝細胞は破壊され肝酵素は上昇するだけの余力がなくAST（GOT）、ALT（GPT）は基準値を示す。AST（GOT）、ALT（GPT）だけでは肝機能は評価できないことは理解しておく必要がある。門脈圧亢進により脾腫を合併すると血小板減少を来たす。肝臓が障害されているのか、肝機能が障害されているのかを分けて理解する。
＊関連する項目→ P.258・肝不全かな？と思ったら！

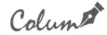

肝障害と肝機能障害を知ろう！

　ASTとALTが3ケタになっているにも関わらず元気にお酒を飲んでいる患者や家族、親せきの方をご存知かもしれない。アルコールにより肝臓がダメージを受ければ、当然AST、ALT等は上昇する。しかし、肝臓は沈黙の臓器と呼ばれるように肝障害をきたしたとしても肝機能に障害が無ければ肝不全の症状が出現しない（代償性肝不全）。しかし、肝障害が進行するとついに肝機能に影響が出現し、アルブミンは低下し、凝固因子が十分に作られなくなることから出血傾向となり、アンモニアが貯蓄してくる（非代償性肝不全）。肝不全の末期には肝細胞自体が減少してくるため、肝臓由来の酵素も減少し、AST、ALTは基準値を示すことがある。つまり、AST、ALTだけを見ていても肝臓の異常は分からない。肝障害と肝機能障害を分けて考える習慣をつけよう！

④ 細胞障害を疑う検査項目

　筋肉等の細胞が障害されると、AST（GOT）、LDH、CK等が上昇する。長時間の臥床状態や胸骨圧迫（心筋蘇生）ほか、心筋梗塞、悪性腫瘍や間質性肺炎、特発性肺線維症等でも上昇する。つまり、上記の項目が異常値を示していた場合は、細胞障害があると考える。既知の心筋梗塞はともかく、無症候性の心筋梗塞や特発性肺線維症の急性増悪（初期の臨床症状は意外に軽く、突然増悪することがある）は、採血で見つかることもあり、異常値を示した場合は、注意が必要である。心筋梗塞の場合は、CKの中でもCK-MBが特異的に上昇する。
＊関連する項目→ P.201・急性冠症候群かな？と思ったら！

名称	略語	基準値
アスパラギン酸アミノトランスフェラーゼ	AST（ALT）	10〜40U/L
乳酸脱水素酵素	LDH	120〜240U/L
クレアチンキナーゼ	CK(CPK)	50〜250U/L
シーケーエムビー	CK-MB	5ng/ml以下
カリウム	K	3.5〜5 mEq/L

⑤ 腎機能障害を疑う検査項目

腎機能が低下するとCREは高値を示すが、CREは筋肉量に比例するため高齢者では腎機能が低下していても基準値を示していることがあり、時間軸（トレンド）で見ることが必要である。BUNが上昇していてもCREが上昇していなければ腎機能障害ではなく、脱水あるいは消化管出血（P.253・BUN／CRE比参照）を考える。腎機能の低下が認められる場合に造影剤を使用すると腎機能は悪化するため注意が必要であり、常に腎機能は確認する癖をつける。

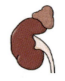

＊関連する項目→ P.263・急性腎障害かな？と思ったら！

名称	略語	基準値
血中尿素窒素	BUN	8〜20mg/dL
クレアチニン	CRE	0.5〜1.2mg/dL
推算糸球体濾過値	eGFR	100〜120ml/分

⑥ 血液凝固異常を疑う検査項目

全身状態の悪化とともに凝固異常を示すこと（DIC）や抗凝固療法を受けている患者さんは少なくなく、脳出血や消化管出血へもつながることが予測され、出血傾向は常に気にかけておく必要がある。

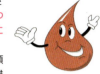

血小板が50,000/uLを下回ると出血傾向となり、20,000/uL以下では止血は難しい。また、凝固能が低下しても出血傾向となり、亢進すると血栓塞栓症のリスクが上昇する。血液凝固能の異常を示す臨床所見（出血傾向、点状出血、血尿、深部静脈血栓を疑わせる下肢の浮腫等）があった場合には早めにPT（INR）、APTT、フィブリノゲン、ATⅢ、FDP、Dダイマー等を評価する。
＊関連する項目→P.220・肺血栓塞栓症かな？と思ったら！

名称	略語	基準値
血小板	PLT	10〜35 10^4:/μL
プロトロンビン時間	PT	時間：10〜12秒 活性：70%以上
国際標準比 プロトロンビン時間	PT-INR	0.9〜1.2
活性化部分トロンボ プラスチン時間	APTT	30〜45秒
フィブリノゲン	FIB	150〜400mg/dL
アンチトロンビンⅢ	ATⅢ	80〜120% 15〜30g/dL
フィブリン分解産物	FDP	5.0μg/ml以下
D-ダイマー	D-ダイマー	1.0μg/ml以下

⑦ 電解質異常

電解質は実に様々な影響を受け、また電解質異常が様々な合併症を引き起こす。詳細は各論に譲るが、電解質異常を見つけた場合は、原因を探す癖をつける。**Na異常、K異常は特に重要。**

＊関連する項目→ P.286・電解質異常かな？と思ったら！

名称	略語	基準値
ナトリウム	Na	135〜145mEq/L
カリウム	K	3.5〜5 mEq/L
クロール	Cl	95〜105mEq/L
マグネシウム	Mg	1.5〜2.5mg/dl
カルシウム	Ca	8.5〜10mg/dl
リン	P	2.5〜4.5 mg/dl

＊低アルブミン血症の場合は、Caは、補正Ca（補正血清Ca(mg/dl)＝実質Ca(mg/dl)＋4）－アルブミン(g/dl)）で評価する。

⑧ 栄養状態の異常を疑う検査項目

名称	略語	基準値
総タンパク質	TP	6.5〜8g/dL
アルブミン	Alb	3.5〜5g/dL

栄養状態は全身状態を反映し、また栄養不良の状態では疾病に対する抵抗力が乏しくなるため、栄養状態の評価は常に必要である。最も簡便な検査は総タンパク質であり、さらに詳細に評価する場合はアルブミンも評価する。総タンパク質やアルブミンが低下している場合は、単純に食事摂取量不足による低栄養である他、**悪性疾患、肝機能障害やネフローゼ症候群等**が考えられる。また、アルブミンは膠質浸透圧により血管内に水を保持しておく作用があるため、低アルブミン血症は浮腫につながる。組織間液の増加（浮腫）とアルブミン値を対比させることで患者の状態が理解につながる。

＊関連する項目→ P.298・浮腫があるかな？と思ったら！

〈参考引用文献〉
1) 今日の臨床検査（第13版）櫻林郁之介 著　南江堂；2013

急変予兆を見抜く洞察力を身につけるための到達目標

〜血液検査〜

(1) 下記の評価ができる
　□細菌感染　　□貧血　　□肝障害　　□肝機能障害
　□細胞障害　　□腎機能障害　　　　　□血液凝固異常
　□電解質異常　□栄養状態

8. その他の検査

　緊急性が高く、休日や夜中でも行う可能性があるのが「血管造影検査（心臓、脳血管、その他）」と「消化管内視鏡検査」である。この二つは、検査と同時に治療を行うことができ、デバイスの進歩も手伝い、かなりの治療効果が期待できる。異常を早期発見することはもちろん重要であるが、治療できなければ意味は無い。各病院によって流れは異なるが、検査室に素早くミスなく送り出すことが重要であり、「誰に」「何を」「どのように」連絡するのか電話番号や必要物品、書類、伝票等をまとめておくことでスムーズに仕事ができると思われる。これは、緊急手術も一緒であるが、多くの疾患は治療可能とはいえ、まだまだ助けることのできない「状況」は存在する。本書で異常を早期に発見する知識を学び、同時に「こういう時はこうする」というマニュアルを携帯することで患者さんの救命はもちろん、看護師もスマートに仕事ができると考えている。我々のストレスも減るであろう。

本稿は、「洞察力で見抜く急変予兆」の趣旨からはずれるが臨床では必要と考えた。本書をあなた好みに育ててほしい。

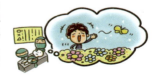

Memo

緊急血管造影検査になった場合の当院の流れ

Memo 緊急消化管内視鏡になった場合の当院の流れ

Memo

緊急手術になった場合の当院の流れ

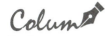

検査結果は必ずしも正しくない!?

　患者さんの立場からすれば100％の診断精度を期待すると思われるが基本的にそのような検査は存在しない。詳しくは成書に譲るとして、「感度」「特異度」という言葉は知っておいてもいいかもしれない。「感度」というのは簡単に言えば、「**除外診断**」であり、**感度の高い検査で陰性を示せばその疾患は除外できる**。一方で「特異度」とは、「**確定診断**」であり、**特異度の高い検査で陽性を示せばその疾患を確定することができる**。例えば、インフルエンザの検査キットの感度は62.3％（95％信頼区間57.9％-66.6％）、特異度は98.2％（97.5％-98.7％）との報告がある。特異度は高いため陽性であればインフルエンザと診断できる（それでも100％ではない）が、感度は低いためにもし陰性であった場合、「**インフルエンザではありませんとは言えない**」ということになってしまう。そもそもインフルエンザを疑って検査を場合、陽性であることは半ば当たり前で、検査結果が陰性であったとしても感度が低いことから除外できず、診断は「インフルエンザ」となる。また、話はもう少し複雑で実臨床では「検査前確率」というものを考慮しなければばらない。「いつ」「どこで」「だれが」その症状を呈しているかによって検査結果の解釈が変わってくる。つまり、医師は**検査結果だけで診断はしていない**ということである。疾患が無くても検査値が異常を示すこともあり、逆に、疾患があるにも関わらず正常を示すこともある。検査結果は常に疑う必要があり、**医療面接や身体所見、画像所見の情報と検査所見に矛盾が無いことを確認する癖をつけよう**。検査結果を正しく解釈するには、医療面接、つまりは患者さんの話をしっかり聞くことが大切ということになる。

〈参考引用文献〉
1) ナースのための臨床推論　徳田安春 著　メヂカルフレンド社；2016
2) Accuracy of rapid influenza diagnostic tests；a meta-analysis.Ann Intern Med. 2012 Apr 3

9. 血液ガス

① 確認すべき検査項目

　血液ガスは、詳細まで読み込むと非常に難しいが、看護師の立場では酸素化と酸塩基平衡の評価だけをシンプルに考えればよい。簡単に言えば、「酸素が十分か」「pHは正常か？異常であった場合は、その原因が呼吸性か？代謝性か？」だけを見る。実臨床では確かに複雑な病態も少なくないが、アシドーシスか？アルカローシスか？呼吸性か？代謝性か？の区別ができれば十分である。ただし、基準値は知っておく必要があり、その項目と数値をまず紹介する。

項目	基準値	単位
pH	7.4±0.05	
$PaCO_2$	35〜45	mmHg
PaO_2	80〜100	mmHg
HCO_3^-	22〜26	mEq/L

② 酸素化の評価

　評価項目は、PaO_2（あるいはSaO_2）で、基準値は80〜100mmHgであるが加齢により低下する。年齢の考慮は必要だが基本的に低ければ酸素化が悪く、その原因解決が必要である。低酸素血症の原因は以下の4つであり、早期発見とその解除が必要。

1. 肺胞低換気

　そもそも肺胞に空気が入ってこない状態で呼吸停止、無気肺、気管支喘息等で出現。

2. 換気血流比不均等

　換気と血流比のミスマッチで生理的にも存在するが、肺炎、肺水腫、無気肺、慢性閉塞性肺疾患等により増大。

3. 拡散障害

　肺胞毛細血管膜の肥厚や肺胞間質に水分が貯留し、ガス交換が上手くできない状態で肺水腫や間質性肺炎等で出現。

4. 肺内シャント

　肺動脈は肺胞毛細血管として肺胞においてガス交換を行う。生理的にも肺胞に接しない肺動脈は存在するが、無気肺等で肺胞に含気が無くなると酸素を含有していない静脈血（還元ヘモグロビン）の左心系への流入量が増え、シャント（短絡）が増加する。

③ 酸塩基平衡の評価

　pH、$PaCO_2$、HCO_3^- の3項目で酸塩基平衡は判断でき、pHが7.34以下であれば血液は酸性（アシデミア）、pHが7.46以上であれば血液はアルカリ性（アルカレミア）でとなる。酸性あるいはアルカリ性に傾いている原因が呼吸にあれば呼吸性アシドーシスあるいは呼吸性アルカローシスとなり、原因が代謝にあれば代謝性アシドーシス、あるいは代謝性アルカローシスとなる。つまり、pHを見ることで酸性かアルカリ性かを判断し、$PaCO_2$を見て原因が呼吸にあるか、HCO_3^-を見て原因が代謝性かどうかを判断する。

pH	$PaCO_2$	HCO_3^-	
<7.35	>45	22−26	急性呼吸性アシドーシス
	35−45	<22	代謝性アシドーシス
7.35−7.45	>45	>26	慢性呼吸性アシドーシス（腎性代償）
	35−45	22−26	正常
	<35	<22	代謝性アシドーシス（呼吸性代償）
>7.45	<35	22−26	呼吸性アルカローシス
	35−45	>26	代謝性アルカローシス

④ 急性呼吸性アシドーシスの特徴

pH	$PaCO_2$	HCO_3^-	
<7.35	>45	22-26	急性呼吸性アシドーシス

呼吸が原因で血液が酸性に傾いている状態。呼吸停止や無気肺等で肺胞換気が減少することで $PaCO_2$ の排泄が滞り血液が酸性化しており、肺胞低換気を改善すること（人工呼吸等）が治療となる。急激に酸性に傾いた場合は腎性代償が間に合わないために HCO_3^- は基準値内であることが特徴。

⑤ 慢性呼吸性アシドーシスの特徴

pH	$PaCO_2$	HCO_3^-	
7.35-7.45	>45	>26	慢性呼吸性アシドーシス（腎性代償）

呼吸が原因で血液が酸性に傾くが、慢性的な変化であるために腎性の代謝性代償が入り、pH そのものは基準値内に戻っている。慢性閉塞性肺疾患（COPD）や神経筋疾患、胸郭の変形等で出現する。pH は正常であるため、酸塩基平衡の是正は基本的には不要である。

⑥ 呼吸性アルカローシスの特徴

pH	$PaCO_2$	HCO_3^-	
>7.45	<35	22-26	呼吸性アルカローシス

過換気により血液がアルカリ性に傾いている状態。過換気症候群の場合は特に治療は必要ないが、その原因検索は必要であり、特に**「低酸素血症」**により過換気となっている場合には低酸素の是正が重要。

⑦ 代謝性アシドーシスの特徴

pH	PaCO₂	HCO₃⁻	
<7.35	35–45	<22	代謝性アシドーシス
7.35–7.45	<35	<22	代謝性アシドーシス(呼吸性代償)

　乳酸アシドーシス、糖尿病性ケトアシドーシスほか、原因が多岐にわたる。呼吸性代償(代償性過呼吸)が入るとpHは正常に戻るが、早急な原因検索と治療が必要。AGとその他の所見である程度推測できる。

AG>16	乳酸アシドーシス、糖尿病性ケトアシドーシス、アルコール性ケトアシドーシス、尿毒症性アシドーシス、サリチル酸中毒、イソニアジド、ビグアナイド薬等
AG 8–12	下痢等HCO₃⁻の喪失、生食の大量輸液による高クロール性アシドーシス、尿細管性アシドーシス等

＊AG(アニオンギャップ) ≒ Na − (Cl + HCO₃⁻)

⑧ 代謝性アルカローシスの特徴

pH	PaCO₂	HCO₃⁻	
>7.45	35–45	>26	代謝性アルカローシス

　嘔吐、胃液の吸引、利尿薬、低カリウム血症等で出現。呼吸性アシドーシスに対する人工呼吸療法中に代謝性代償の名残りとして出現している場合もある。

〈参考引用文献〉
1) 世界でいちばん血液ガスがわかる、使いこなせる本　古川力丸 著　メディカ出版；2016
2) 呼吸と循環に強くなる　松田直之 著　廣済堂；2016
3) UCSFに学ぶ、できる内科医への近道(第4版)　山中克郎、澤田覚志、植西憲達 著　南山堂；2012

Colum

乳酸とは？

　細胞は、酸素を利用して効率よくエネルギーを産生している。しかし、何らかの原因で酸素を十分に利用できなくなると嫌気性糖代謝により乳酸が産生される。つまり、乳酸(Lac)を測定し 16mg/dl 以上(2mmol/L 以上) であった場合には、細胞における酸素の利用障害が発生していると考えることができ、乳酸を見ることで細胞の酸素化を評価することができる。細胞の酸素化に関する因子は、酸素分圧、灌流圧、循環血液量であり、それぞれ PaO_2、平均動脈圧、ヘモグロビン等酸素運搬能で評価でき、必要に応じて酸素濃度を上げたり、昇圧剤を使用したり、輸血を使用して対処している。PaO_2 の基準値は 80mmHg 以上で、少なくとも 60mmHg (SaO_2 90%) 以上は維持したいということは聞いたことがあると思う。60mmHg (SaO_2 90%) 以下となると末梢への酸素運搬量が不足し、結果、嫌気性糖代謝が行われ、乳酸が産生される。酸素化が悪い場合は乳酸が蓄積しているかもしれない、**乳酸が蓄積していれば酸素化の悪いタイミングが存在したかもしれない**と考えながら看護をするとより患者像のイメージがわくと思う。乳酸に興味を持とう！

急変予兆を見抜く洞察力を身につけるための到達目標

〜血液ガス〜

(1) 代表的な血液ガス検査項目の基準値がわかる
　　□ pH　　　□ $PaCO_2$　　□ PaO_2
　　□ HCO_3^-　□ Lac

(2) 酸塩基平衡の評価ができる
　　□急性呼吸性アシドーシス　　□慢性呼吸性アシドーシス
　　□代謝性アシドーシス

血液ガスの評価順はそれぞれ患者の状況によりけりだが、個人的には、まず PaO₂ で酸素化障害の有無を確認。ついで pH を見て酸塩基平衡に異常がないかどうかを確認し、さらに PaCO₂、HCO₃⁻ で酸塩基異常の原因、あるいは代償の有無を確認している。血液ガス＝酸素化の評価ではなく、酸素化と酸塩基平衡は基本的には全くの別物と分けて考える必要がある。呼吸は酸素を取り込む作業であることは事実だが、同時に換気も行っており、血液 pH の恒常性に極めて大きな役割を持っている。今回紹介した方法で必要最低限の評価はできるが、実際には複雑な病態を反映する。血液ガスの解釈は奥が深い。

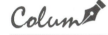

特定看護師になろう！

　2015 年に始まった看護師特定行為研修制度（以下、特定看護師）にどのようなイメージをお持ちであろうか？「難しそう」「危険？」「興味ある！」と様々な意見があると思われる。

　看護師は「医師の直接指示」があれば医行為が可能であるが、この「直接指示」の解釈が難しく、長らく静脈穿刺ですらその見解はグレーであった。現在は、静脈穿刺は法律に抵触しないことが確認されており、2015 年 10 月 1 日には厚生労働省医政局から看護師が気管挿管、抜管を医師の指示の下に行うことは差し支えないという公文書が出されている。つまり看護師は、医師の指示さえあればかなりの医行為が可能な職種ということになる。

　しかし、医師の指示があったとはいえ、疑いなくその指示を実行してもいいのだろうか？もちろん答えは「NO」である。発熱が認められた場合、解熱剤を使ってよいと指示があったとしても、すべてのケースにおいてその指示が適切とは限らない。「なぜ熱が？」と疑問を持ち、情報を集め、アセスメントを行うことで医師に相談が必要な状況を把握することができる。指示通りに実行するのではなく、「指示を実行

してよい状況」を適切に判断できる看護師こそが、私は「特定看護師」と考えている。確かに PICC（末梢挿入型中心静脈カテーテル）や動脈ラインの確保等の特定行為は目立つ。しかし、あくまでも特定行為はおまけであり、目的は「**医療安全**」である。

医師は医師にしかできない高度な医療行為に専念すべきであり、看護師がその医師を強力にサポートすることができれば日本の医療レベルはまだまだ向上すると私は信じている。病院には専門家がたくさんいるが、チーム医療という言葉が珍しくなくなった現在でもその専門家同士が連携できていない状況があると感じる。専門家が「指」であったとすると、特定看護師は「水かき」のような存在ではないか。事実私は、高度かつ特別な専門技術は持ち合わせていないが、困った時には誰に相談すればいいのかを理解しており、必要性を説明し、専門家同士をつなぎ、「水かき」のごとく医療の効率を上げることができる。

国は、10 万人以上看護師が特定行為研修を修了することを目標としている。この数字から決して「特別な人達」だけを対象としていないことがわかるであろう。確かに共通区分だけでも 250 時間と学修すべき時間は膨大である。しかし、例えば S-QUE 研究会®（https://s-que.net）の e-learning を利用すれば自宅での学修は可能であり、演習や実習はあるものの、働きながらでも早ければ半年程度で修了できる。みんな特定看護師になろう！！

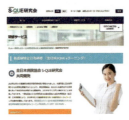
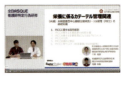

S-QUE 研究会の E-Learning の講師として青柳が、3 科目を担当し、出演しています。探してみてくださいね（2021 年 10 月現在）。

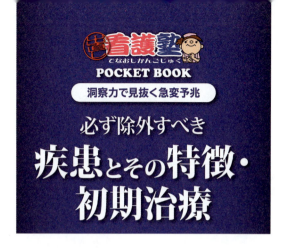

必ず除外すべき疾患とその特徴・初期治療

洞察力で見抜く急変予兆

POCKET BOOK

1）ショック
2）中枢神経系疾患
3）呼吸器系疾患
4）循環器系疾患
5）消化器系疾患
6）腎泌尿器系疾患
7）感染症
8）その他の疾患

除外すべき疾患とその特徴・初期対応

1. ショック

　ショックとは、循環不全により組織や細胞の酸素需要に見合った酸素供給ができなくなっている状態であり、原因の同定と治療介入がなされなかった場合は死に至る。正常な血液循環のためには、循環血液量が十分にあり、心臓の収縮あるいは拡張能が保たれ、末梢血管の異常な拡張が無く、全身の組織に十分に血液を供給できることが求められる。

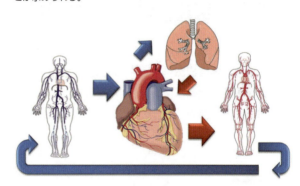

◆血液循環
全身 → 大静脈 → 右心房 → 右心室 → 肺動脈 → 肺 → 肺静脈 → 左心房 → 左心室 → 大動脈 → 全身

　血液循環の構成因子としては、血液量と、ポンプ（右心室、左心室）、タンク（右心房、左心房、静脈）、パイプ（動脈、静脈）に分けて考えることができる。よって、血液量の問題か、ポンプの問題か、タンクの問題か、パイプの問題かを整理することが病態や治療方針の把握につながる。

臨床的には、まず「ショックである」ことを察知し、可及的速やかにショックの種類の鑑別を行い、治療を開始する。ショックを考える主な症状としては、

☐ 蒼白（pallor）
☐ 虚脱（prostration）
☐ 冷汗（perspiration）
☐ 脈拍触知不能（pulseless）
☐ 呼吸不全（pulmonary insufficiency）

があり、ショックの 5P と呼ばれる。

① ショックの種類

1. 循環血液量減少性ショック

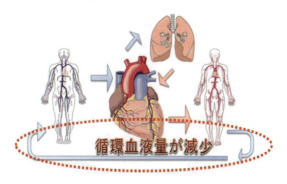

特徴	循環血液量の減少により前負荷が低下し、心拍出量が減少（血液量及びパイプの問題）
原因	出血（外傷、消化管出血、後腹膜出血等）、脱水、血管透過性亢進（熱傷、腹膜炎、膵炎等）
対応	・細胞外液補充液の点滴　・出血であれば止血　・必要に応じて輸血 ・血管透過性の亢進等があれば基礎疾患のコントロール

2. 心原性ショック

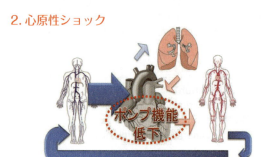

特徴	心臓の収縮能あるいは拡張能の低下により心拍出量が減少（ポンプの問題）
原因	虚血性心疾患、心筋症、不整脈、心臓弁膜症等
対応	カテコラミン、補助循環、利尿薬、持続血液透析濾過（CHDF）、基礎疾患の治療 ＊輸液は低張性電解質輸液あるいは5％ブドウ糖液の必要最低限の投与に留める

3. 血液分布異常性ショック

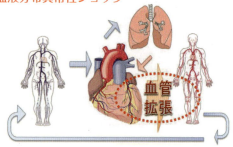

特徴	体血管の拡張により後負荷が減少し、血圧が低下している状態で、末梢が温かいため、ウォームショックとも呼ばれる（パイプの問題）
原因	敗血症性ショック、アナフィラキシーショック（造影剤、蜂、食べ物等）、神経原性ショック（脊椎損傷、迷走神経反射）、副腎クリーゼ
対応	基礎疾患の治療・原因除去及び、細胞外液補充液の点滴、カテコラミン

4. 心外拘束・閉塞性ショック

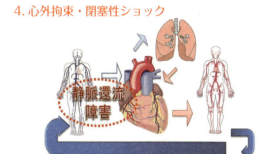

特徴	何らかの理由で静脈還流が障害されることで心拍出量が減少（ポンプ、タンクの問題）
原因	心タンポナーデ、緊張性気胸、肺血栓塞栓症
対応	原因の同定と解除（心嚢ドレナージ、胸腔ドレナージ、肺血栓溶解／除去） ＊カテコラミンに反応しないショックは、心外拘束・閉塞性ショックを疑う

5. ショックの鑑別

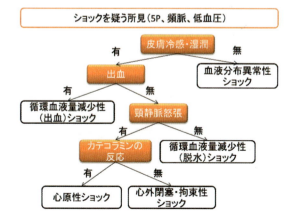

② 循環動態を支える4因子

循環動態を支える因子として、**前負荷、後負荷、心筋収縮力、心拍数**があり、これらの理解がショックの病態を理解するうえで大きなカギとなる。心臓からの血液の拍出は注射器で表わすことができ、注射器から勢いよく水が出ない理由と心拍出量の低下は基本的に同じである。

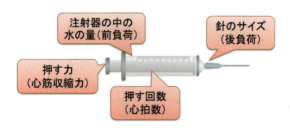

1. 前負荷

拡張期に心臓に貯留している血液量（拡張期容量）で、**前負荷が足りなければ十分に血液を拍出することができない（出血や脱水）**一方で、多すぎても十分に収縮することができず、心拍出量は減少する（うっ血性心不全）。適切な臓器灌流のためには、適度な循環血液量（前負荷、容量負荷）が必要となる。

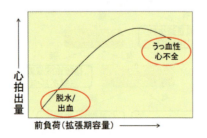

a. 脱水／出血の場合は注射器の中に水が足りていない状況であり、細胞外液の補充を行う。

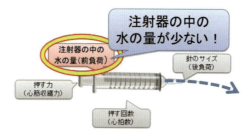

b. うっ血は循環血液量が多すぎる状況であり、利尿薬や透析で循環血液量を減らすか、硝酸薬やカルペリチド等で静脈を拡張させ、心臓への負担をとる。

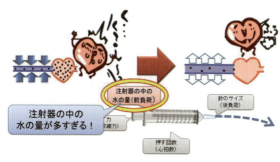

2. 後負荷

　心臓が収縮する際に心臓にかかる負担であり、動脈硬化があると後負荷が強くなり酸素消費量が増えてしまう一方で、敗血症やアナフィラキシーショック等で血管が拡張すると後負荷が減少し血圧が低下する。適切な臓器灌流のためには適度な血管抵抗（後負荷、圧負荷）が必要となる。

a. 動脈硬化等で血管が過剰に収縮している場合は、血管拡張薬を使用して後負荷を軽減する。

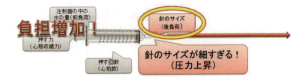

b. 血管拡張を来たしている場合は、血管収縮作用のあるカテコラミンやバゾプレッシンを使用する。

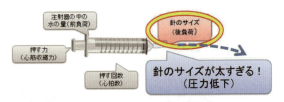

3. 心筋収縮力

心筋収縮力を弱める因子として迷走神経刺激、β遮断薬、Ca拮抗薬、抗不整脈薬、心筋の虚血や繊維化があり、**心筋収縮力の低下は心拍出量低下の原因**となる。

a. カテコラミン(ドブタミン)の使用や心臓再同期療法(CRT)で心筋収縮力を保持する。

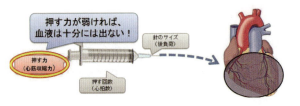

4. 心拍数

　徐脈では心拍数の減少により分時心拍出量が減少し、頻脈では心室の拡張時間が短縮することで血液の回収が不十分となり、静脈還流が阻害され心拍出量が減少する。**頻脈は、前負荷、後負荷、心筋収縮力の低下を代償している可能性があり、頻脈を見た場合は、前負荷、後負荷、心筋収縮力に異常が出現していないか、評価する。**

a. 徐脈の場合は、副交感神経遮断薬やカテコラミン、心臓ペーシングによって心拍数を維持する。

b. 頻脈の場合は、頻脈の原因解除あるいはβ遮断薬等を使用。

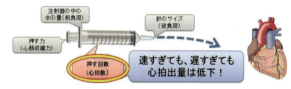

Column　奇脈で見つける心タンポナーデ

　近年症例数の多い不整脈に対する電気焼灼術（アブレーション）の合併症である心タンポナーデはぜひ見つけたい。心タンポナーデとは、急激に心嚢水が貯留することで心臓の拡張能が障害され、心臓に血液を環流させることができなくなることで心拍出が著しく障害される。ベックの3徴（頚静脈怒張、血圧低下、心音減弱）が有名であり、加えて奇脈が見られることがある。**奇脈とは、深呼吸することで肺の含気が増え、静脈環流が圧迫されて脈が弱くなることであり、簡単に言えば深呼吸させるとその時だけ脈が弱くなる。**アブレーションから帰ってきた患者さんが冷や汗かいて、末梢が冷たい…。そんな時、脈を測りながら深呼吸してもらう…。脈が弱ければ迷わずドクターコール…、超緊急事態です。そう我々看護師は時に最後の砦です。

③ 成人の一次救命処置 (BLS)

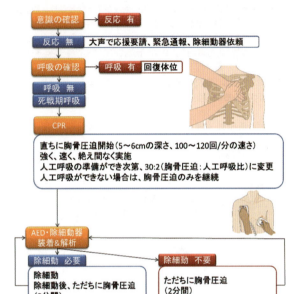

- ALS チーム到着、あるいは正常呼吸回復まで継続。

④ まとめ

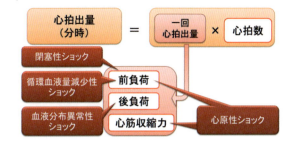

〈参考引用文献〉
1) 内科救急診療指針 2016　日本内科学会 著　総合医学社；2016
2) FCCS プロバイダーマニュアル　FCCS 運営委員会 著　メディカルサイエンスインターナショナル；2013
3) 院内救急対応システム　児玉貴光，藤谷茂樹 著　メディカルサイエンスインターナショナル；2012

2. 中枢神経系疾患

① 脳梗塞かな？と思ったら！

　脳卒中は、脳梗塞、脳出血、くも膜下出血に分けられる。脳梗塞と脳出血は医療面接（問診）や身体所見で区別する必要はなく、**脳卒中、つまり「生命に危機を及ぼす脳血管障害の可能性がある」ということが判断できれば十分**である。脳梗塞は心原性脳梗塞、アテローム血栓性脳梗塞、ラクナ梗塞の3つの病型に分けられる。多彩な症状を呈し診断に苦慮することも少なくないが、治療が遅れると片麻痺、構音障害等の後遺症により、日常生活に多大なる影響を及ぼし、また死亡の原因ともなる。しかし、脳卒中を早期に発見し、脳梗塞と早期診断が付けば t-PA 製剤の投与により治療できる可能性がある。そのため、看護師が早期に脳卒中を疑い、医師へ報告できる意義は大きい。

●脳梗塞を考える症状

主訴	□失語　□構音障害　□片麻痺　□めまい　□頭痛 □片頭痛　□嘔気・嘔吐　□意識障害 ＜前駆症状の有無＞ □胸　　痛 → 大動脈解離に伴う塞栓症 □後頚部痛 → 椎骨脳底動脈解離
発症様式	□突発完成(心原性脳梗塞) □階段状(徐々に増悪)進行(アテローム血栓性脳梗塞) □急速進行または階段状(ラクナ梗塞)
既往歴／併存症	□心房細動　□高血圧　□脂質異常症　□喫煙歴 □飲酒　□肥満　□過去の脳卒中　□糖尿病　□脱水

●脳梗塞を考える身体所見

□上肢保持不能(バレー徴候陽性)
□異常腱反射(バビンスキー反射、チャドック反射)　□構音障害
□失語　□失認　□顔面神経麻痺(感覚障害)　□片麻痺　□意識障害
□半盲　□けいれん
＜脳幹症状＞
□構音障害　□複視　□嚥下障害　□小脳失調
＜脳ヘルニアを示唆する危険な症状＞

障害部位	呼吸	瞳孔	運動機能
間脳	チェーンストークス呼吸	両側縮瞳、 対光反射消失	錐体路症状悪化 四肢麻痺進行
中脳～橋上部	中枢性過呼吸	瞳孔3～5mm 対光反射消失	除脳硬直
橋下部～延髄上部	浅表性徐呼吸	瞳孔3～5mm 対光反射消失	弛緩性四肢麻痺
延髄	徐呼吸	散瞳 対光反射消失	弛緩性四肢麻痺

●脳梗塞を疑った場合の SBAR の例

　〇〇で入院中の〇〇歳、〇性ですが、〇〇時より、〇〇の症状を訴え、同時に〇〇の所見（身体所見）が出現しています。既往歴に〇〇があり、〇〇を服用、意識レベルは、〇〇（JCS もしくは、GCS）、バイタルサインは（異常値のみ報告）であり、脳血管障害を疑って報告しましたので診察をお願いします。また採血や画像検査等が必要であれば指示をお願いします。

●脳梗塞を考える検査所見

・D-ダイマー上昇、脱水（ナトリウム高値、BUN／CRE 比高値）、PT、APTT 異常
・標準 12 誘導心電図、モニター心電図
　→ 心房細動、虚血性心疾患の有無
・胸部単純 X 線検査
　→ 縦隔拡大（大動脈解離を示唆）の有無

●脳梗塞を考える画像所見

● CT
・超急性期
　正常、もしくは Early CT sign（白質、灰白質の不鮮明化、脳溝の狭小化）
・急性期〜慢性期
　低吸収域

● MRI
・超急性期
　拡散強調画像（DWI：Diffusion Weighted Image）で高信号域の出現
・急性期〜慢性期
　T2 強調像、FLAIR で高信号域

●内頚動脈エコー
・アテローム血栓による狭窄・閉塞病変、プラークの存在

●心臓エコー
　心房内血栓、卵円孔開存

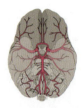
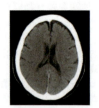
頭部単純 CT

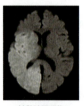
拡散強調画像

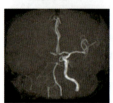
MRA

　右内頚動脈閉塞により右中大脳動脈、右後大脳動脈領域の脳梗塞を発症。同領域に CT で Early CT sign、MRI で高信号域、MRA で描出不良が確認できる。

●主な初期対応・治療方針
①必要に応じて気道確保（GCS ≦ 8、あるいは急激な 2 点以上の低下）
②低血糖除外
③採血（血算、生化学、凝固能）、静脈ライン確保
④頭部単純 CT で脳出血の除外
⑤ MRI（DWI）＋ MRA（必須ではない）
⑥治療
・早期血栓溶解療法適応判断
　適応あり → t-PA
　　　　　　（グルトパ®、アクチバシン®、クリアクター®）投与
　適応なし → ウロキナーゼ（ウロキナーゼ®）

- 脳保護療法：エダラボン（ラジカット®）
- 抗血小板療法：オザグレルナトリウム（カタクロット®、キサンボン®）、アスピリン（バイアスピリン®）
- 抗凝固療法：アルガトロバン（ノバスタンHI®、スロンノンHI®）、ヘパリンナトリウム（ヘパリンナトリウム®）
- 脳浮腫療法：濃グリセリン（グリセオール®）
- 抗血小板療法（内服）：アスピリン（バイアスピリン®）、クロピドグレル（プラビックス®）
- 抗凝固療法（内服）：ワルファリンカリウム（ワーファリン®）、ダビガトラン（プラザキサ®）、エドキサバン（リクシアナ®）、リバロキサバン（イグザレルト®）、アピキサバン（エリキュース®）
- 早期リハビリテーション
- ⑦原因検索（心電図、頸動脈エコー、心エコー等）

●理解を深める予備知識

＊脳梗塞／脳出血を疑ったら必ず低血糖を否定すること。
＊発症時刻の確認は重要で、不明な場合は最後に症状が無かった時間。
＊高血圧以外の動脈硬化リスクやTIAの既往、心房細動は脳梗塞の可能性を上げる（脳出血に比べて）。
＊対麻痺や血圧正常は脳梗塞らしくない。
＊急性脳梗塞の原因として低血圧、血圧の左右差、胸背部痛、頸部痛がある場合は大動脈解離、発熱があれば感染性心内膜炎も考えること。
＊Los Angeles Prehospital Stroke Screen（LAPSS）（P.170参照）で低スコアであれば可能性は下がる。
＊t-PA療法の適応は、発症後4.5時間以内。
＊明らかな意識障害や片麻痺、構音障害であれば詳細を確認せずに即医師へ報告、診察を依頼。
＊重症度判定はNational Institutes of Health Stroke Scale（NIHSS）（P.169参照）。
＊心房細動がある場合は、CHADS₂スコア判定、1点以下の場合はCHA₂DS₂-VAScスコア判定し、抗凝固療法の適応を検討（P.170参照）。

＊分岐粥腫型梗塞（BAD：Branch Atheromatous Disease）とは、中大脳動脈の穿通枝の閉塞によって生じる脳梗塞をラクナ梗塞と呼ぶのに対し、穿通枝近傍のアテローム硬化病変により、複数本の穿通枝が閉塞する脳梗塞を BAD と呼び、梗塞巣がラクナ梗塞より大きくなる特徴がある。アテローム性の脳梗塞に準じた対応が必要。

＊心臓以外の臓器灌流は平均動脈圧によって規定されるが、脳には自動調節能があり平均動脈圧 60～160mmHg の範囲では脳血流量（脳灌流圧）はほぼ一定に調節され（脳血流自動調節能：Autoregulation）、酸素代謝は保たれる。

＊自動調節能が障害されると、ヘッドアップ等で脳血流が減少する恐れがある（特にアテローム血栓性脳梗塞）。

＊脳梗塞急性期は、脳血流の調節能が障害されている場合があり、降圧により脳血流が減少する恐れがあるため、積極的な降圧は行わない（収縮期血圧＞220mmHg、もしくは拡張期血圧＞120mmHg が持続、大動脈解離、心不全、腎不全合併等で降圧を検討）。

＊脳灌流圧が著しく低下すると脳血流が低下するため脳組織は細胞死に至る。しかし、細胞死を起こした周辺の組織の中で神経電気活動は消失していたとしても細胞機能が維持されている虚血範囲があり、この部分は血流の回復によって機能が回復する可能性がある。この領域は、ペナンブラ（可逆的脳虚血状態）と呼ばれる。

＊心原性脳梗塞発症後、脳梗塞が完成した状態で血栓が溶解し、血流が再開することで出血を生じることがあり（出血性脳梗塞）、脳梗塞の経過中に神経症状の急性増悪を見た場合は出血性脳梗塞を疑う。

＊TIA（一過性脳虚血発作）の 20～30%は脳梗塞に移行するため、ABCD スコア（P.172 参照）でリスクを階層化する。

＊ラクナ梗塞では片側運動障害や感覚障害、小脳失調を呈するものが典型的であり、両下肢脱力、構音障害のみ、意識障害のみ、めまいのみ（眼振なし）、失神という臨床症状であればラクナ梗塞の可能性は低くなる。

＊脳梗塞経過中は、ストレスによる胃粘膜障害を予防するため、消化性潰瘍予防薬を使用する。

＊骨接合等の手術後 2 週間以内は出血のリスクにより、t-PA 製剤は使用できないが、血管内カテーテルを用いて選択的に責任血管に注入できる場合は適応となる可能性がある。

＊脳梗塞で頭痛が認められる頻度は低いが、後方循環系（後頭葉）は頭痛のみの場合もある。

● NIHSS (National Institutes of Health Stroke Scale：脳卒中重症度評価スケール)

1a. 意識水準	□0：完全覚醒　□1：簡単な刺激で覚醒 □2：繰り返し刺激、強い刺激で覚醒 □3：完全に無反応
1b. 意識障害、質問 （今月の月名および年齢）	□0：両方正解　□1：片方正解　□2：両方不正解
1c. 意識障害、従命 （開閉眼、離握手）	□0：両方正解　□1：片方正解　□2：両方不可能
2. 最良の注視 （左右方向のみ）	□0：正常　□1：部分的注視視野 □2：完全注視麻痺
3. 視野	□0：視覚欠損なし　□1：部分的半盲 □2：完全半盲　□3：両側性半盲
4. 顔面麻痺	□0：正常　□1：軽度の麻痺 □2：部分的麻痺　□3：完全麻痺
5. 上肢の運動（右） （臥位で45度挙上、 10秒保持）	□0：90度を10秒間保持可能（下垂なし） □1：90度を保持できるが、10秒以内に下垂 □2：90度の拳上または保持ができない
上肢の運動（左）	□3：重力に抗して動かない □4：全く動きがみられない
6. 下肢の運動（右） （臥位で30度拳上、 5秒保持）	□0：30度を5秒保持可能（下垂なし） □1：30度を保持できるが、5秒以内に下垂 □2：重力に抗して動きがみられる
下肢の運動（左）	□3：重力に抗して動かない □4：全く動きがみられない
7. 運動失調	□0：なし　□1：1肢　□2：2肢
8. 感覚	□0：障害なし　□1：軽度から中等度 □2：重度から完全
9. 最良の言語	□0：失語なし　□1：軽度から中等度 □2：重度の失語　□3：無言、全失語
10. 構音障害	□0：正常　□1：軽度から中等度　□2：重度
11. 消去現象と注意障害	□0：異常なし □1：視覚、触覚、聴覚、視空間、または自己身体に対する不注意、あるいは1つの感覚様式で2点同時刺激に対する消去現象 □2：重度の半側不注意あるいは2つ以上の感覚様式に対する半側不注意

● LAPSS (Los Angeles Prehospital Stroke Screen)

1	年齢45歳以上(あるいは不明)
2	てんかん、痙攣の既往が無い(あるいは不明)
3	症状持続が24時間以内(あるいは不明)
4	もともと車椅子やベッド上生活ではない(あるいは不明)
5	血糖値が60〜400mg/dl
6	いずれかの非対称性な所見 □顔面表情筋左右差　□握力減弱　□上肢保持不能

＊6項目すべて　感度91%、特異度97%、陽性尤度比31

● CHADS₂ スコア

	危険因子	点数
C	Congestive heart failure (うっ血性心不全)	1
H	Hypertension(高血圧)	1
A	Age(年齢75歳以上)	1
D	Diabetes Mellitus(糖尿病)	1
S2	Stroke／TIA(脳卒中／一過性脳虚血発作)	2

【評価】　CHADS₂ による脳卒中リスクの評価

　　　0点…………低リスク群（年間発症率2%）

　　　1〜3点……中リスク群

　　　4〜6点……高リスク群（6点の年間発症率18%）

　　・中リスク群以上で抗凝固薬適応

　　・CHADS₂ スコア1点以下の場合は
　　　CHA₂DS₂-VASc スコア測定

● CHA₂DS₂-VASc

	危険因子	点数
C	Congestive heart failure／LV dysfunction(心不全／左室機能不全)	1
H	Hypertension(収縮期血圧≧140mmHg)	1
A	Age≧75(年齢75歳以上)	2
D	Diabetes Mellitus(糖尿病)	1
S	Stroke／TIA(脳卒中／一過性脳虚血発作の既往)	2
V	Vascular disease(冠動脈疾患)	1
A	Age 65〜74(年齢65歳以上74歳以下)	1
S	Sex category(女性)	1
合計点		0〜9

【評価】2点以上で抗凝固薬適応

● HAS-BLED スコア

	危険因子	点数
H	Hypertension(収縮期血圧≧140mmHg)	1
A	Abnormal renal／liver function(腎機能障害／肝機能障害 各1点)	1〜2
S	Stroke(脳卒中)	1
B	Bleeding(出血歴)	1
L	Labile INR(INR≧3.5のエピソード)	1
E	Elderly(年齢65歳以上)	1
D	Drugs(抗血小板薬の使用)	1
合計点		0〜8

【評価】3点以上で抗凝固療法使用時の出血に注意が必要

● ABCD スコア（TIA から脳梗塞への移行リスクスコア）

	危険因子	点数
A	Age（年齢60歳以上）	1
B	Blood pressure （収縮期血圧≧140mmHg もしくは 拡張期血圧≧90mmHg）	1
C	Clinical features（機能障害の程度） ・片麻痺 ・麻痺のない構音障害	2 1
D	Duration of symptoms（発作持続時間） ・60分以上 ・10分～59分	2 1
P	Plus DM（糖尿病）	
合計点数が6点以上であれば脳梗塞への移行リスクあり		

〈参考引用文献〉
1) 内科レジデントの鉄則（第2版） 聖路加国際病院内科チーフレジデント 編 医学書院；130～139；2012
2) ジェネラリストのための内科診断リファレンス 上田剛士 著 医学書院；587～595・2014
3) 内科レジデントマニュアル（第8版） 聖路加国際病院内科チーフレジデント 編
  医学書院；197～217・2013
4) 病気がみえる（Vol.7）脳・神経（第1版） メディックメディア；66～91・2011
5) Okamura K,et al.Circ J.2014 in Press. Doi: http://dx.doi.org/10.1253/circj.CJ-14-0144 表1～2、図1～2
6) 高齢者診療で身体診察を強力な武器にするためのエビデンス 上田剛士 著 シーニュ；118～122・2014
7) 総合内科病棟マニュアル 筒泉貴彦、山田悠史、小坂鎮太郎 著
  メディカルサイエンスインターナショナル；433～440・2017
8) ホスピタリストのための内科診療フローチャート 高岸勝繁 著 シーニュ；260～265・2016

Column Act-FAST キャンペーン

　脳卒中かな？と思った場合、顔の麻痺（Face）、腕の麻痺（Arm）、構音障害（Speech）の有無を確認し、それらが一つでも認められた場合は、発症時刻（Time）を確認し、医師へ連絡（院外の場合は救急車）が求められ、これらの行動指針は頭文字をとって FAST と呼ばれている。

Face

Arm

Speech

Time

② 脳出血かな？と思ったら！

脳梗塞と異なる部分を記載するので、その他の項目は脳梗塞の項を参照していただきたい。

●脳出血を考える身体所見（典型例）

	被殻出血	視床出血	脳幹(橋)出血	小脳出血
意識障害	+	+	++	−
頭痛	+	+		++(後頭部痛)
眼球所見	病側への共同偏視	内下方偏移（鼻先凝視）縮瞳 対光反射消失、減弱	眼球正中位固定 激しい縮瞳 対光反射あり	健側への共同偏視 縮瞳 対光反射あり
運動障害	病巣対側の片麻痺	内下方偏移（鼻先凝視）縮瞳	四肢麻痺	運動失調（立位・歩行困難）四肢麻痺なし
感覚障害	病巣対側	病巣対側	両側・対側	
嘔吐	+	+	+	++
けいれん	+	−		
その他の症状	対側同名性半盲 運動性失語 失行・失認	失語	呼吸障害	回転性めまい
画像所見(CT)				

皮質下出血	前頭葉	頭頂葉	側頭葉	後頭葉
頭痛の部位	前頭部痛	こめかみ	耳周囲	眼周囲
症状	対側運動麻痺 (上肢>下肢) 運動性失語 (優位半球障害時)	対側感覚障害 ゲルストマン症候群 (優位半球障害時) 失読・失書・失行 半側空間無視 (劣位半球障害時) 病態失認	視野障害 (同名性四部盲・ 同名性半盲) 感覚性失語 (優位半球障害時)	視野障害

●脳出血を疑った場合の SBAR の例

○○で入院中の○○歳、○性ですが、○○時より、○○の症状を訴え、同時に○○の所見（身体所見）が出現しています。既往歴に○○があり、○○を服用、意識レベルは、○○（JCS もしくは、GCS）、バイタルサインは（異常値のみ報告）であり、脳血管障害を疑って報告しましたので診察をお願いします。また採血や画像検査等が必要であれば指示をお願いします。

●主な初期治療・治療方針

①必要に応じて気道確保（GCS ≦ 8、あるいは急激な 2 点以上の低下）
②低血糖除外
③採血（血算、生化学、凝固能）、静脈ライン確保
④頭部単純 CT
⑤治療
●意識レベルが低下し、脳ヘルニア症状あり
　→ 血腫除去術（視床出血、脳幹出血は適応なし）
●脳ヘルニアを示す症状が無ければ保存療法
・血圧管理：収縮期血圧＞ 140mmHg を目標に血管拡張薬
　（Ca 拮抗薬：ペルジピン®）
・脳浮腫療法：濃グリセリン：グリセオール（浸透圧利尿薬）®
・早期リハビリテーション

●理解を深める予備知識

＊脳梗塞／脳出血を疑ったら必ず低血糖を否定すること。
＊脳ヘルニアを示唆する症状（意識障害、瞳孔散大、対光反射消失、クッシング現象（血圧上昇、脈圧拡大、徐脈））の確認。
＊ＣＴで出血の部位を早期に判断し、治療方針を決定する。
＊ワーファリナイゼーションが行われていた場合は、PT-INRを1.35以下まで調節。
＊脳実質の出血に引き続き近接する脳室内に血液が流入することを脳室内穿破と呼び、頭痛や悪心嘔吐、項部硬直、意識レベルの増悪等が出現、脳室ドレナージが必要となる。

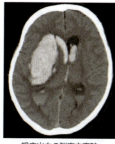
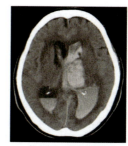

視床出血の脳室内穿破　　　　　　　視床出血の脳室内穿破

＊ゲルストマン症候群とは、手指失認、失書、左右失認、失算の四徴を示す症候群（左（優位）角回の障害で出現。
・手指失認…自分の指が何指かわからない
・失書…文字が書けない
・左右失認…左右が分からない
・失算…計算ができない
＊意識障害、痙攣、頭痛、嘔吐、高血圧は脳出血の可能性を上げる（脳梗塞に比べて）。

〈参考引用文献〉
1) 病気がみえる〈Vol.7〉脳・神経（第1版）メディックメディア；66～91・2011
2) 内科レジデントマニュアル（第8版）聖路加国際病院内科チーフレジデント編
　医学書院；197～217・2013
3) ジェネラリストのための内科診断リファレンス　上田剛士 著　医学書院；587～595・2014

③くも膜下出血（脳動脈瘤破裂）かな？と思ったら！

●くも膜下出血（脳動脈瘤破裂）を考える症状

症状	□バットで殴られたような突然の激しい頭痛　□悪心・嘔吐
発症様式	□突然　□警告頭痛
既往歴／併存症	□喫煙　□高血圧　□アルコール多飲　□近親者のくも膜下出血

●くも膜下出血（脳動脈瘤破裂）を考える身体所見

髄膜刺激症状	□項部硬直　□ケルニッヒ徴候　□ブルジンスキー徴候 □ネックフレクションテスト □ジョルトアクセンチュエイション □意識障害　□麻痺　□けいれん　□瞳孔散大

●くも膜下出血（脳動脈瘤破裂）を疑った場合のSBARの例

　○○で入院中の○○歳、○性ですが、○○時より、突然の頭痛を訴えておりますが麻痺の出現はありません。既往歴に○○があり、○○を服用、意識レベルは、○○（JCSもしくは、GCS）、バイタルサインは（異常値のみ報告）であり、脳血管障害を疑って報告しましたので診察をお願いします。また採血や画像検査等が必要であれば指示をお願いします。

●くも膜下出血（脳動脈瘤破裂）を考える検査所見

心電図	□ST変化　□広範囲での陰性T波　□QT延長、U波
心エコー	□たこつぼ型心筋症様の壁運動異常
髄液検査	□蛋白＜80mg/dl　□白血球＜10/μL　□糖正常

●くも膜下出血（脳動脈瘤破裂）を考える画像所見

● CT
・超急性期〜急性期
高吸収域（ヒトデ型、ペンタゴン）

● MRI
・急性期〜慢性期
T2強調像、FLAIRで高信号域（超急性期を逸した場合もで検出可能）

● MRA
動脈瘤の検出力は、CTA（CT-Angio）や血管造影には劣るが非侵襲的

● DSA
開頭術のシミュレーションに有用（左右内頚動脈、左右椎骨動脈の4本造影：4-vessel study）

● 3D-CTA
開頭術のシミュレーションに有用で、迅速かつ低侵襲

●脳血管造影
脳動脈瘤の検出力が高く、コイル塞栓術も可能

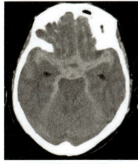 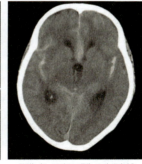

脳底槽内の高吸収域　　　脳溝（シルビウス裂）の高吸収域

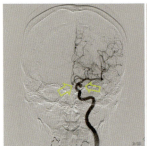
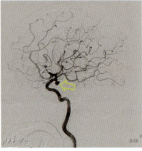

前交通動脈（Acom）と、左内頚動脈（ICA）- 後交通動脈（Pcom）分岐部動脈瘤

●主な初期対応・治療方針
①必要に応じて気道確保（GCS≦8、あるいは急激な2点以上の低下）
②くも膜下出血を疑ったら即単純頭部 CT 撮影
③CT で確定診断できなくとも臨床症状でくも膜下出血が否定できない場合 → MRI（T2 強調像、FLAIR、MRA）
④MRI でも確定診断できないが、くも膜下出血を除外できない場合 → 脊髄穿刺による髄液検査
⑤くも膜下出血と考えられれば、3D-CTA もしくは、脳血管造影
⑥治療方針決定（脳動脈瘤クリッピング術、コイル塞栓術）

●全身管理
・呼吸管理 ・降圧薬 ・抗痙攣薬 ・鎮痛 ・鎮静 ・脳浮腫改善薬
・H_2 遮断薬 ・環境調整（遮光・半座位）

●脳血管攣縮予防
・トリプル H 療法（循環血液量増加：Hypervolemia、人為的高血圧：Hypertension、血液希釈：Hemodilution）は、輸液量の増加や電解質異常、不整脈のリスクから推奨度が下がってきた。
・脳槽（腰椎）ドレナージ：減圧による攣縮予防
・血栓溶解療法：ウロキナーゼ、t-PA を使用し血栓溶解

・攣縮予防薬の投与：血管平滑筋の収縮抑制として塩酸ファスジル（エリル®）、血小板凝集抑制や血管拡張目的でオザグレルナトリウム（カタクロット®）、抗血小板薬としてシロスタゾール（プレタール®）などが使われる。

●理解を深める予備知識

＊脳動脈瘤破裂の好発年齢は40歳～60歳で男女比は1:2。
＊頭痛の特徴は、「突発・増悪・最悪」であり、そうでなければくも膜下出血の可能性は低くなる。
＊ただし、くも膜下出血の頭痛が必ずしも突発最悪ではなく、風邪と誤診されるケースもあることを知っておく。
＊出血が少量である場合は激しい頭痛を訴えない場合もあるが、再出血のリスクがあり見逃すと重症化することもある（除外診断が難しい）。
＊くも膜下出血を疑った場合は、再出血を予防するために外的刺激を遮蔽する。
＊軽い頭痛（警告頭痛・警告出血）を事前（1～2週間前）に訴えていることもあり、その時点での診断は難しいが激しい頭痛が出現した際に、警告頭痛の確認があると診断に役立つ。
＊意識障害が先行すれば当然頭痛は訴えないため、意識障害ではくも膜下出血も考える。
＊四肢の麻痺等の神経症状（巣症状）も21%で認める。
＊心電図変化は、視床下部に対する影響によるカテコラミンの大量放出と言われている。
＊心電図変化、壁運動異常、神経原性肺水腫、ショック、心停止は、急性冠症候群と間違われやすく、特に抗凝固薬（ヘパリン等）の使用には注意が必要。
＊瞳孔散大は、後交通動脈分岐部にできた動脈瘤による動眼神経麻痺よって出現する。
＊貧血を伴う場合や、発症後12時間以上経過したくも膜下出血の場合、CTでは所見が乏しくなる。
＊CTでくも膜下出血が否定され、FLAIR（MRI）でも必ずしも陽性となるわけではないため、確定できなければ腰椎穿刺は必要。
＊腰椎穿刺で血性、もしくはキサントクロミー（黄色調髄液）でなければくも膜下出血は否定できる。
＊髄液が血性であった場合、手技による赤血球混入の可能性がある（慣れている術者でも一定の確率で混入する）。
＊頭蓋内圧亢進時の腰椎穿刺は、脳ヘルニア発症のリスクがある。
＊オタワルール（くも膜下出血の除外診断）で、以下の項目が一つもなければくも膜下出血は除外できる（JAMA.2013；310：1248-55）。
①40歳以上、②頚部痛または項部硬直、③意識消失の目撃、
④労作時発症、⑤電撃様頭痛（雷鳴頭痛）、⑥診察時の項部屈曲制限

● 3大予後不良因子
①一時的脳損傷、②再出血、③脳血管攣縮
● 3大合併症
①再出血（24時間以内に好発）、②脳血管攣縮（72時間～2週間）、
③正常圧水頭症（数週～数か月）

● Hunt & Hess grade

grade Ⅰ	無症状か、軽度の頭痛、項部硬直
grade Ⅱ	中等度から強度の頭痛、項部硬直はあるが脳神経麻痺以外の神経学的失調は認めない
grade Ⅲ	傾眠状態、錯乱状態、または軽度の巣症状を示すもの
grade Ⅳ	昏迷状態で中等度の重篤な病変があり、除脳硬直を伴う
grade Ⅴ	深昏睡状態で除脳硬直を示す

〈参考引用文献〉
1) 病気がみえる（Vol.7）脳・神経（第1版） メディックメディア；110～121・2011
2) ジェネラリストのための内科診断リファレンス 上田剛士 著 医学書院；596～603・2014
3) 内科救急見逃し症例カンファレンス 長谷川耕平、岩田充永 著 医学書院；71・2012
4) 内科救急実況ライブ 講義で学ぶ診療のコツ 岩田充永 著 中外医学社；159～160・2012

④ 髄膜炎／脳炎かな？と思ったら！

● 髄膜炎／脳炎を考える症状

主訴	□頭痛 □悪心・嘔吐 □発熱 □羞明 □混迷 □発疹 □局所感覚障害 □局所運動障害
発症様式	□細菌性／ウイルス性…1週間以内 □非感染性…2～4週間の経過
既往歴／ 併存症	□中耳炎 □副鼻腔炎 □開頭手術 □肺膿瘍 □感染性心内膜炎 □ヘルペス

● 髄膜炎／脳炎を考える身体所見

□意識障害　□麻痺　□けいれん　□発疹・皮疹　□点状出血斑　□紫斑	
□注視障害　□視野異常　□顔面麻痺　□四肢脱力	
髄膜刺激 症状	□項部硬直　□ケルニッヒ徴候　□ブルジンスキー徴候 □ネックフレクションテスト □ジョルトアクセンチュエイション

●髄膜炎／脳炎を疑った場合の SBAR の例

○○で入院中の○○歳、○性ですが、昨夜より 38.0 台の発熱があり、頭痛も訴えおりますが麻痺の出現はありません。意識レベルは、○○（JCS もしくは、GCS）、バイタルサインは（異常値のみ報告）ですが、項部硬直が認められ、髄膜炎を疑って報告しましたので診察をお願いします。また採血や画像検査等が必要であれば指示をお願いします。

●髄膜炎／脳炎を考える検査所見

□白血球数異常　□好中球上昇　□リンパ球上昇　□CRP上昇
□髄液抗酸菌染色　□髄液培養　□血液培養　□痰培養　□髄液墨汁染色
□クリプトコッカス抗原　□真菌培養
＜脳脊髄液検査(CSF：Cerebro Spinal Fluid)＞

	基準	単位	細菌性髄膜炎	ウイルス性髄膜炎	単純ヘルペス脳炎
外観	透明		混濁	透明	キサントクロミー
圧	70～180	mmH$_2$O	200～800以上	200～300	80～450
細胞数	<5	mm^3	500～数万	10～1000	20～150
細胞			好中球	リンパ球	多核球
蛋白	15～45	mg/dl	50～1500	50～100	60～70
糖	50～80	mg/dl	<20	正常	30～40
Cl	120～130	mEq/L	低下	正常	

＊単純ヘルペス脳炎は、髄液からの PCR 法による HSV - DNA の検出等で確定診断。

●髄膜炎／脳炎を考える画像所見

＜ヘルペス脳炎＞

●脳波
異常脳波、周期性一側てんかん型放電（PLEDs）

● MRI
T2強調像、FLAIRで側頭葉内側を中心に高信号域

● CT
側頭葉の低吸収域

●主な初期対応・治療方針

① 血液培養2～3セット
② 抗菌薬投与開始、副腎皮質ステロイド投与開始
③ 髄液採取
④ 頭蓋内圧亢進を疑ったら脳CT（できれば造影）
⑤ 必要に応じて、抗脳浮腫薬、抗痙攣薬、副腎皮質ステロイドの使用

●理解を深める予備知識

＊髄膜炎とは、くも膜、軟膜及びくも膜下腔に炎症が起きたもの。
＊感染性（細菌性、ウイルス性等）と非感染性（がん性、薬剤性等）に分けられる。
＊感染経路は、①直接性（中耳炎や副鼻腔、開頭手術）、②血行性（肺膿瘍、心内膜炎）、③神経向性（ヘルペス）の3経路に分けられ、既往歴、併存症の確認は診断材料となる。
＊無菌性髄膜炎とは、培養で細菌が同定できなかったものであり、ウイルス性髄膜炎であることが多く、また自然軽快することが多い。
＊細菌性及びウイルス性髄膜炎は、1週間以内の経過で増悪する（非感染性は、2～4週間であることが多い）。
＊細菌性髄膜炎は、年齢により起炎菌が異なる（治療に使用される抗菌薬が異なる）。
＊高齢者の起炎菌は、肺炎球菌、黄色ブドウ球菌、大腸菌が想定され、それに伴いカルバペネム系：メロペネム（メロペン®）、第三世代セフェム系：セフォタキシム（セフォタックス®）、セフトリアキソン（ロセフィン®）、第四世代セフェム系：セフタジジム（モダシン®）、セフォゾプラン（ファーストシン®）、グリコペプチド系：バンコマイシン（バンコマイシン®）等が選択される。
＊細菌性髄膜炎や単純ヘルペス脳炎は感染症エマージェンシーであり、時間の猶予が無い。

＊髄膜炎の診断、起炎菌の同定、感受性判定のためには、髄液検査が極めて重要。
＊感染症に対する抗菌薬は培養後の抗菌薬投与が基本であるが、抗菌薬の髄液移行には時間がかかるため、血液培養検体採取後は、髄液採取前に抗菌薬を投与してかまわない。
＊重篤な意識レベルの低下があった場合は頭蓋内圧亢進を考え、腰椎穿刺は行わず、脳 CT を優先する。
＊発熱、頭痛、悪心嘔吐を訴えている場合は、羞明（まぶしく感じる）の有無も確認。
＊教科書的な症状である発熱、髄膜刺激症状、意識障害は必ずしも揃わない。
＊せん妄の原因が、細菌性髄膜炎であることがあり、軽度の意識障害（ボーとしている、話がかみ合わない）と言った症状を見逃さない。
＊高齢者は項部硬直があっても細菌性髄膜炎の可能性は高くない。
＊脳神経外科術後でなければ入院中の意識障害、発熱は細菌性髄膜炎の可能性は低い。
＊頭部外傷の既往、髄液漏の存在、頭部手術歴は、肺炎球菌性髄膜炎のリスク因子。
＊環軸関節の偽痛風（CDS：Crowned Dens Syndrome）で、発熱、項部硬直、後頸部痛が見られることがあり、頸部の前屈よりも回旋で痛がることが多い（CDS は、生命の危機を及ぼす疾患ではない）。
＊脊髄穿刺後の 10 ～ 30％で髄液圧が低下することによる頭痛が出現する。
＊単純ヘルペス脳炎は、抗ウイルス薬：アシクロビル（ゾビラックス®）投与。
＊単純ヘルペス脳炎は、記憶障害や精神症状（人格変化、異常行動、幻覚）が先行することがある。
＊単純ヘルペス脳炎は、けいれん、ミオクローヌス（ぴくつき）が見られることがある。

〈参考引用文献〉
1) 病気がみえる（Vol.7）脳・神経（第 1 版）　メディックメディア；352 ～ 363・2011
2) 感染症レジデントマニュアル（第 2 版）　藤本卓司 著　医学書院；50 ～ 59・2013
3) 感染症プラチナマニュアル　岡秀昭 著　メディカルサイエンスインターナショナル；70 ～ 71・2015
4) ジェネラリストのための内科診断リファレンス　上田剛士 著　医学書院；603 ～ 618・2014
5) 高齢者診療で身体診察を強力な武器にするためのエビデンス　上田剛士 著　シーニュ；84 ～ 86・2014
6) 内科救急実況ライブ 講義で学ぶ診療のコツ　岩田充永 著　中外医学社；156 ～ 157・2012
7) 総合内科病棟マニュアル　筒泉貴彦、山田悠史、小坂鎮太郎 著
　メディカルサイエンスインターナショナル；740 ～ 744・2017

3. 呼吸器系疾患

① 肺炎かな？と思ったら！

　肺炎は日本人の死因の第3位であり、特に脳血管疾患患者や高齢者において有病率が高い。ショックを来たす肺炎であっても、早期から明確な訴えがあるとは限らず、検温時に肺炎の所見が出現していないか常に確認する姿勢が求められる。

●肺炎（院内）を考える症状

主訴	□咳嗽　□呼吸困難(酸素化の悪化)　□胸痛(胸膜痛)　□倦怠感 □発熱　□悪寒　□肉眼的膿性痰　□食欲低下
発症様式	□徐々に増悪
既往歴／併存症	□過去の肺炎歴　□免疫不全状態　□慢性閉塞性肺疾患(COPD) □過去の入院歴、介護施設入所歴

●肺炎（院内）を考える身体所見

□発熱　□頻呼吸　□頻脈　□水泡音(断続性副雑音)　□呼吸音左右差
□気管呼吸音　□声音振盪　□山羊音

●肺炎（院内）を疑った場合の SBAR の例

　○○で入院中の○○歳、○性ですが、○○時より、発熱及び呼吸困難を来たしており、SpO$_2$ は室内気で 90％まで低下しております。湿性の咳嗽と膿性痰があり肺炎を疑って報告しましたので診察をお願いします。また採血や画像検査、痰培養等が必要であれば指示をお願いします。

●肺炎（院内）を考える検査所見

□白血球数異常　□好中球(NEUT)増加　□CRP上昇
□PCT(プロカルシトニン)上昇　□PaO₂(SpO₂)低下
＜喀痰グラム染色＞
□好中球細菌貪食像　□起炎菌染色
＜培養＞
□痰培養　□血液培養による起炎菌同定

●肺炎（院内）を考える画像所見

●胸部単純X線撮影
□新たな浸潤影　□エアーブロンコグラム　□シルエットサイン
□無気肺

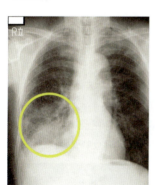

浸潤影
(Consolidation：
コンソリデーション)

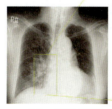

エアーブロンコグラム（Air Bronchogram）

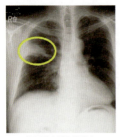

無気肺を伴う肺炎の
胸部単純X線

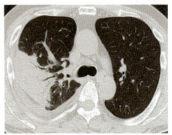

肺炎、無気肺に加えて胸水もCTで確認

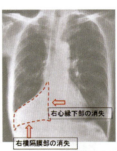

右心線下部の消失

右横隔膜部の消失

シルエットサイン陽性（本来見える他臓器との境界線が消失）

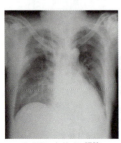

シルエットサイン陽性
（左横隔膜面）

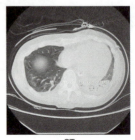

CT
（左S9＋10の無気肺、肺炎像）

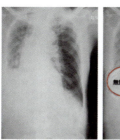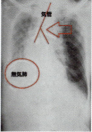

無気肺による縦隔偏位（右中下葉無気肺）

●主な初期対応

①酸素化の維持
②バイタルサインの確認、身体診察
③喀痰グラム染色による起炎菌の推測
④喀痰培養による起炎菌の同定及び感受性検査、抗菌薬投与
⑤胸部単純X線写真、血液検査
⑥必要に応じて血液ガス、血液培養
⑦酸素化が維持できなければ、NHF（ネーザルハイフロー）やNPPV（非侵襲的陽圧人工呼吸）、気管挿管による人工呼吸等を検討
⑧重症度に合わせて全身管理

●理解を深める予備知識

＊肺炎を疑ったら心不全を除外しておく（心不全の原因として肺炎も十分にありうる）。
＊肺炎の重症度の評価方法としてA- DROPシステム、CURB65というものがあり、基本的には市中肺炎（CAP：Community Acquired Pneumonia）で使用するが、重症度を考えるうえで参考になる。
＊院内肺炎はI-ROADで重症度を評価する。
＊市中肺炎は、細菌性肺炎と非細菌性肺炎で治療法が異なるため、鑑別が重要。
＊入院後48時間以降の肺炎を、院内肺炎（HAP：Hospital-Acquired Pneumonia）と考え、重症度分類はI-ROADを用いる。
＊医療介護関連肺炎は、NHCAP（Nursing and Healthcare-associated pneumonia）と呼ばれる。
＊認知症があれば肺炎のリスクは高くなる。

＊肺炎の起炎菌
<細菌性肺炎>
肺炎球菌、インフルエンザ桿菌、モラクセラ等
<非定型肺炎>
マイコプラズマ、クラミジア、レジオネラ等
<院内肺炎>
MSSA、MRSA、レンサ球菌、肺炎球菌、その他のグラム陽性球菌、緑膿菌、インフルエンザ桿菌、クレブシエラ、大腸菌、エンテロバクター、アシネトバクター、その他のグラム陰性桿菌
＊発熱、肺野浸潤影、膿性痰、血液ガス変化がそろえば、高い確率で肺炎。
＊人工呼吸管理中の肺炎は、ARDS（急性呼吸窮迫症候群）、心不全、無気肺との鑑別が難しく、CT を施行しても ARDS との鑑別は困難な場合もある。
＊高齢者の場合は、COPD による高二酸化炭素血症を伴っている場合もあり、酸素投与による呼吸停止（CO_2 ナルコーシス）には十分注意する。
＊低酸素血症は予後を悪くするため、酸素投与に躊躇する必要はないが、CO_2 ナルコーシスによる呼吸停止を考え、バッグバルブマスク等気道確保の準備をしておく。
＊誤嚥性肺炎は、口腔内細菌を誤嚥し肺胞に炎症を来したもので、高齢者、嚥下障害、消化管運動低下の患者に多く、一般の細菌性肺炎の起炎菌に加え、腸内細菌群も起炎菌となる。
＊誤嚥性肺炎は、胃液の誤嚥による無菌性の炎症で薬物中毒や術後等、意識レベルの低下した状態で嘔吐した場合に起こりやすく、重症化すると死亡率が高い（Mendelson（メンデルソン）症候群）。
＊誤嚥性肺炎のリスク因子として、口腔内不衛生、仰臥位での臥床、嚥下障害、咳嗽反射低下、意識障害、脳梗塞（特に大脳基底核）の既往等が挙げられる。
＊抗菌薬の投与期間は 7～10 日、あるいは解熱後 3 日、血液培養陽性の場合は、14 日間程度。
＊症状の改善が最も重要で、胸部 X 線写真の改善や CRP を目安にしない。
＊抗菌薬を開始しても症状の改善が認められない場合は、診断（そもそも肺炎か）、起炎菌、抗菌薬を見直す。
＊山羊音は、「イー」と発声させて聴診すると「メー」と聞こえる（胸水でも出現）。
＊肺炎の診断で入院してきても結核の可能性もあることは念頭に置いておく。
＊肺の含気が消失した状態を無気肺と呼び、肺炎が原因の事もあるが、肺炎の原因となることもある。
＊背側下葉は無気肺の好発部位であり、特に人工呼吸管理中はファーラー位を保つように心がける。
＊人工呼吸器関連肺炎予防には、VAP 予防バンドルを徹底する（P.191 参照）。
＊肺炎があれば胸水が出現してもおかしくはないが、その胸水が肺炎のものとは限らず、心不全やがん等ほかの疾患による胸水である可能性も念頭に置く。

● A-DROP システム

A	Age（男性:年齢70歳以上、女性:年齢75歳以上）
D	Dehydration （BUN：21mg/dl以上もしくは脱水有り）
R	Respiration （SpO$_2$：90％以下(PaO$_2$：60mmHg以下)）
O	Orientation（意識障害あり）
P	Pressure（収縮期血圧：90mmHg以下）

【評価】 ●軽　症：いずれも満たさない
　　　　●中等度：上記指標の１つもしくは２つ
　　　　●重　症：上記指標３つを満たす
　　　　●超重症：上記指標４つ、あるいは５つを満たす
　　　＊ただし、ショックがあれば一つでも超重症と評価
　　　0…外来
　　　1 or 2…外来または入院
　　　3…入院治療
　　　4 or 5…ICU入院

● CURB65

項目	評価
C	Confusion	意識変容
U	Urea(BUN)	>19mg/dl
R	Respiration	>30回/分
B	Blood pressure	<90／60mmHg
65		>65歳

【評価】　0～1点…死亡率1.5％ → 外来治療可
　　　　2点…死亡率9.2％ → 入院加療を検討
　　　　>3点…死亡率22％ → 入院

● I-ROAD（院内肺炎重症度分類）

項目	評価
I	Immunodeficiency	悪性腫瘍または免疫不全状態
R	Respiration	SpO$_2$＞90％を維持するためにF$_I$O$_2$＞35％を要する
O	Orientation	意識レベルの低下
A	Age	男性70歳以上 女性75歳以上
D	Dehydration	乏尿または脱水

【評価】　・上記項目が2項目以下
　　　　　1）CRP ≧ 20mg/dl
　　　　　2）胸部X線写真陰影のひろがりが一側肺の2／3以上
　　　　　　該当なし：軽症群（A群：死亡率12.1％）
　　　　　　該当あり：中等症群（B群：24.9％）
　　　　・上記項目が3項目以上：重症群（C群：40.8％）

●市中肺炎における細菌性肺炎と非定型肺炎の鑑別

1	年齢60歳未満
2	基礎疾患がない、あるいは軽微
3	頑固な咳がある
4	胸部聴診上所見が乏しい
5	痰がない、あるいは迅速診断法で原因菌が証明されない
6	末梢血白血球数が10,000/μl未満である

【評価】　6項目中4項目以上に合致した場合：非定型肺炎疑い
　　　　　6項目中3項目以下に合致した場合：細菌性肺炎疑い
　　　　　1〜5項目中3項目以上に合致した場合：非定型肺炎疑い
　　　　　1〜5項目中2項目以下に合致した場合：細菌性肺炎疑い

● VAP予防バンドル

1	手指衛生を確実に実施する
2	人工呼吸器の回路を頻回に交換しない
3	適切な鎮静・鎮痛をはかる(過鎮静を避ける)
4	人工呼吸器から離脱できるか、毎日評価する
5	人工呼吸中の患者を仰臥位で管理しない

● 起炎菌と主な治療

グラム染色	想定起炎菌	使用抗菌薬の一例
グラム陽性双球菌 (GPDC)	肺炎球菌	ABPC(ビクシリン®) 2g 6時間ごと ＊広域ペニシリン
グラム陰性小球桿菌 (GNCB)	インフルエンザ菌	CTRX(ロセフィン®) 2g 24時間ごと ＊セフェム系
グラム陰性双球菌 (GNDC)	モラクセラ カタラリス	ABPC／SBT(ユナシンS®) 1.5g 6時間ごと ＊広域ペニシリン
グラム陰性桿菌 (GNR)	クレブシエラ、 腸内細菌、 緑膿菌等	緑膿菌のカバー不要 CTRX(ロセフィン®) 2g 24時間ごと 緑膿菌のカバー必要 CFPM(マキシピーム®) 2g 8時間ごと ＊セフェム系 もしくは、 TAZ／PIPC(ゾシン®) 4.5g 6時間ごと

・感受性が判明したら速やかにde-escalation(P.275参照)
・VAPの場合は、TAZ／PIPC(ゾシン®)、VCM(バンコマイシン®)、LZD(ザイボックス®)、GM(ゲンタシン®)、LVFX(クラビット®)を考慮

●喀痰グラム染色・喀痰培養における喀痰評価

＊膿性部分が少ないと評価に値しないため、P1以上の痰が望ましい。

喀痰の肉眼的品質評価(Miller&Jones)	
M₁	唾液、完全な粘性痰
M₂	粘性痰の中に膿性痰が少量含まれる
P₁	膿性痰で膿性部分が1／3以下
P₂	膿性痰で膿性部分が1／3～2／3
P₃	膿性痰で膿性部分が2／3以上

群	Gecklerらによる喀痰の分類と培養の意義		
	細胞数(1視野当たり)		Gecklerらの判定
	上皮細胞	好中球	
1	>25	<10	−
2	>25	10～25	−
3	>25	>25	−
4	10～25	>25	＋
5	<10	>25	＋＋
6	<25	<25	−～＋＋

〈参考引用文献〉
1) **内科レジデントの鉄則（第2版）** 聖路加国際病院内科チーフレジデント編
   医学書院；93～101・2012
2) **内科レジデントマニュアル（第8版）** 聖路加国際病院内科チーフレジデント編
   医学書院；176～187・2013
3) **ジェネラリストのための内科診断リファレンス** 上田剛士 著 医学書院；507～523・2014
4) **高齢者診療で身体所見を強力な武器に知るためのエビデンス** 上田剛士 著 Signe；15～19・2014
5) **内科診療ストロングエビデンス** 谷口俊文 著 医学書院；258～265・2014

② 気管支喘息かな？慢性閉塞性肺疾患（COPD）かな？と思ったら！

気管支喘息と慢性閉塞性肺疾患（COPD：Chronic Obstructive Pulmonary Disease）は、どちらも閉塞性肺疾患であり、気道の炎症および狭窄という特徴を持つ。また高齢喫煙者の場合は両疾患を合併していることも少なくない。治療方法も共通点が多く、同時に理解するとよい。

●気管支喘息・COPD を考える症状

主訴	□喘鳴（ぜんめい）　□呼吸困難　□意識レベル低下
発症様式	□突然　□早朝　□夜間　□労作時
既往歴／併存症	<喘息> □アトピー　□慢性気管支炎　□アレルゲン（食餌、ハウスダスト、アスピリン等の薬物）の曝露　□アドヒアランス不良 <COPD> □喫煙歴　□受動喫煙歴　□職歴（塵肺）　□労作時歩行困難

●気管支喘息・COPD を考える身体所見

□ウィーズ　□サイレントチェスト（重症）　□るい痩（COPD、慢性化した喘息）
□樽状胸郭　□気管短縮（COPD）　□チアノーゼ　□呼吸補助筋の使用
□奇異呼吸　□フーバー徴候　□鎖骨上窩の陥没　□呼気延長
□口すぼめ呼吸（COPD）　□過共鳴音（打診）　□肺胞呼吸音低下
□心窩部心尖拍動

●気管支喘息・COPD を疑った場合の SBAR の例

〇〇で入院中の〇〇歳、〇性ですが、〇〇時頃より、呼吸困難を訴えおります。吸気呼気でウィーズが聴取でき、呼吸数は 20 回、呼気延長があります。既往に喘息がありますが薬は自己判断で 3 か月前より止めているようです。SpO$_2$ が 90% を下回っておりますので早急に診察をお願いします。また採血や画像検査等が必要であれば指示をお願いします。

●気管支喘息・COPDを考える検査所見

□ピークフロー（PEF：努力性最大呼気流量）　日内変動　20％以上
□呼気NO（一酸化窒素）テスト（≧22ppbで喘息を示唆、37ppb喘息を強く示唆）
□血液ガス　Ⅱ型呼吸不全、HCO_3^-増加 → COPD

●気管支喘息・COPDを考える画像所見
●胸部単純X線撮影
< COPD >
　□肺野透過性亢進　□滴状心　□横隔膜平坦化　□肋間腔の開大
●呼吸機能検査
　閉塞性肺疾患　％肺活量（＞80％：正常）、1秒率（＜70％：低下）

●主な初期対応
①必要に応じて気道確保、酸素投与、気管挿管による呼吸管理
②気道の炎症が原因で気道閉塞が出現している状態であるため、抗炎症及び気管支拡張を行う。
＜喘息＞
　1）抗炎症薬（ステロイドの吸入もしくは全身投与）
　2）気管支拡張薬（$β_2$刺激薬）
　3）ロイコトリエン受容体拮抗薬
＜ COPD ＞
　1）気管支拡張薬
　2）抗炎症薬（ステロイドの吸入もしくは全身投与）
●気道炎症の解除 → 抗炎症薬
・ステロイド
・抗アレルギー薬…ロイコトリエン拮抗薬：モンテルカスト（シングレア®、キプレス®）、クロモグリク酸（インタール®）
●気道閉塞の解除 → 気管支拡張薬
・$β_2$刺激薬、テオフィリン製剤、抗コリン薬
●発作時…リリーバー：ステロイド（吸入、静注）

SABA：サルブタモール（ベネトリン®、サルタノール®）、プロカテロール（メプチン®）
●非発作時…コントローラー：
　ICS + LABA：フルチカゾン＋サルメテロール（アドエア®）、ブデソニド＋ホルモテロール（シムビコート®）
　ICS：フルチカゾン（フルタイド®）、
　ベクロメタゾン（キュバール®）、ブデソニド（パルミコート®）
　LABA：サルメテロール（セレベント®）、ツロブテロール（ホクナリンテープ®）
・ICS（Inhaled Cortico Steroid）：吸入ステロイド
・SABA（Short-Acting Beta 2 Agonist）：短時間作用型β_2刺激薬
・LABA（Long-Acting Beta 2 Agonist）：長時間作用型β_2刺激薬
＊吸入ステロイドは、直接作用型であるため少量で済み副作用も少ないが、確実性が乏しい。
＊静注ステロイドは、確実に投与できるが投与量が増えるため副作用のリスクが増大する。
● COPD には、長時間作用型の抗コリン薬であるチオトロピウム（スピリーバ®）、グリコピオニウム（シーブリ®）が適応となっており、喘息を合併している場合は優れた気管支拡張効果や増悪抑制効果が期待できる。
●抗コリン薬（副交感神経遮断による気管支拡張）：
・短時間作用型ムスカリン拮抗薬（抗コリン薬）
　（SAMA：Short-acting muscarinic antagonist）
　イプラトロピウム：アトロベント®、オキシトロピウム：テルシガン®
・長時間作用型ムスカリン拮抗薬（抗コリン薬）
　（LAMA：Long-acting muscarinic antagonist）
　チオトロピウム：スピリーバ®、グリコピオニウム：シーブリ®
●キサンチン誘導体（テオフィリン製剤）は、嘔気やテオフィリン中毒を高率に起こすため、ルーティンには使用しない。

●理解を深める予備知識

＊気管支喘息は可逆性、COPDは非可逆性の気流閉塞。
＊気管支喘息は、可逆性（治療により元に戻る）の気道狭窄と気道過敏症の亢進があるが、長期に及ぶと気道リモデリングにより非可逆的な気流制限と持続的な気道過敏症の亢進により難治化する。
＊COPDは、慢性気管支炎型と肺気腫型があり（あるいは両者）、1秒率が70％以下に低下している状態。
＊慢性化した気管支喘息とCOPDの合併は少なくなく、COPDの診断が付いていても、発作性の呼吸困難や夜間、早朝の咳嗽、好酸球の増加等、喘息の所見が認められれば喘息の合併を考える。
＊気管支喘息の管理は、GINA（Global Initiative for Asthma）分類が用いられる。
＊鑑別（除外）診断として、心不全、気胸、肺炎、上気道閉塞（気道異物：ストライダー聴取）、GERD（逆流性食道炎）等が挙げられる。
＊心不全と喘息の鑑別が難しい場合は、呼気NOテストが役立つ（好酸球性の炎症による酵素活性を評価）。
＊軽症の喘息では、呼気時にウィーズ聴取、さらに悪化すると呼気時吸気時両方でウィーズ聴取、さらに重症化すると気道の完全閉塞によりウィーズすら聞こえなくなることがあり（サイレントチェスト）、ウィーズが聞こえない＝喘息を否定ということにはならず、気管支拡張薬を使用して薬効が認められるとウィーズを聴取できるようになる。
＊肺炎の合併も十分に考える必要があり、感染を合併している場合は、抗菌薬投与。
＊急性増悪の基本的な治療は、ABC（Antibiotics：抗菌薬、Bronchodilators：気管支拡張薬、Corticosteroids：ステロイド）。
＊COPD増悪の原因として細菌感染が半数を占め、起炎菌としては、モラクセラ、肺炎球菌、インフルエンザ桿菌が多い。
＊COPDの予後を改善できる因子は、禁煙と酸素療法のみ。
＊閉塞性換気障害は、肺活量は低下しないが1秒率が低下する（一気に呼出することができないものの、ゆっくりであれば呼出できる）。
＊PaO_2が低下して酸素投与を行う場合は、$PaCO_2$の貯留があると（Ⅱ型呼吸不全）CO_2ナルコーシスで呼吸停止を来たすため、酸素投与を行う場合は気道確保の準備を行う（低酸素血症は脳の不可逆的な障害の原因となるため酸素投与には躊躇しない）。
＊アスピリン喘息患者では、コハク酸アレルギーを避けるためにリン酸エステルのリンデロンあるいはデカドロンを使用。
＊交感神経が緊張すると気道が拡張するため、交感神経刺激薬を使用する（β_2が特異的）。
＊高齢初発の喘息もありうる。

＊アスピリン喘息とは、アスピリン内服後に発症する喘息であるが、アスピリン以外のNSAIDsでも出現する（アセトアミノフェン：カロナール®）は、比較的安全。
＊喘息重積発作は換気ができなくなることもあるため、気管挿管による気道確保も念頭に置く。
＊フーバー徴候とは、下位側胸部が横隔膜平坦化のため、吸気時に横隔膜収縮により奇異性に内側に動くこと。
＊高齢者のⅡ型呼吸不全の原因は、気管支喘息もありうるが、COPDが圧倒的に多く、次いで心不全が多い。
＊喫煙の暴露歴（受動喫煙含む）の既往があればCOPDが強く疑われる（るい痩であることが多い）。
＊呼吸困難出現時は、座位や半座位、口すぼめ呼吸を勧める。

● GINA (Global Initiative for Asthma) 分類

Step1	Step2	Step3	Step4	Step5
喘息治療に関する教育、環境のコントロール、吸入手技の確認、アドヒアランスの確認				
短時間作用性β₂刺激薬の頓用				
管理薬の選択	1つ選択	1つ選択	1つ以上を追加	1つまたは両方追加
	低容量ICS	低容量ICS+LABA	中／高容量ICS+LABA	経口ステロイド
	ロイコトリエン受容体拮抗薬	中／高容量ICS	ロイコトリエン受容体拮抗薬	抗IgE治療
		低容量ICS+ロイコトリエン受容体拮抗薬	テオフィリン徐放製剤	
		低容量ICS+テオフィリン徐放製剤		

●喘息発作重症度分類

	軽度	中等度	重度	呼吸停止切迫
呼吸困難	歩行時 横になれる	会話時 座位を好む	安静時 前屈みになる	
話し方	一文区切り	句で区切る	一語区切り	
意識状態	興奮することあり	たいてい興奮	たいてい興奮	傾眠 または錯乱
呼吸数	増加	増加	>30／分	
呼吸補助筋の使用および胸骨上部陥没	通常無し	通常あり	通常あり	同調性の胸部腹部運動
喘鳴	中程度、呼気終末	大きい	通常大きい	喘鳴なし（サイレントチェスト）
脈拍数／分	<100	100〜120	>120	
奇脈	なし	見られることがある	見られることが多い	見られない場合は呼吸筋疲労を示す
初回の気管支拡張薬投与後のPEF予測値に対する割合(%)	>80%	60〜80%	<60%	
SpO_2 (Room air)	>95%	90〜95%	<90%	
PaO_2 (Room air)	正常	>60mmHg	<60 mmHg	
$PaCO_2$ (Room air)	<45mmHg	<45 mmHg	>45 mmHg	

Memo

● COPD 分類

Ⅰ	軽度の気流閉塞	%FEV1 ≧ 80%
Ⅱ	中等度の気流閉塞	50% ≦ %FEV1 < 80%
Ⅲ	高度の気流閉塞	30% ≦ %FEV1 < 50%
Ⅳ	極めて高度の気流閉塞	%FEV1 < 30% or %FEV1 < 50% かつ慢性呼吸不全合併例

●肺気腫の慢性期の治療

	標準分類		治療
0: at risk	呼吸機能検査正常	慢性症状のみ	インフルエンザワクチン、禁煙
Ⅰ: mild	FEV1/FVC<70%	予測値の80%≦ FEV1	＋必要に応じてSABA
Ⅱ: moderate		50%≦FEV1< 80%	＋抗コリン薬／β作動薬／テオフィリン製剤のうち、どれか一つ
Ⅲ: severe		30%≦FEV1< 50%	再発性急性増悪（3回／年程度）があればICS
Ⅳ: very severe		FEV1<50＋慢性呼吸不全もしくはFEV1<30%	＋慢性呼吸不全があればHOT（外科的治療考慮）

● Fletcher-Hugh-Jones 分類
（慢性呼吸器疾患患者の呼吸困難の程度）

1度	正常	同年齢の健康者と同様に仕事ができ、歩行、階段の昇降も健康者と同様
2度	軽度	平地では同年齢の健康者と同様に歩けるが、坂や階段は健康者とは同様には登れない
3度	中等度	平地でも健康者と同様な歩行はできないが、自分の歩調なら約1.6km以上歩ける
4度	高度	休みながらでなければ、50m以上歩けない
5度	非常に高度	話したり、衣服を脱いだりするだけで息切れがし、そのために外出もできない

● MMRC (Modified Medical Research Council) 息切れ質問票

Grade0	息切れを感じない
Grade1	強い労作で息切れを感じる
Grade2	平地を急ぎ足で異動する、または緩やかな坂を歩いて登るときに息切れを感じる
Grade3	平地歩行でも同年齢の人より歩くのが遅い、または自分のペースで平地歩行をしていても息継ぎのため休む
Grade4	約90m程度歩行した後、息継ぎのため休む、または数分間平地歩行した後、息継ぎのため休む
Grade5	息切れがひどくて外出ができない、または衣服の着脱でも息切れがする

〈参考引用文献〉
1) 内科レジデントマニュアル(第8版) 聖路加国際病院内科チーフレジデント編
   医学書院；144～151・2013
2) 治療薬 UP-TO-DATE2014 矢崎義雄 著 メディカルレビュー社；393～402・2014
3) ジェネラリストのための内科診断リファレンス 上田剛士 著 医学書院；525～534・2014
4) 高齢者診療で身体診察を強力な武器にするためのエビデンス 上田剛士 著 Signe；61～63・2014
5) 内科診療ストロングエビデンス 谷口俊文 著 医学書院；10～18・2014
6) 内科救急診療指針 日本内科学会認定医制度審議会 日本内科学会；116～122・2011
7) ホスピタリストのための内科診療フローチャート 髙岸勝繁 著 シーニュ；84～103・2016
8) 総合内科病棟マニュアル 筒泉貴彦、山田悠史、小坂鎮太郎 著
   メディカルサイエンスインターナショナル；85～95・2017

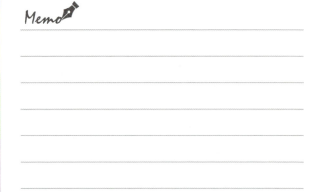

4. 循環器系疾患

① 急性冠症候群かな？と思ったら！

　冠動脈における粥腫の破裂とそれに引き続き生じる急激な血栓形成により、冠動脈の血流障害を来たしている状況で、血流が完全に途絶してないものを不安定狭心症と呼び、血流が完全に途絶し、心筋傷害を来たしているものを心筋梗塞と呼ぶ。不安定狭心症から心筋梗塞、心臓突然死までは連続した病態であり、これらを急性冠症候群と総称する。つまり急性冠症候群≒心筋梗塞であり、＝心筋梗塞ではない。

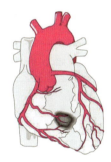

●急性冠症候群を考える症状

主訴	□胸痛　□心窩部痛　□背部痛・腰痛　□咽頭痛　□悪心嘔吐 □意識障害
発症様式	□突然 □高齢者・糖尿病・女性では痛みが非定型的な場合がある（無症候性心筋虚血）
既往歴／併存症	□高血圧　□脂質異常症　□動脈硬化　□糖尿病　□喫煙 □肥満　□家族歴

●急性冠症候群を考える身体所見

□苦悶表情　□冷汗　□放散痛(右肩、左肩、後頸部、背部、腰部)　□頸静脈怒張
□心音：Ⅲ音・Ⅳ音　□心雑音　□コースクラックル　□徐脈　□血圧低下
□SpO₂低下　□頻呼吸

●急性冠症候群を疑った場合の SBAR の例

　○○で入院中の○○歳、○性ですが、○○時より、突然の 10 ／10 胸痛を訴えており、苦悶表情、冷感を認めます。既往歴に心筋梗塞があり、アスピリン等を服用中、意識は保たれており、バイタルサインは (異常値のみ報告)、急性冠症候群を疑って 12 誘導心電図をとったところ、V₁₋₄ で明らかな ST 上昇を認めました。至急診察をお願いします。また採血や画像検査等が必要であれば指示をお願いします。

●急性冠症候群を考える検査所見

□白血球上昇　□CRP上昇
□心筋逸脱酵素(AST、LDH、CK、CK-MB、D-ダイマー)の上昇
□トロポニンT(I)陽性　□H-FABP(ラピチェック®)陽性

●急性冠症候群を考える画像所見

●心電図
◆心筋梗塞を考える心電図異常
□異常 Q 波　□ST 異常
□R 波減高 (Poor R progression)
□T 波増高　□陰性 T 波　□脚ブロック
□心室性期外収縮
　(多発性、多形性、連発、段脈、ショートラン、R on T)
□洞不全症候群　□Ⅱ度房室ブロック (Mobiz Ⅱ)
□Ⅲ度房室ブロック　□心室頻拍　□心室細動

V1-3 の異常 Q 波、R 波減高、ST 上昇を認める心電図所見

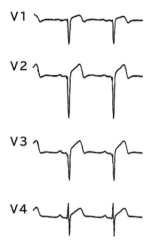

ST 上昇を伴うⅢ度房室ブロックを認めるモニター心電図

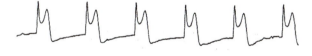

◆12誘導と梗塞部位

異常の見られる誘導	部位	責任血管	備考
Ⅱ、Ⅲ、aVF	左室下壁	右冠動脈（RCA）	・徐脈（洞不全症候群、房室ブロック）に注意 ・右冠動脈病変の場合は大動脈解離の除外が必要（抗血小板薬禁忌） ・V1のST上昇は右室梗塞を示唆する所見であり、右側胸部誘導も測定（V$_{3R}$〜V$_{6R}$） ・右側胸部誘導で心電図異常が認められた場合は、右室梗塞が疑われ硝酸薬・モルヒネは禁忌
V$_{1-4}$	左室前壁	前下行枝（LAD）	・左室心筋への血液供給の責任血管であり、左室低心拍出量症候群となり、循環動態が破綻しやすい
V$_5$、V$_6$、Ⅰ、aV$_L$	左室側壁	回旋枝（LCX）	ST変化が検出しにくい
aVR	左室広範	左冠動脈主管部（LMT）	・右脚ブロック＋左軸偏位でもLMT病変を疑う ・死亡率高く、補助循環が必要となることが多い

＊必ずしも上記の誘導で異常となるわけではないが大まかな参考にはなる。

＊解剖学的に連続する二つの誘導でSTが上昇している場合は有意と考える（Ⅱ＋aV$_F$、V$_2$＋V$_3$等）。

●否定はできないが、心筋梗塞を考えにくい心電図異常
・広範誘導でのST上昇　　→　心膜炎
・上昇していたSTの正常化　→　冠攣縮性狭心症

＊ST低下を見た場合は、鏡像（ミラーイメージ）を見ている可能性があり、対側の誘導にわずかなST異常が認めることがある。

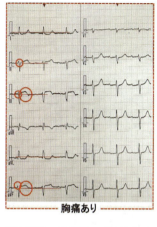

──胸痛あり──

● II、III、aVF
　ST上昇、R波減高
● I、aVL
　ST低下（下壁の鏡面像）
＊入院中に胸部症状を訴え、心電図で虚血性変化を認め、緊急冠動脈カテーテル検査（CAG）で右冠動脈に99%狭窄病変を確認、冠動脈形成術（PCI）を施行。
＊看護師に求められることは、この心電図を「正常」と判断しないこと。

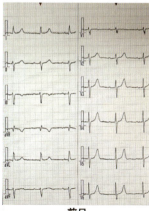

前日

●冠動脈分布

右冠動脈(RCA) 1〜4		
1	洞結節枝 (SN)	
2	円錐枝 (CB)	
	右室枝 (RVB)	
3	鋭角枝 (AM)〔右外縁枝〕	
4AV	房室結節枝 (AVN)	
4PD	後下行枝 (PD)〔後室間枝〕	

左冠(状)動脈(LCA) 5〜15	
5	左冠(状)動脈主幹部 (LMT)

左前下行枝 (LAD) 6〜10	
6	前2/3
7	第1対角枝 (D₁)
8	中隔穿通枝 (SEP) 後1/3
9	第1対角枝 (D₁)
10	第2対角枝 (D₂)

左回旋枝 (LCX) 11〜15	
11	
12	鈍角枝 (OM)〔左外縁枝〕
13	
14	後側壁枝 (PL)
15PD	後下行枝 (PD)〔後室間枝〕

206

●冠動脈の灌流領域（乳頭筋レベル）

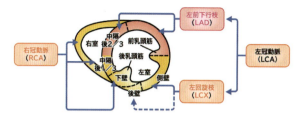

＊心電図でST上昇があり、責任血管と対応する心筋に壁運動の低下があればその部位での心筋梗塞がかなり疑わしくなる。

●胸部X線写真

□心拡大　□肺水腫（肺野浸潤影、蝶形陰影、カーリーBライン）
□気胸除外　□皮下気腫除外

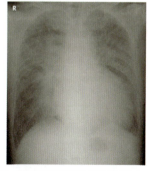

＊心筋梗塞単独では、胸部単純X線写真に異常は出現しないが、心不全を合併し心原性肺水腫となることがある。

●心エコー
□壁運動低下　□僧房弁逸脱（乳頭筋断裂）　□心のう液貯留

●鑑別疾患　赤字は、緊急性の高い疾患
心血管：**大動脈解離、大動脈瘤破裂**、心膜炎、たこつぼ型心筋症、
　　　　大動脈弁狭窄症（重症）、心タンポナーデ、肺高血圧症
呼吸器：**肺血栓塞栓症**、気胸（**緊張性**）、胸膜炎
消化器：**食道破裂**、逆流性食道炎、消化管潰瘍、胆嚢炎、胆管炎、
　　　　膵炎
その他：心因性、帯状疱疹

●主な初期対応・治療方針
①急性冠症候群を疑う胸痛その他の症状があったら10分以内に標準12誘導心電図
②MONA（Morphine Oxygen Nitrate Aspirin）
　（1）酸素投与
　　　　低酸素血症もしくは呼吸困難があれば開始
　（2）硝酸薬
　　　　低血圧等の禁忌が無ければ舌下投与、続いて静脈投与開始
　（3）モルヒネ
　　　　1～5mg 静脈内投与、低血圧、呼吸抑制、嘔吐に注意
　（4）抗血小板薬
　　　　アスピリン（バイアスピリン®）　100mg　2錠
　　　　（噛み砕いて服用：早期の薬効出現が期待できる）
　　　　クロピドグレル（プラビックス®）　75mg　4錠
③採血（血算、生化、凝固系、感染症等）、静脈路確保
④Door to Balloon Time（救急外来入室から冠動脈拡張までの時間）90分以内を目指し、可能な限り素早くカテーテル室への入室を目指す。

●左前下行枝（#6　100％閉塞）

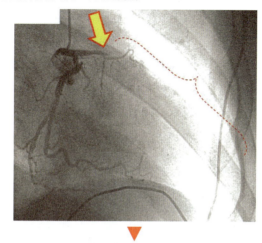

●再灌流療法後

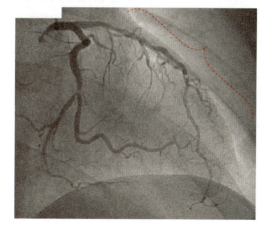

●理解を深める予備知識

＊Braunwald 分類（P.212 参照）を確認することで患者急変リスクの階層化に役立つ。
＊不安定狭心症と急性心筋梗塞を包括した概念が急性冠症候群（ACS：Acute coronary syndrome）。
＊STの上昇している心筋梗塞を STEMI（ST elevation myocardial infarction）と呼ぶ。
＊STの上昇していない心筋梗塞を NSTEMI（non-ST elevation myocardial infarction）と呼ぶ。
＊NSTEMI及び不安定狭心症（UAP：Unstable Angina Pectoris）をNSTE-ACSと呼ぶ。
＊ACS、STEMI、NSTEMI、NSTE-ACS全てに共通していることは、冠動脈における粥腫の破綻であり、全て急変あるいは死亡するリスクがある。

＊ACSの分類

診断	UAP	NSTEMI	STEMI
	NSTE-ACS		
典型的な症状	徐々に増悪する胸痛で安静時にも症状が出現するが、STEMIに比べると短時間		安静時にも胸痛が持続し、長時間
心電図	ST低下、あるいは陰性T波		ST上昇
心筋逸脱酵素	陰性	陽性	

＊右冠動脈の心筋梗塞（右室梗塞（V4R、V5RでのST上昇）、下壁梗塞（Ⅱ、Ⅲ、aVF）が疑われた場合は、エコーもしくは、造影CTで大動脈解離（上行大動脈）の否定が必要。
＊低酸素血症ではないACSに対して酸素投与を行うことは、冠動脈血流速度の低下や冠血管抵抗増大の報告もある。
＊拡張期雑音を伴う場合は、大動脈解離の除外が必要。
＊右室梗塞は、前負荷が心拍出量の維持に重要な因子であり、硝酸薬やモルヒネには静脈拡張作用があるため禁忌である（前負荷が減少）。
＊抗血小板療法／抗凝固療法を行う上で、消化管潰瘍や痔核の有無は出血リスクが増すため確認が必要。
＊心筋梗塞は、とにかく除外診断が難しい、胸部不快、嘔吐、徐脈等、何らかの症状が出現している場合は、わずかな心電図変化でも有意ととる。
＊生命に危険を及ぼす胸痛は、心筋梗塞以外（大動脈解離、緊張性気胸、肺血栓塞栓症、特発性食道穿孔）にも存在するため、他の疾患の鑑別も重要。
＊酵素の中で最も反応が速いのがCKであり、CKの上昇を見た場合は必ずしも心筋梗塞とは限らないものの、心筋梗塞の可能性は高くなり、さらに正常化も速いため心筋傷害のよいマーカーとなる。

＊トロポニンが陽性であれば、心筋梗塞を疑うことができるが心不全による心内膜下の虚血や腎機能障害でも上昇するため確定診断とはならない。
＊トロポニンは上昇まで2〜4時間を要するため、陰性でも心筋梗塞を除外することはできない。
＊不安定狭心症が先行した場合、すべての心筋逸脱酵素は基準値を示すため、心筋傷害は除外できるがACSは除外できず、継時的な心電図もしくは心筋逸脱酵素のモニタリングが必要。
＊回旋枝領域（LCX）は、心電図変化が出にくい。
＊急性冠症候群の主な合併症には、不整脈（心室性期外収縮（単元性、多形性、ショートラン、RonT）、洞不全症候群、Ⅱ度房室ブロック（MobizⅡ）、Ⅲ度房室ブロック、心室頻拍、心室細動）、心タンポナーデ、左室低心拍出量症候群、心室中隔穿孔、心室瘤、乳頭筋断裂（僧房弁逆流）、心破裂等がある。
＊洞不全症候群や房室ブロックを発見した場合は、急性冠症候群の存在を強く疑う。
＊循環動態が安定していたとしても、合併症の出現により一瞬で急変する可能性がある。
＊急性期を過ぎた心筋梗塞（亜急性心筋梗塞：RMI：Recent Myocardial Infarction）は、血行再建のできていない心筋梗塞であり、急変のリスクは極めて高いと考えておく。
＊初療においては急性心筋梗塞と臨床上の区別ができないが、冠動脈に器質的異常がなければ冠攣縮性狭心症を考える。
＊初療においては急性心筋梗塞と臨床上の区別ができないが、冠動脈に器質的異常がなく、左室収縮がたこつぼ様であればたこつぼ型心筋症であり、重篤化する場合もあるが軽症であれば安静のみで治癒する。
＊たこつぼ型心筋症はストレスによる心負荷が誘因となるため、家庭や震災等でストレスの現病歴を確認。
＊ACSを示唆する異常心電図は、異常Q波、R波減高、ST異常、T波異常であり、これらを見逃さない。
＊異常Q波の定義は、R波の高さ1／4以上の陰性Q波。
＊心電図判読の基本は、前回との比較。
＊陰性T波は、過去の心筋梗塞を示していることがあり、未治療の場合は亜急性心筋梗塞（RMI）の可能性があり要注意。
＊造影剤使用時は腎機能を必ず確認（BUN、CRE、eGFR）、時間に余裕がなければスタットセンサーi®が便利。
＊心筋梗塞の否定は極めて難しいが、胸痛の患者に遭遇したら、心筋梗塞を考え、12誘導心電図、モニター心電図、救急カート、除細動の準備等、急変に備える。
＊下肢の浮腫があれば、深部静脈血栓症による肺塞栓症が鑑別に上がる。
＊血圧の左右差、上下肢差があれば大動脈解離を疑う。
＊乳酸値が高値（1.5mmol/L）であった場合、心筋梗塞であっても無くても重篤な病態を示唆していることが多い。

＊確定も除外もできない場合は、TIMI リスク評価を参考にするとよい。
＊除外できない場合は、冠動脈 CT による冠動脈の評価は有用であるが、カテーテルによる血管造影よりも被曝量も造影剤の使用量も多いということは理解しておく必要がある。
＊冠疾患危険因子：高血圧、糖尿病、喫煙歴、脂質異常症、家族の既往、脳梗塞の既往等。
＊前頭部禿頭、頭頂部禿頭、耳介の皺（しわ）、眼瞼黄色腫は、虚血性心疾患、心筋梗塞、死亡率と関連があり、50 代でこれら 3 つ以上の所見があれば、全くない 70 代に比べ、リスクが高い。
＊老いて見えれば、健康的でない可能性が高い。

●不安定狭心症の分類（Braunwald 分類）

重症度	
ClassⅠ	新規発症の重症型または増悪型狭心症 ・最近 2 カ月以内に発症した狭心症 ・1 日に 3 回以上発作が頻発するか、軽労作にても発作が起きる増悪型労作狭心症、安静狭心症は認めない
ClassⅡ	亜急性安静狭心症 ・最近 1 カ月以内に 1 回以上の安静狭心症があるが、48 時間以内に発作を認めない
ClassⅢ	急性安静狭心症 ・48 時間以内に 1 回以上の安静時発作を認める
臨床状況	
Class A	二次性不安定狭心症（貧血、発熱、低血圧、頻脈等の心外因子により出現）
Class B	一次性不安定狭心症（Class A に示すような心外因子のないもの）
Class C	梗塞後不安定狭心症（心筋梗塞発症後 2 週間以内の不安定狭心症）
治療状況	
1）	未治療もしくは最小限の狭心症治療中
2）	一般的な安定狭心症の治療中（通常量のβ遮断薬、長時間持続硝酸薬、Ca 拮抗薬）
3）	ニトログリセリン静注を含む最大限の抗狭心症薬による治療中

＊誘因のない新規発症の患者の場合はⅠ-B-1 と記載。

● TIMIリスクスコア

TIMIリスクスコアに含まれる項目	14日間の心血管事故発生率 (死亡、心筋梗塞の発生、 血行再建を要する再虚血)		
(1) 65歳以上 (2) 冠危険因子 3つ以上 (3) 50%以上の冠動脈狭窄の既往 (4) 入院時心電図でST変化 (5) 24時間以内に2回以上の狭心症発作 (6) 過去7日以内のアスピリンの服用 (7) 心筋バイオマーカーの上昇	Score≦1	4.7%	低リスク
	Score2	8.3%	
	Score3	13.2%	中リスク
	Score4	19.9%	
	Score5	26.2%	高リスク
	Score≧6	40.9%	

● ACC／AHA 初期治療選択のガイドライン

早期血行再建	①薬物抵抗性胸痛 ②心電図変化（ST変化又は新規脚ブロック） ③血中トロポニン値上昇 ④急性心不全又は低血圧 ⑤致死性不整脈 ⑥6か月以内の経皮的冠動脈インターベンション ⑦冠動脈バイパスの既往 ⑧左室駆出率＜40% ⑨心臓負荷試験　中等度以上のリスク ＊1項目でもあれば、早期の血行再建を考慮する
待機的血行再建	①低リスク症例 ②腎不全、出血、患者の同意が得られない等

● キリップ分類（心筋梗塞における心不全分類）

分類	所見	死亡率
Ⅰ度	心不全症状なし	6%
Ⅱ度	軽度～中等度心不全、Ⅲ音聴取、背側下肺野でラ音聴取、頸静脈怒張	17%
Ⅲ度	高度心不全（肺水腫）、50%以上の肺野でラ音聴取	38%
Ⅳ度	心原性ショック（SBP ＜ 90mmHg、尿量減少、皮膚湿潤、冷感、チアノーゼ、意識障害）	81%

●フォレスター分類（左室機能低下を主とした心不全分類）

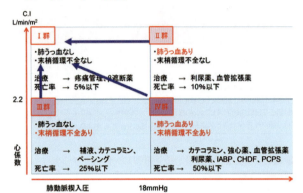

〈参考引用文献〉
1) 循環器内科ゴールデンハンドブック（第2版）榊原守、田口淳一 著　南江堂；100〜119・2008
2) INTENSIVIST　急性冠症候群（Vol.5・No.1）香坂俊 著
　　メディカルサイエンスインターナショナル；1〜4・2013
3) 内科レジデントの鉄則（第2版）聖路加国際病院内科チーフレジデント編
　　医学書院；45〜57・2012
4) 内科救急見逃し症例カンファレンス　長谷川耕平、岩田充永 著　医学書院；117〜123・2012
5) INTENSIVIST ACSの薬物療法2（Vol.5・No.1）上月周、平岡栄治 著
　　メディカルサイエンスインターナショナル；83〜87・2013
6) ジェネラリストのための内科診断リファレンス　上田剛士 著　医学書院；205〜216・2014
7) 高齢者診療で身体所見を強力な武器にするためのエビデンス　上田剛士 著　Signe；3〜5・2014
8) 総合内科病棟マニュアル　筒泉貴彦、山田悠史、小坂鎮太郎 著
　　メディカルサイエンスインターナショナル；5〜14・2017

② 大動脈解離かな？と思ったら！

　問診や身体所見だけで心筋梗塞なのか大動脈解離なのかを判断するのは難しいが、早期発見という観点では基本的には急性冠症候群と同じ心構えとなるため、大動脈解離の特徴的な部分をこの章で取り上げる。大動脈解離であった場合、対応が遅れると死亡する恐れが高いことを忘れてはならない。

●大動脈解離を考える症状

主訴	□胸痛　□背部痛　□腹痛　□下肢痛　□裂けるような痛み □痛みの移動　□失神　□片麻痺　□対麻痺　□神経学的症状 □呼吸困難　□四肢のしびれ・冷感 ＊解離血管によって出現する症状は様々
発症様式	□突然
既往歴／ 併存症	□高血圧　□喫煙歴　□低アルブミン血症　□マルファン症候群 □脂質異常症　□胸部大動脈瘤の指摘

●大動脈解離を考える身体所見

□血圧の左右差・上下肢差　□頸動脈拍動減弱

●大動脈解離を疑った場合のSBARの例

　〇〇で入院中の〇〇歳、〇性ですが、〇〇時より、突然の胸背部痛を訴えており、血圧の左右差が見られます。既往歴に〇〇があり、意識レベルは、〇〇（JCSもしくは、GCS）、バイタルサインは（異常値のみ報告）であり、大動脈解離を疑って報告しましたので診察をお願いします。また採血や画像検査等が必要であれば指示をお願いします。

●大動脈解離を考える検査所見

心電図：□正常　□非特異的ST変化　□Dダイマー　≧10μg/ml

●大動脈解離を考える画像所見

●胸部単純X線写真
□縦隔の拡大（≧8cm）
□気管分岐部レベルでの椎体中央と大動脈陰影左縁の距離の延長
　（≧5cm）
□心胸郭比増大

●エコー
□大動脈フラップ　□大動脈弁閉鎖不全　□心嚢液貯留

● 胸腹部造影 CT

□偽腔の有無

＊所見がはっきりしているのに CT で指摘しにくい場合は、急性血栓閉塞型、限局した解離、大動脈分枝の解離、脊髄硬膜血腫等が考えられる。

●主な初期対応

①必要に応じて気道確保、静脈路確保、採血（緊急手術を考慮し、血算、生化学、凝固、血型、クロスマッチ、感染症等）
②胸部単純 X 線撮影、心電図、心エコー、血圧測定（四肢）
③解離の進展を防ぐために速やかに降圧
　　ニトログリセリン（ミリスロール®）1～5 μg/kg／分
　　ジルチアゼム（ヘルベッサー®）5～15 μg/kg／分
　　プロプラノール 1mg／分以下：インデラル®　等
④胸部～骨盤　造影 CT

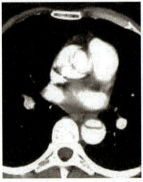 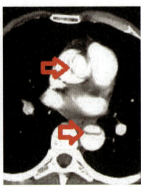

↑上行大動脈と下行大動脈に解離腔が確認できる。

⑤診断が付けば
　　スタンフォード A 型：人工血管置換術
　　スタンフォード B 型：保存療法、ステントグラフト内挿術
＊急変のリスクが極めて高く、状況に応じての対症療法が必要。

●理解を深める予備知識

＊冠状動脈及び脳への血管を巻き込む恐れのある上行大動脈の解離であるスタンフォードA型が特に重要。
＊上行大動脈から下行大動脈、あるいは下肢まで解離が進展すると、冠状動脈、腕頭動脈、左総頸動脈、左鎖骨下動脈、アダムキュービッツ動脈、腹腔動脈、腎動脈、上腸間膜動脈、総腸骨動脈と言った主要血管を巻き込み、症状も多彩で重症化しやすい。

スタンフォード分類	A型	B型
解離の範囲とエントリー		

＊責任血管とその影響
・上行大動脈
　冠状動脈閉塞 → 心筋梗塞 → 大動脈弁閉鎖不全 → 心不全 → 心原性肺水腫 → 心タンポナーデ → 閉塞性ショック
・大動脈弓部
　腕頭動脈／総頸動脈／鎖骨下動脈 → 脳梗塞
・下行大動脈
　アダムキュービッツ動脈 → 脊髄梗塞（対麻痺）
　腹腔動脈 → 総肝動脈閉塞、胃冠状動脈閉塞、脾動脈閉塞
　腎動脈 → 腎梗塞
　上腸間膜動脈 → 上腸管膜動脈動脈塞栓症
　総腸骨動脈 → 急性下肢虚血等
＊大動脈解離は「こういう症状」と暗記するのではなく、「この動脈が巻き込まれればこの症状は矛盾しない…」と考える。
＊収縮期血圧 ≧ 150mmHg であることが多いが、スタンフォードA型の1／4では 100mmHg 以下であり、収縮期血圧が低い場合でも大動脈解離を除外することはできない。
＊血圧の左右差もしくは上下肢差（≧ 20mmHg）は1／3程度にしか見られないが、見られれば診断に結び付く情報。
＊頸動脈触知を行う場合は、両側を同時に触知すると脳血流障害を起こすため、必ず片側のみとする（微弱であっても必要以上に押さえない）。

*心筋梗塞（特に右冠動脈領域）は、スタンフォード A 型解離の合併症である可能性があり、心筋梗塞を診断した場合は、同時に大動脈解離の除外診断を行う必要がある。
*大動脈関連痛、血圧の左右差もしくは上下肢差、胸部単純 X 線写真の異常所見のうち、2 つ以上満たした場合は積極的に大動脈解離を疑う。
*大動脈解離が疑わしければ ADD リスクスコアを確認し、リスクがゼロであっても疑わしければ D ダイマーを確認する。
*腎機能が悪く造影 CT に躊躇する場合は、心電図異常や血圧の左右差（上肢差）、高血圧、経胸壁エコーや経食道心エコー、D- ダイマー、単純 CT による大動脈径の拡大、胸水の存在等を総合的に評価し、疑わしければ造影 CT を行う（検査後、血液透析）。
* MRI も診断には有用であるが、検査時間が長い（検査中の急変リスク）という点は考慮しなければならない。
* β 遮断（プロプラノール）は、降圧効果に加えて左室心筋収縮速度を下げ大動脈波形の圧勾配を緩やかにする効果がある。
*家族歴も確認。
*急性大動脈解離以外に大動脈内に血腫を認める壁内血腫（IMH：Intramural Hematoma）、大動脈内の硬化性病変が潰瘍化して中膜以下まで達する穿通型大動脈壁動脈硬化性潰瘍（PAU：Penetrating Atherosclerotic Ulcer）という病態もある。症状がはっきりしているにも関わらず CT で大動脈解離と診断できない場合はこれらを疑う。
* IMH、PAU と大動脈解離を包括した概念として急性大動脈症候群（Acute Aortic Syndrome）と呼ばれる。
*大動脈瘤の破裂も同様の症状が出現する（臨床症状での鑑別は難しい）。
*大動脈解離であっても症状が緩和する場合もあり、症状の改善を認めたとしても大動脈解離の否定にはならない。
*胸腹部大動脈瘤破裂もショックや腹痛が主体となるが、大血管系の疾患の基本は同様であり割愛する。

●大動脈解離のリスク評価
ADD (Aortic Dissection Detection) risk score

胸痛、背部痛、腹痛、失神、血流障害を示唆する症状		
<ハイリスクな病歴>	<ハイリスクな痛みの性状>	<ハイリスクな身体所見>
・マルファン症候群 ・大動脈疾患の家族歴 ・大動脈弁疾患の指摘 ・最近の大動脈の処置 ・胸部大動脈瘤の指摘	・突然発症 ・激しい痛み ・引き裂かれるような痛みの胸痛、背部痛、腹痛	・血流障害を示唆する所見:血圧左右差、局所神経欠落症状 ・新規の大動脈弁閉鎖不全症を示唆する心雑音 ・低血圧、ショック

<ADD risk score 0点>
・他の疾患が確定したか?
・他の疾患が確定していなければ原因不明の血圧低下や胸部単純X線撮影で縦隔拡大があるか?
・高齢、大動脈疾患のリスクファクターがあり、失神等を認める場合は大動脈の画像評価を考慮

<ADD risk score 1点>
・心電図でST上昇を認めるか?
  → 急性冠症候群であれば、経皮的冠動脈形成術(PCI)を考慮
  → 大動脈解離に起因する急性冠症候群を疑う場合は大動脈の画像評価
・胸部単純X線、診察、さらなる検査で他の疾患が確定するか?
  → しないのであれば大動脈の画像評価

<ADD risk score 2点以上>
・ただちに大動脈の画像評価

<大動脈の画像評価>
大動脈造影CT、経食道エコー、MRI

〈参考引用文献〉
1) ジェネラリストのための内科診断リファレンス　上田剛士 著　医学書院；256 〜 260・2014.
2) 日本内科学会内科救急診療指針　日本内科学会；151・2011
3) 内科レジデントマニュアル（第8版）聖路加国際病院内科チーフレジデント編
   医学書院；124・2013.
4) 内科救急実況Live 講義で学ぶ診療のコツ　岩田充永 著　中外医学社；68 〜 85・2012.
5) 総合内科病棟マニュアル　筒泉貴彦、山田悠史、小坂鎮太郎 著
   メディカルサイエンスインターナショナル；66 〜 70・2017

③ 肺血栓塞栓症かな？と思ったら！

　肺血栓塞栓症の難しいところは、生命に危機を及ぼす疾患であるにもかかわらず、診断が難しいことである。太い肺動脈が閉塞するとショックとなり、胸痛や呼吸困難を伴うと心筋梗塞や大動脈解離をまず疑うこととなってしまう。末梢の肺動脈の閉塞の場合は、典型的な胸痛が出てこなくなるため、造影CTはもちろん、D-ダイマーと言った診断に結び付きやすい検査が思い浮かばない。診断が難しいということと、死亡の原因になりうるということを理解しておく必要があり、診断に難渋する状態に遭遇した場合は、肺血栓塞栓症を思い浮かべ、所見を確認したい。

●肺塞栓症を考える症状

主訴	□呼吸困難　□胸痛　□胸膜痛　□失神 ＊症状は多彩ではっきりせず、腹痛を訴えることもある
発症様式	□突然
既往歴／併存症	□深部静脈血栓症　□肺塞栓症　□担癌患者 □4週間以内の手術歴　□安静臥床　□ホルモン療法

●肺塞栓症を考える身体所見

□頻呼吸　□喀血　□頻脈　□下肢腫脹(片側性)　□頸静脈怒張　□血圧低下
□胸膜摩擦音　□Ⅲ音聴取　□傍胸骨部での右室拍動　□ホーマンズ徴候

●肺塞栓症を疑った場合のSBARの例

　○○で入院中の○○歳、○性ですが、○○時より、突然の胸痛を訴えております。心電図でSTの変化はないようですが先週骨盤内の手術歴があり、頻呼吸、洞性頻脈があり、収縮期血圧は90といつもより低めです。左大腿に浮腫があり、SpO_2も低いです。至急診察をお願いします。また採血や画像検査等が必要であれば指示をお願いします。

●肺塞栓症を考える検査所見

□D-ダイマー高値
血液ガス　□PaO₂低値　□PaCO₂低値　□A-aDO₂拡大

●肺塞栓症を考える画像所見

●胸部単純X線撮影
□肺野正常　□胸水　□心拡大　□肺血管途絶
□末梢を底辺とした楔状浸潤影　□片側性横隔膜挙上
□肺門部肺動脈拡大（**ナックルサイン**）
□肺野限局性透過性亢進（**ウェスターマークサイン**）　□無気肺
□胸部CT（造影）：**肺動脈の血栓の存在**

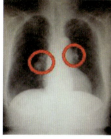

ナックルサイン

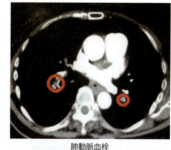

肺動脈血栓

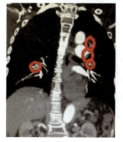

肺動脈血栓

●心電図
□急性右室負荷所見（SⅠQⅢTⅢ、SⅠSⅡSⅢ）　□右軸偏位
□右脚ブロック

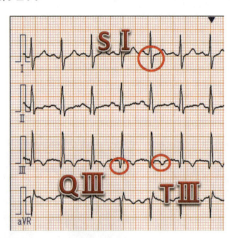

●心エコー
□右室の左室への圧排（右室拡大、D Shape）　□左室虚脱

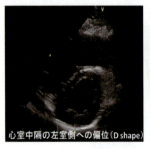

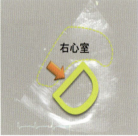

●主な初期対応

①必要に応じて気道確保
②ショック状態であればショックの対応(循環血液量減少性、心原性、血液分布異常性、閉塞(心外閉塞拘束)性ショックの鑑別)
③胸痛を起こしうるその他の疾患の除外
④D-ダイマー測定
⑤胸部(腹部も)造影CT
⑥治療
・抗凝固療法
　ヘパリン　5000単位IV及び持続療法を開始し、APTTを1.5〜2倍に保つ
　ワーファリン内服開始　5mg／日、PT-INR　2〜3を目標
・血栓溶解療法
　右心負荷所見が認められれば血栓溶解療法(クリアクター®)
・深部静脈血栓の残存するケースでは、下大静脈フィルターを考慮
・手術療法
　循環動態の不安定な患者や右房もしくは右室に遊離血栓がある場合は手術も考慮
・カテーテルによる血栓破砕、吸引
・酸素化不良もしくは循環不良が認められれば、経皮的人工心肺装置(PCPS)

●理解を深める予備知識

＊症状は多彩ではっきりせず、積極的に疑わないと診断できない。
＊肺動脈起始部の塞栓であった場合はショックを呈したり、末梢肺動脈であった場合は症状が乏しいこともある。
＊突然の酸素飽和度の低下があった場合、肺血栓塞栓症及び心筋梗塞に伴う心不全、気道閉塞、気胸を疑う。
＊ホーマンズ徴候とは、膝を進展した状態で足関節を背屈させることで誘発されるふくらはぎの不快感(P.78参照)。
＊A-aDO$_2$(肺胞気動脈血酸素分圧較差)とは肺胞内ガスと血液ガスの酸素分圧の差の事で、通常10mmHg以内。

＊呼吸困難から肺炎等を疑った場合でも、肺野に浸潤影が無かった場合は肺血栓塞栓症を考える。
＊低酸素血症で酸素を開始したにもかかわらず、酸素化が改善しない場合は、肺血栓塞栓症を考える。
＊肺は、**肺動脈と気管支動脈から二重に血流支配を受けている**ため肺梗塞となる頻度は少ない。
＊SIQⅢTⅢ所見とは、Ⅰ誘導のS波とⅢ誘導のQ波および陰性T波が出現した状態。
＊SISⅠSⅢ所見とは、Ⅰ誘導、Ⅱ誘導、Ⅲ誘導でR波の高さの１／２以上のS波が出現した状態。
＊D-ダイマーは心筋梗塞や大動脈解離でも上昇する。
＊**呼吸数20回／分以下、PaO₂ 80mmHg以上、D-ダイマー陰性であればかなり否定的。**
＊肺炎の診断で入院してきた患者が実は肺血栓塞栓症ということもあり、**診断の難しい疾患であることを理解する。**
＊**高齢者、整形外科術後、婦人科術後の患者は特に注意。**
＊血栓溶解療法時は、出血に注意。
＊ヘパリン使用時は、ヘパリン起因性血小板減少症（HIT：ヘパリンを原因とする血小板減少）のチェック。

●ウェールズ スコア

臨床的徴候（下肢腫脹、深部静脈に沿った触診での痛み）	3点
心拍数 ≧100/分	1.5点
トイレ以外3日間以上連続で臥床、あるいは4週以内に手術歴あり	1.5点
以前に深部静脈血栓症あるいは肺塞栓と客観的に診断されている	1.5点
喀血	1点
癌があり、治療を受けている、もしくは、6か月以内に中断した、あるいは待機療法を受けている	1点
肺塞栓がほかの疾患と同等か、それ以上に考えやすい（心電図、胸部X線写真、血液検査の結果）	3点

【評価】6.5点以上：肺塞栓症の可能性が考えられる
　　　　2～6点：肺塞栓症の否定はできない
　　　　2点以下：肺塞栓症の可能性は否定的

●肺血栓塞栓症除外診断（PE rule out criteria：PERC ルール）

B	Blood in sputum	喀血、血痰
R	Room air SaO$_2$ < 95%	室内気でSaO$_2$、SpO$_2$ < 95%
E	Estrogen or Hormone	エストロゲンやホルモン療法による治療中
A	Age >50	50歳以上
T	Thrombosis in past	血栓塞栓症の既往
H	Heart rate >100/min	心拍数　100回／分以上
S	Surgery in past 4weeks	4週間以内の手術の既往
全てなければ肺血栓塞栓症は否定的（検査前確率低ければ感度97%）		

〈参考引用文献〉
1) 内科レジデントの鉄則（第2版）　聖路加国際病院内科チーフレジデント編
   医学書院；23～24・2012
2) ジェネラリストのための内科診断リファレンス　上田剛士 著　医学書院；269～274・2014
3) 内科救急見逃し症例カンファレンス　長谷川耕平、岩田充永 著　医学書院；26～31・2012
4) 内科レジデントマニュアル（第8版）　聖路加国際病院内科チーフレジデント編
   医学書院；144～151・2013
5) 内科診療ストロングエビデンス　谷口俊文 著　医学書院；30～39・2014

④ 心不全かな？と思ったら！

　急性心不全の定義は、「心臓に器質的あるいは機能的異常が生じて急速に心ポンプ機能の代償機転が破綻し、左室拡張末期圧の上昇（うっ血）と主要臓器への灌流不全（低心拍出）をきたし、それに基づく症状や徴候が急性に出現、あるいは悪化した病態」である。収縮不全による症状と拡張不全による症状、あるいは心不全の原因と誘因を分けて考える癖をつけると観察のポイントがしぼられてくる。

●急性心不全を考える症状

主訴	□呼吸困難　□労作性呼吸困難　□発作性夜間呼吸困難 □起坐呼吸　□浮腫　□腹部膨満　□食思不振　□動悸
発症様式	□突然　□労作後
既往歴／併存症	□心筋虚血　□弁膜症　□心筋症　□不整脈 □アミロイドーシス　□糖尿病　□高脂血症　□高血圧 □喫煙　□飲酒

●急性心不全を考える身体所見

- ・収縮不全・拡張不全共通
  - □Ⅲ音・Ⅳ音 □体重増加 □心尖拍動 □胸水
- ・収縮不全
  - □意識障害 □血圧低下 □脈圧比（PPP）<0.25 □頻脈 □尿量減少
- ・拡張不全
  - ＜右心不全＞
  - □頸静脈怒張 □うっ血肝 □下腿浮腫 □腹水
  - ＜左心不全＞
  - □コースクラックル(肺うっ血) □ウィーズ(心臓喘息) □呼吸困難
  - □湿性咳嗽 □淡血性(ピンク)泡沫状痰

●急性心不全を疑った場合の SBAR の例

　○○で入院中の○○歳、○性ですが、○○時より、突然の呼吸困難を訴えており、湿性咳嗽、コースクラックルを伴い、38.0℃と発熱を認めます。既往に虚血性心疾患があり、感染を誘因とする心不全を疑って報告しましたので診察をお願いします。また採血や画像検査等が必要であれば指示をお願いします。

●急性心不全を考える検査所見

□低ナトリウム血症 <135mEq/L □BNP >100pg/ml
血液ガス □PaO$_2$低下 □AG開大 □乳酸値上昇

●急性心不全を考える画像所見

●胸部単純 X 線撮影

□両側肺野浸潤影（蝶形陰影）
□心拡大（CTR：50% 以下が正常）
□肺動脈陰影拡大
□間質性浮腫
　（カーリーサイン　B、A、C）
□肺胞性浮腫
□胸水（肋骨横隔膜角 CPA の鈍化）
□上大静脈の突出

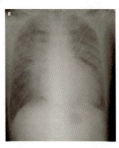

●心電図
□心電図異常（心房細動、虚血、左脚ブロック、左軸偏位、左室肥大等）
＊心不全の原因（虚血や不整脈等）の判別に有用
●心エコー
□ EF > 50% が正常　□左室圧排像
□下大静脈拡張（正常は、< 15mm で呼吸性変動有）
＊心不全の原因（虚血、弁膜症等）の判別に有用

●主な初期対応

①症状、バイタルサインから緊急度、重症度判定
②CS（クリニカルシナリオ）に沿って治療方針決定
③心電図モニター、採血、静脈ライン確保、血液ガス測定
④酸素投与
⑤胸部レントゲン、心電図、心エコー
⑥必要に応じて尿道カテーテル留置
⑦急性心不全の原因あるいは誘因検索
⑧酸素化、循環動態の安定化を目標に呼吸管理、循環管理
●鎮静
　塩酸モルヒネ　2.5 〜 5mg　1 回静注
　・鎮静作用及び、静脈拡張作用（前負荷軽減）、細動脈拡張作用（後負荷軽減）が期待できる
　・呼吸抑制、嘔気嘔吐、血圧低下に注意
●血管拡張薬
　硝酸薬（ニトログリセリン）
●ヒト心房性利尿ペプチド（h − ANP：ハンプ®）
　0.0125γ：心筋保護作用
　0.025γ：心筋保護作用＋利尿作用＞血管拡張作用
　0.05γ：心筋保護作用＋血管拡張作用＞利尿作用
●心筋保護
　ACE 阻害薬（イミダトリル：タナトリル®）、
　β遮断薬（アテノロール：テノーミン®）

- ●利尿薬
  - ループ利尿薬（フロセミド：ラシックス®）（低カリウムに注意）
  - アルドステロン拮抗薬（スピロノラクトン：アルダクトンA®）（臓器保護作用あり）
- ●カテコラミン
  - （DOB：ドブタミン®）$β_1$刺激による強心作用
  - （DOA：カタボン®）$β_1$刺激による血管収縮作用及び強心作用
- ●ノルアドレナリン
  - （NAD：ノルアドレナリン®）α刺激による強力な血管収縮作用
- ●PDE Ⅲ阻害薬（ミルリーラ®）心筋収縮力の増大及び血管拡張作用

●理解を深める予備知識

*心不全は病名ではなく状態であり、心不全状態となった原因（基礎疾患）と誘因をまず考える（心筋梗塞、大動脈弁狭窄症、敗血症は全て心不全症状を引き起こす可能性があるが、検査方法や治療方法はまるで違う）。

*代表的な基礎疾患として、心筋虚血、弁膜症、心筋症、高血圧、不整脈（発作性心房細動）等がある。

*代表的な誘因として、食事、薬剤アドヒアランス低下、急性感染症、甲状腺機能亢進、貧血等がある。

*収縮能の落ちている心不全をHFrEF（ヘフレフ：Heart Failure reduced Ejection Fraction）と呼ぶ（reduced：減少した）。

*収縮能は保たれているものの拡張能が落ちている心不全をHFpEF（ヘフペフ：Heart Failure preserved Ejection Fraction）と呼ぶ（preserved：保たれた）。

*収縮能（LVEF）が良好であっても拡張障害型心不全（HFpEF）の予後は不良であり、心エコー等で収縮能が保たれていることが確認できても心機能が正常とは言えない（拡張能の評価が別途必要）。

*拡張期血圧≧105mmHgであれば拡張障害を考え、心拍数＞拡張期血圧であれば収縮障害を考える。

*脈圧の低下は、カテコラミンによる体血管抵抗増大を反映しており、予後不良因子。

*心不全を考えるリスク要因として既往歴を念頭に置く（心不全、冠動脈疾患、糖尿病、高血圧、喫煙歴、COPD等）。

*呼吸困難は、労作時呼吸困難 → 発作性夜間呼吸困難 → 起坐呼吸へと進行することが多い。

*心不全における体重の推移は重要な観察項目。

*臥位になることで静脈還流量が増加するため、臥床することで出現する咳嗽や呼吸困難は静脈還流量の増加によるうっ血を考える。

＊症状による重症度は、NYHA分類で評価する。
＊CS（クリニカルシナリオ）分類は、初回の収縮期血圧に基づいた心不全分類であり、階層化および治療方針の決定に役立つ。
＊ノーリア・スティーブンソン分類は、身体所見を用いた血行動態分類である。
＊うっ血性心不全の場合は、血漿Naの総量が増加している以上に水分量も増加していることが多く、血液検査におけるNaは相対的に低値を示す（135mEq/L以下）。
＊BNPの基準値は、18.4pg/mlだが100 pg/ml以上で有意所見とする。
＊頸静脈怒張は循環血液量の増加であり、下肢の浮腫は間質の浮腫であるため、細胞外液貯留の区画の違いの参考になる。
＊肺水腫の原因には、非心原性として炎症性サイトカインによる血管透過性亢進が原因のARDS（急性呼吸窮迫症候群）や、くも膜下出血等に随伴する神経原性肺水腫、尿毒症性、低蛋白血漿性等がある。
＊脈圧比（PPP）が、0.25以下の場合は、心係数低下を呈する重症心不全を示唆する。
＊代謝性アシドーシス（AG開大や乳酸値上昇）があれば末梢循環不全を示唆する。
＊SpO₂ 95%以上が保てるように酸素化の改善を目指し、積極的にNPPVを活用する。
＊NPPVで、効果不十分の場合は積極的に気管挿管による人工呼吸管理を検討する。
＊肺炎と心不全の鑑別は難しく、高齢者の場合は合併していることも少なくない（心不全に肺炎を合併、あるいは、心不全の原因が肺炎）ため、診断が付いても症状の改善を認めるまで観察を続ける。
＊心不全の誘因として甲状腺機能亢進症があり、頻脈、発熱、眼球突出等を伴う場合は、甲状腺機能のチェックが必要。
＊甲状腺機能亢進はTSH低値（<0.4μU/ml）、FT3高値（>1.7ng/dl）、FT4高値（>4.3pg/ml）であった場合に疑う（基準値及び検査方法は施設間で異なるため注意）。
＊甲状腺線機能亢進症の基礎疾患は、バセドウ病、無痛性甲状腺炎、亜急性甲状腺炎等がある。
＊心房細動の原因として甲状腺機能亢進があり、心房細動は心不全の原因でもある。

● NYHA (New York Heart Association) 分類

Ⅰ度	Ⅱ度	Ⅲ度	Ⅳ度
心疾患はあるが、日常生活に制限はない	日常生活で呼吸困難や疲労が出現	日常生活以下の活動で呼吸困難や疲労が出現、身体活動が制限される	安静時においても心不全症状が出現

● CS（Clinical Scenario）分類

	CS1	CS2	CS3	CS4	CS5
	収縮期血圧（SBP）>140mmHg	SBP100～140mmHg	SBP <100mmHg	急性冠症候群	右心不全
	・急激に発症する ・主病態はうっ血で体液貯留を伴うことは少ない ・全身性浮腫は軽度 ・全身性浮腫は軽度 ・肺水腫は高度 ・慢性の充満圧は低下していることもある ・急性の充満圧の上昇 ・左室駆出率は保持されていることが多い ・病態生理としては血管性	・徐々に発症し体重増加を伴う ・主病態は全身性浮腫 ・肺水腫は軽度 ・慢性の充満圧や静脈圧や肺動脈圧の上昇 ・その他の臓器障害：腎機能障害や肝機能障害、貧血、低アルブミン血症	・急激あるいは徐々に発症する ・主病態は低還流 ・全身浮腫や肺水腫は軽度 ・充満圧の上昇 ・以下の2つの病態がある ①低還流または心原性ショックを認める場合 ②低還流または心原性ショックがない場合	・急性心不全の症状および徴候 ・急性冠症候群の診断 ・心臓トロポニンの単独の上昇だけではCS4に分類しない	・急速または緩徐な発症 ・肺水腫はない ・右室機能不全 ・全身性の静脈うっ血所見
治療					
	・NPPVおよび硝酸薬 ・容量過負荷がある場合を除いて、利尿薬の適応はほとんどない	・NPPVおよび硝酸薬 ・慢性の全身体液貯留が認められる場合に利尿薬を使用	・体液貯留所見がなければ容量負荷を試みる ・強心薬 ・改善が認められなければ肺動脈カテーテル ・血圧<100mmHgおよび低還流が持続している場合には血管収縮薬	・NPPV ・硝酸薬 ・心臓カテーテル検査 ・ガイドラインが推奨するACSの管理：アスピリン、ヘパリン、再還流療法 ・大動脈内バルーンパンピング	・容量負荷を避ける ・SBP>90mmHgおよび慢性の全身体液貯留が認められる場合に利尿薬を使用 ・SBP<90mmHgの場合は強心薬 ・SBP>100mmHgに改善しない場合は血管収縮薬
治療目標					
	・呼吸困難の軽減	・状態の改善	・心拍数の減少	・尿量>0.5ml/Kg/時	・収縮期血圧の維持と改善	・適切な還流に回復

230

●慢性心不全増悪の原因 (FAILURE)

F	Forgot Meds	薬の飲み忘れ
A	Arrhythmia and Anemia	不整脈と貧血（高拍出性心不全）
I	Ischemia and Infection	虚血（心筋）と感染症（肺炎、尿路感染他）
L	Lifestyle	塩分過剰摂取や過労
U	Upregulators	甲状腺機能亢進や妊娠
R	Rheumatic	リウマチ性を含めた弁膜疾患
E	Embolism	（肺）塞栓

Memo

●ノーリア・スティーブンソン分類

うっ血
(起坐呼吸、頸静脈圧上昇、浮腫、腹水、肝頸静脈逆流)

脈圧低下
四肢冷感
傾眠傾向
低Na血症
腎機能悪化

		うっ血 なし	うっ血 あり
組織灌流低下	なし	A Warm-dry	B Warm-wet
組織灌流低下	あり	L Cold-dry	C Cold-wet

●心拍出量の規定因子とその評価

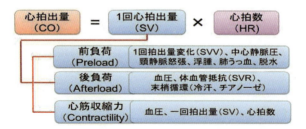

CO：Cardiac Output
SV：Stroke Volume
SVV：Stroke Volume Variation
SVR：Systemic Vascular Resistance

●内頸静脈圧 (JVP：Jugular Vein Pressure)
●非観血的中心静脈圧の推定法

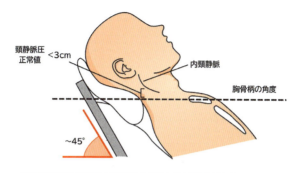

- 内頸静脈拍動の最高点を観察することで右房圧を推定
- 亢進 → うっ血、肺水腫
- 低下 → 循環不全
- 上体を30～45°傾け、内頸静脈の拍動の最高点を確認（呼気時）、胸骨柄からの距離（高さ）＋5cmをJVPとし、おおむね中心静脈圧（CVP）と考える。

●心尖拍動
- 心尖拍動の正常は、仰臥位で鎖骨中線より内側、左45°半側臥位で大きさ3cm（2横指）以下。
- 心尖拍動が上記より外側であれば心拡大を考える。

●脈圧比（PPP：Proportional Pulse Pressure）
- 脈圧（収縮期血圧－拡張期血圧）／拡張期血圧
  例）90／70 → PPP＝（90－70）／70 ≒ 0.26

●うっ血性心不全の診断基準（フラミンガムクライテリア）

大症状2つか、大症状1つおよび小症状2つ以上を心不全と診断する。

●大症状
- 発作性夜間呼吸困難または起座呼吸
- 頸静脈怒張
- 肺ラ音
- 心拡大
- 急性肺水腫
- 拡張早期性ギャロップ（Ⅲ音）
- 静脈圧上昇（16cmH$_2$O以上）
- 循環時間延長（25秒以上）
- 肝頸静脈逆流

●小症状
- 下腿浮腫
- 夜間咳嗽
- 労作性呼吸困難
- 肝腫大
- 胸水貯留
- 肺活量減少（最大量の1／3以下）
- 頻脈（120／分以上）

●大症状あるいは小症状
- 5日間の治療に反応して、4.5kg以上の体重減少があった場合、それが心不全治療による効果ならば大症状1つ、それ以外の治療ならば小症状1つとみなす。

〈参考引用文献〉
1) 内科レジデントマニュアル（第8版）　聖路加国際病院内科チーフレジデント編
　　医学書院；109〜118・2013
2) ジェネラリストのための内科診断リファレンス
　　上田剛士 著　医学書院；231〜240・2014
3) 循環器病の診断と治療に関するガイドライン（2010年度合同研究班報告）
　　急性心不全治療ガイドライン（2011年改訂版）
4) 内科レジデントの鉄則（第2版）　聖路加国際病院内科チーフレジデント編
　　医学書院；93〜95・2012
5) ホスピタリストのための内科診療フローチャート　高岸勝繁 著　シーニュ；2〜10・2016
6) 総合内科病棟マニュアル　筒泉貴彦、山田悠史、小坂鎮太郎 著
　　メディカルサイエンスインターナショナル；15〜24・2017

5. 消化器系疾患

① 急性腹症かな?と思ったら!

　急性腹症とは、緊急手術を要する腹部急性疾患の総称で診断名は多岐にわたり、多くは腹痛を主訴とする。しかし、腹痛を主訴とする疾患は、循環器疾患から消化器疾患、泌尿器疾患、婦人科疾患に加えて代謝性疾患も考えねばならず、また、急性腹症の発症早期には必ずしも腹部症状が強くないこともあり、確定診断が非常に難しい。しかし、看護師目線で考えれば、急性腹症を早期に発見することを目標として、医療面接や身体診察を進めていけばいい。大切なことは、最初から重症感が必ずしも強いとは限らず、症状が消失しなければ安心はできないということである。この項では、腹膜炎・消化管穿孔を起こす疾患を中心に述べ、腸閉塞、胆嚢炎／胆管炎、消化管出血は別項で詳しく述べる。

●急性腹症を考える症状

主訴	□腹痛　□嘔気嘔吐　□下痢　□便秘　□吐血　□下血
発症様式	□突然　□緩徐
既往歴／併存症	□内服薬　□渡航歴　□アレルギー　□糖尿病　□動脈硬化 □高血圧　□脂質異常症　□開腹歴 ＊誘因の確認 □最終経　□摂取時間 □経口摂取の内容(アレルギー、刺身、鶏肉、アルコール等)

●急性腹症を考える身体所見

□頻脈　□頻呼吸　□発熱　□眼球結膜黄染　□黄疸
□腹膜刺激症状(□圧痛　□筋性防御　□反跳痛)
□腹部膨隆　□皮膚色調　□皮疹　□出血斑　□手術痕
□踵落とし衝撃試験(マクールテスト・ヒールドロップテスト)　□腸腰筋徴候
□閉鎖筋徴候　□マックバーニー点　□ランツ点(虫垂炎)
□CVA叩打痛(腎盂腎炎・尿管結石)

●急性腹症を疑った場合の SBAR の例

　〇〇で入院中の〇〇歳、〇性ですが、〇〇時より、嘔吐と腹痛を訴えております。頻呼吸、洞性頻脈がありますが、血圧は下がっていません。お腹を触ると強い痛みを訴えており、硬いため筋性防御を考えております。急性腹症を疑って報告しましたので診察をお願いします。また採血や画像検査等が必要であれば指示をお願いします。

●急性腹症を考える検査所見

□白血球数増加　□好中球数増加　□Hb低下　□HCT低下　□AST上昇
□ALT上昇　□γ-GTP上昇　□Bil上昇　□CPK上昇　□CRP上昇
□電解質異常　□膵アミラーゼ上昇　□凝固能異常等

●急性腹症を考える画像所見
●胸部単純X線撮影（立位）
□横隔膜下のフリーエア（腹腔内遊離ガス像）
●腹部CT（単純＋造影）
□横隔膜下のフリーエア（腹壁直下遊離ガス像）
□大動脈の評価　□虫垂の腫大　□糞石
□腸管の評価（腸管壁、捻転、拡大、虚血）
□腹水　□炎症性波及によるCT値の上昇、□腎筋膜肥厚
●腹部エコー
□肝臓・胆嚢・脾臓・腎臓の形態異常（主に拡張）　□腹水
□腹部大動脈瘤　□腸管拡張　□キーボードサイン
□肥大した虫垂　□胆嚢壁の肥厚　□総胆管・肝内胆管の拡張
□卵巣嚢腫　□水腎症　□膀胱内尿貯留

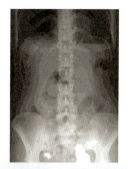

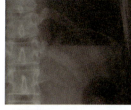
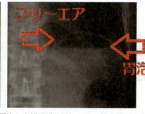

左横隔膜下のフリーエア（写真左、胃泡と左横隔膜の間）とその拡大像（写真中央・右）

●主な初期対応

①バイタルサインの安定を確認（はっきりしない場合は、積極的に心電図モニタリング、SpO_2チェック）。
②急性心筋梗塞もしくは、腹部大動脈破裂のような致死的疾患を除外。
③圧痛、反跳痛、筋性防御等、手術を検討すべき所見の確認。
④バイタルサインが落ち着いていてかつ、腹膜刺激症状が無ければ重篤な状態ではないと判断できるが、症状が消失するまでは軽視しない。
⑤ライン確保（ショックに対する輸液、抗菌薬、手術等が考えられ早めに確保する）。

●理解を深める予備知識

＊腹部診察の順番は、視診 → 聴診 → 打診 → 触診とし、痛みのない場所から触っていく（膝を曲げてもらう）。
＊内臓痛：自律神経系を介して、無髄性C線維によって伝えられる。局在のはっきりしない鈍痛。主に管腔臓器が引き延ばされて出現。
＊体性痛：脊髄視床路を介して、有髄性Aδ（エーデルタ）繊維によって伝えられる。局在明瞭で鋭い痛み。壁側腹膜や腸間膜などに炎症が及んだ場合に出現。
＊放散痛：原因となる臓器から離れた場所に生じる痛みで、横隔膜刺激は肩に、尿管結石は鼠径部に放散することがある。
＊虫垂炎は発見が遅れると腹膜炎を起こし重篤化する。
＊フリーエアがあれば消化管穿孔を示唆するが、腹部単純（立位）や腹部CTでもフリーエアが検出できないこともある（あれは確定的だが、無かったとしても完全に除外はできない）。
＊フリーエアを来たす消化管穿孔以外の疾患として、気腫性胆嚢炎や肝膿瘍破裂等がある。
＊圧痛、反跳痛、筋性防御は手術を考える所見。
＊大腸憩室炎と虫垂炎は鑑別が難しいことも珍しくないが、虫垂炎は心窩部痛が先行することが多いのに対し、憩室炎は心窩部痛が出ないことが多い、よって医療面接が重要。
＊寝たきり等で踵落とし試験ができない場合、咳嗽させ腹部に痛みが響くことで代わりとなる可能性がある。
＊急性腹症は、腹腔内炎症性疾患（消化管穿孔、虫垂炎、急性膵炎）、胆道疾患、血管性疾患、腸閉塞と分けて考えると整理しやすい。
＊急性胆嚢炎では、敗血症、DICに移行することがあり早期診断、治療が重要。
＊妊娠可能な女性は常に妊娠を考え、月経異常や不正性器出血の情報も得る。
＊開腹手術の既往は重要な情報であるため、視診で手術痕を見つけたら、何の手術をしたか確認する（本人がうろ覚えであったり、間違えていたり、真実を伝えられていないこともあるので注意）。
＊腹部エコーは検査者による技術の差が出やすい。
＊大腸穿孔や腸閉塞はその原因が悪性腫瘍であることも十分に考えられる。
＊心筋梗塞が少しでも疑われれば心電図をとる。
＊高齢・男性・喫煙歴が、腹部大動脈瘤の3大リスク要因であり、腹痛（腰痛）、拍動する腹部腫瘤、低血圧は、腹部大動脈の破裂を表わす徴候。
＊便意を訴える場合は、骨盤内腹膜刺激徴候の恐れもある。
＊糖尿病性ケトアシドーシスや尿毒症でも腹痛が出現する。
＊尿閉でも腹痛が出現する。

*急性胃腸炎と誤診されやすい重篤疾患として、心筋梗塞、糖尿病性ケトアシドーシス、精巣捻転、子宮外妊娠、小脳出血（小脳梗塞）、重症感染症（感染性心内膜炎、骨盤腹膜炎等）、腸閉塞、虫垂炎、細菌性腸炎、虚血性腸炎等が挙げられる。
*腹痛の25%程度は診断が付かないことがあり、特に高齢者は、症状が軽微である可能性を常に念頭に置く。
*高齢女性の内股の痛みは、閉鎖孔ヘルニアを考える（閉鎖孔：骨盤腔の坐骨・恥骨・腸骨に囲まれ、骨盤腹膜と外閉鎖筋、内閉鎖筋で閉じられている隙間）。

●腹痛を来たす場所と関連疾患

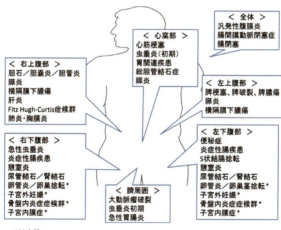

< 全体 >
汎発性腹膜炎
腸間膜動脈閉塞症
腸閉塞

< 心窩部 >
心筋梗塞
虫垂炎（初期）
胃関連疾患
総胆管結石症
膵炎

< 右上腹部 >
胆石／胆嚢炎／胆管炎
膵炎
横隔膜下膿瘍
肝炎
Fitz Hugh-Curtis症候群
肺炎・胸膜炎

< 左上腹部 >
脾梗塞、脾破裂、脾膿瘍
膵炎
横隔膜下膿瘍

< 右下腹部 >
急性虫垂炎
炎症性腸疾患
憩室炎
尿管結石／腎結石
卵管炎／卵巣捻転*
子宮外妊娠*
骨盤内炎症症候群*
子宮内膜症*

< 左下腹部 >
便秘症
炎症性腸疾患
S状結腸捻転
憩室炎
尿管結石／腎結石
卵管炎／卵巣茎捻転*
子宮外妊娠*
骨盤内炎症症候群*
子宮内膜症*

< 臍周囲 >
大動脈瘤破裂
虫垂炎初期
急性胃腸炎

*は女性

手術を必要とする腹痛（非緊急手術含む）					原則保存療法となる腹痛
消化管穿孔	急性炎症	循環障害（虚血）	急性閉塞	破裂（出血）	
胃・十二指腸穿孔 大腸穿孔	汎発性腹膜炎 壊死性膵炎 急性胆嚢炎 急性胆管炎 急性虫垂炎	絞扼性腸閉塞 腸管膜動脈閉塞症 卵巣茎捻転 嵌頓ヘルニア	閉塞性腸閉塞	大動脈瘤破裂 子宮外妊娠 卵巣出血	急性胃炎 胃・十二指腸潰瘍 憩室炎 虚血性腸炎 急性膵炎 麻痺性イレウス 脾梗塞 尿管結石 副睾丸炎 骨盤内膜症

＊突然の激しい腹痛は、「破れる、裂ける、詰まる、捻じれる」疾患が考えられ生命の危機を示唆する。

●虫垂炎スコア

移動痛（Migration）	1
食欲不振（Anorexia）	1
嘔気嘔吐（Nausea）	1
反跳痛（Rebound Pain）	1
発熱（Elevated Temperature）	1
白血球増加（Leukocytosis WBC ≧10,000/μL）	2
右下腹部の圧痛（Tender right lower quadrant（RLQ））	2
好中球 ≧75%（Shift of WBC to the Left（桿状好中球＞分葉好中球：左方移動））	2

＊4点以下で虫垂炎否定的（感度99%）、7点以上虫垂炎疑い（感度76.3%、特異度78.8%）

〈参考引用文献〉
1) 日本内科学会認定医制度審議会　内科救急診療指針　日本内科学会；152～160・2011
2) 内科レジデントマニュアル（第8版）　聖路加国際病院内科チーフレジデント編　医学書院；14～15・2013
3) レジデントのための消化器内科ハンドブック　田尻久雄 著　ナツメ社；186～189・2013
4) ジェネラリストのための内科診断リファレンス　上田剛士 著　医学書院；70～76・2014
5) 高齢者診療で身体診察を強力な武器にするためのエビデンス　上田剛士 著　シーニュ；29～40・2014
6) 内科救急実況ライブ　岩田充永 著　中外医学社；107～144・2012
7) 内科救急見逃し症例カンファレンス　長谷川耕平、岩田充永 著　医学書院；59～65・2012
8) ホスピタリストのための内科診療フローチャート　高岸勝繁 著　シーニュ；145～148・2016

② 腸閉塞かな？と思ったら！

　腸閉塞は、何らかの原因によって腸管内容の肛門への輸送が障害された状態で、機械的（閉塞性・絞扼性）イレウスと機能的（麻痺性・痙攣性）イレウスに分けられていたが、最近では機械的イレウスを「腸閉塞（Bowel Obstruction）」と呼び、閉塞性と絞扼性に分け、機能的イレウスをイレウスと呼ぶようになってきた。閉塞性腸閉塞と絞扼性腸閉塞はともに生命に危険があり、早期発見と治療が求められる。

●腸閉塞（閉塞性・絞扼性）を考える症状

主訴	□腹痛　□便秘　□排ガスなし　□悪心嘔吐　□腹部膨満感 □血便　大量水様性下痢
発症様式	□突然　□緩徐
既往歴／併存症	□開腹歴　□腹部疾患の既往　□胃もたれの既往 □腹痛に対する服薬歴

●腸閉塞（閉塞性・絞扼性）を考える身体所見

□手術痕　□ヘルニアの有無（腹部瘢痕、鼠径部も確認）　□腸蠕動音亢進
□腸蠕動音減弱　□腹部膨隆　□腹壁からの腸管の触知（腸管硬直）
□視診での腸蠕動確認　□鼓腸　□金属音　□鼓音　□濁音（腹水）

●腸閉塞（閉塞性・絞扼性）を疑った場合のSBARの例

　○○で入院中の○○歳、○性ですが、○○時より、突然の嘔吐と腹痛を訴えております。開腹歴があり、頻呼吸、洞性頻脈があり、血圧は90／40といつもより低めです。腹部の著明な膨隆及び、聴診にて金属音、打診にて鼓音を認めており、腸閉塞を疑って報告しましたので診察をお願いします。また採血や画像検査等が必要であれば指示をお願いします。

●腸閉塞（閉塞性・絞扼性）を考える検査所見

□BUN上昇、HCT上昇…脱水所見
□電解質異常　□代謝性アシドーシス
□乳酸、LDH、CK上昇（絞扼性腸閉塞に伴う腸管壊死所見）

●腸閉塞（閉塞性・絞扼性）を考える画像所見

●腹部単純X線撮影
□ニボー（水平面）　□小腸ガス　□ハウストラ　□腸管拡張
□閉塞部より肛門部の虚脱腸管（無ガス領域、空虚）

●腹部CT
□閉塞部の同定　□腸管拡張　□腹水
□造影欠損所見（血行障害部の同定）

●腹部エコー
□拡張腸管　□ケルクリングひだ（キーボードサイン）
□腸管壁肥厚　□閉塞部より肛門部の虚脱腸管　□腹水

●腸管造影
イレウス管による腸管造影、腸蠕動評価

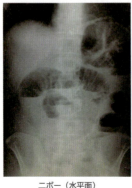 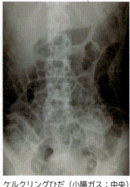

　　ニボー（水平面）　　　　　ケルクリングひだ（小腸ガス：中央）

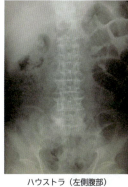
ハウストラ(左側腹部)

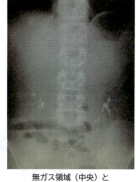
無ガス領域(中央)と
ニボー(下腹部)

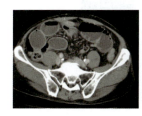
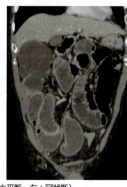
拡張した腸管(左:水平断、右:冠状断)

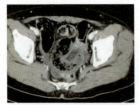 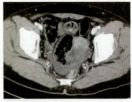

絞扼を表わす車軸様係蹄（Closed loop：クローズドループ）と浸みだした腹水

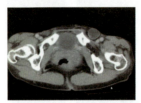

左ソケイヘルニアの嵌頓

●主な初期対応

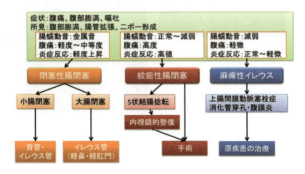

●理解を深める予備知識

＊腸管の通過障害があるため、口側の腸管が異常に拡張することで腹部膨満感や腹痛を来したし、腸内容が逆流することで嘔吐する。
＊排便が無いことはもちろん、排ガス（放屁）が無いことも確認。
＊大量の水様性下痢が見られることがあるが、排ガスを伴わないことが特徴。
＊腹痛における腹部診察時には必ず鼠径部に嵌頓ヘルニアが無いか、確認する。
＊腸閉塞で腸管の血流障害を伴わないものを単純性（閉塞性）腸閉塞、血流障害を伴うものを複雑性（絞扼性）腸閉塞と呼ぶ。
＊閉塞性腸閉塞は緩徐に発症し進行も緩やかであるが、腸管内の内容物停滞による頻回な嘔吐に起因する酸塩基平衡異常、脱水に伴う循環虚脱から循環血液量減少性ショック及び、腸管壁の粘膜障害に伴うバクテリアルトランスロケーションにより敗血症性ショックを来たす。
＊絞扼性腸閉塞は、腸管の捻転や嵌頓により腸管虚血に陥り、発症も急激かつ腹痛も強く、バイタルサインの変調もきたすことから手術の絶対適応となる。
＊絞扼性腸閉塞は、炎症性サイトカインの出現から、腸閉塞（絞扼）の解除ができなければ多臓器障害に陥る。
＊異物による腸閉塞として食餌性（柿等）と胆石等がある。
＊小腸閉塞は癒着が多く、大腸閉塞は悪性腫瘍が多い。
＊絞扼性腸閉塞を疑う所見として、発熱、腹膜刺激症状、反跳痛、ペンタゾシン（ソセゴン®、ペンタジン®）無効、白血球上昇、CRP上昇、アミラーゼ高値、ALP高値、CK高値、代謝性アシドーシス、CT特異所見（造影欠損、壁内血腫、壁内気腫、腸間膜出血、腸間膜うっ血、門脈ガス、上腸間膜ガス、クローズドループ）、腹水等がある。
＊高齢女性（痩せ型が多い）の内股の痛みは閉鎖孔ヘルニアを考える。

〈参考引用文献〉
1）レジデントのための消化器内科ハンドブック　田尻久雄 著　ナツメ社；367～371・2013
2）日本内科学会認定医制度審議会　内科救急診療指針　日本内科学会；157～158・2011
3）ジェネラリストのための内科診断リファレンス　上田剛士 著　医学書院；77～85・2014
4）内科救急実況Live　岩田充永 著　中外医学社；109～144・2012
5）総合内科病棟マニュアル　筒泉貴彦、山田悠史、小坂鎮太郎 著
　　メディカルサイエンスインターナショナル；218～222・2017
6）ホスピタリストのための内科診療フローチャート　高岸勝繁 著　シーニュ；152～155・2016

③ 胆嚢炎／胆管炎かな？と思ったら！

　結石による胆道閉塞により、胆汁中の細菌増殖が起こり、胆嚢炎、胆管炎を起こすことが多いが、無石性の胆嚢炎も存在する。また高齢者に多く、時に重症化する。

●胆嚢炎・胆管炎を考える症状

主訴	□右上腹部痛　□右肩への放散痛　□悪寒　□発熱　□黄疸 □悪心　□嘔吐
発症様式	□急速進行　□脂肪食摂取後の発作
既往歴／併存症	□胆嚢結石の既往　□胆管結石の既往

●胆嚢炎・胆管炎を考える身体所見

□右上腹部痛　□マーフィ徴候(胆嚢炎に特異的)　□肝叩打痛　□黄疸
□腫大胆嚢の触知

●胆嚢炎・胆管炎を疑った場合のSBARの例

　○○で入院中の○○歳、○性ですが、○○時より、右季肋部痛を訴えております。熱が38.3℃、呼吸数24回、脈拍120洞調律、収縮期血圧は90といつもより低めです。右の上腹部を押すと痛がります。胆道系の感染を疑って報告しましたので診察をお願いします。また採血や画像検査等が必要であれば指示をお願いします。

●胆嚢炎・胆管炎を考える検査所見

□白血球上昇　□CRP上昇　□Bil上昇　□胆道系酵素上昇(ALP、γ-GTP)
□細菌培養：胆汁・血液培養から大腸菌、クレブシエラ、エンテロコッカス、エンテロバクター等(主に腸内細菌群、腸球菌、嫌気性菌)

●胆嚢炎・胆管炎を考える画像所見
●腹部エコー
・急性胆嚢炎
□胆嚢壁肥厚　□胆嚢腫大　□胆嚢結石　□胆泥
□胆嚢結石陥頓
□ソノグラフィックエコーサイン、エコーマーフィー（エコーをあてることでマーフィー徴候が出現）（P.72 参照）
・急性胆管炎
□胆管拡張　□胆管壁肥厚　□胆道気腫
●腹部 CT
・急性胆嚢炎
□胆嚢壁肥厚　□胆嚢周囲液体貯留　□胆嚢腫大
● MRI ／ MRCP
・急性胆嚢炎
□胆泥　□胆嚢結石　□胆嚢腫大　□胆嚢壁肥厚
・急性胆管炎
□胆管拡張　□胆管粘膜の浮腫　□胆管周囲の浮腫・液体貯留
□結石・腫瘍の描出

●主な初期対応
①症状に合わせてバイタルサインの安定化
②絶食、輸液、電解質補正
③症状の改善を伴わない場合は、胆道ドレナージを検討
④血液培養２セット、抗菌薬投与（CMZ、ABPC ／ SBT）
＊胆汁性腹膜炎や胆嚢周囲膿瘍、胆嚢捻転症、気腫性胆嚢炎、壊疽性胆嚢炎は緊急胆嚢摘出手術が望ましい。

Memo

●理解を深める予備知識

＊右上腹部痛、悪寒を伴う発熱、黄疸をキャローの三徴と呼ぶ。
＊肝障害を来たすと AST、ALT が上昇する。
＊4F（Female：女性、Forty～Fifty：40～50歳代、Fatty：肥満）がリスク因子だが、高齢者にも多い。
＊急性胆管炎に急性膵炎を合併すると腫瘍マーカーである CA19-9 および CA125 が上昇することがある。
＊胆嚢結石の場合は、胆嚢管の閉塞が無ければ閉塞性黄疸はきたさないはずだが、胆石により浮腫が生じることにより総肝管を圧迫することで閉塞性黄疸が出現する（ミリッツィ症候群）。
＊マーフィ徴候、肝叩打痛は左右差を比べるとわかりやすい。
＊マーフィー徴候や白血球上昇は無いこともあり、また初診時は無くても経過とともに出現することもある。
＊急性冠症候群の症状を見ている可能性を常に念頭に置く。
＊急性胆管炎は、内視鏡下ドレナージ。

●急性胆管炎診断基準

A	1	発熱（悪寒戦慄）
	2	右季肋部もしくは上腹部痛
	3	黄疸
B	1	ALP、γ - GTP の上昇
	2	白血球数、CRP の上昇
	3	胆嚢拡張、狭窄、結石

●疑診
　Ａのいずれか＋Ｂの２項目を満たすもの

●確診
　（1）Ａのすべて（キャローの三徴）
　（2）Ａのいずれか＋Ｂのすべてを満たすもの

＊急性肝炎やその他の急性腹症が除外されている場合。
＊重症：ショック、敗血症、意識障害、急性腎不全を伴う。
＊中等症：T-Bil>2.0mg/dl、Alb <3.0mg/dl、CRE >1.5mg/dl、BUN > 20 mg/dl、PLT <120,000/mm³ のいずれか。

●急性胆嚢炎診断基準

A	右季肋部痛（心窩部痛）、圧痛、筋性防御、マーフィー徴候
B	発熱、白血球数またはCRPの上昇
C	急性胆嚢炎の特徴的画像検査所見

●疑診
Aのいずれか＋Bのいずれか

●確診
Aのいずれか＋Bのいずれか＋Cの所見

＊急性肝炎やその他の急性腹症が除外されている場合。
＊重症：黄疸、胆汁性腹膜炎、胆嚢周囲膿瘍、肝膿瘍、胆嚢捻転症、気腫性胆嚢炎性、壊疽性胆嚢炎、化膿性胆嚢炎のいずれかを伴う。
＊中等症：白血球 >12,000/mm^3 または CRP >10mg/dl、胆嚢周囲液体貯留、胆嚢壁不整像、高度の胆嚢壁肥厚のいずれか。

〈参考引用文献〉
1）レジデントのための消化器内科ハンドブック　田尻久雄 著　ナツメ社；510～513・2013
2）内科レジデントマニュアル（第8版）　聖路加国際病院内科チーフレジデント編　医学書院；224～233・2013
3）日本内科学会認定医制度審議会　内科救急診療指針　日本内科学会；155～156・2011
4）ジェネラリストのための内科診断リファレンス　上田剛士 著　医学書院；165～172・2014
5）高齢者診療で身体診察を強力な武器にするためのエビデンス　上田剛士 著　シーニュ；34～38・2014
6）感染症プラチナマニュアル　岡秀昭 著　メディカルサイエンスインターナショナル；152～155・2015
7）ホスピタリストのための内科診療フローチャート　高岸勝繁 著　シーニュ；214～217・2016

④ 消化管出血かな？と思ったら！

　吐血や下血があれば消化管出血を考えることは難しくないが、血液が消化管内に滞留している場合は判断が難しく、検査前確率から「消化管出血を疑う」ことが早期発見の決め手となる。高齢者や抗凝固／抗血小板薬を使用している患者に多い。吐血や下血は無かったとしても血管から血液は失われているため、出血性ショックとなる可能性がある。

●消化管出血を考える症状

主訴	□気分不快　□悪心　□嘔吐　□めまい　□倦怠感　□吐血 □下血　□腹痛　□腹部不快　□呼吸困難　□意識消失
発症様式	□急激に進行　□緩徐に進行
既往歴／併存症	□胃潰瘍／十二指腸潰瘍　□出血性胃炎　□NSAIDsの服薬歴 □抗凝固薬の服薬歴　□食道静脈(胃静脈瘤)　□食道炎／食道潰瘍 □マロリーワイス症候群　□消化管悪性腫瘍　□大腸ポリープ □腸炎(薬剤性、感染性、虚血性)　□憩室炎　□潰瘍性大腸炎 □クローン病　□内痔核／外痔核　□喫煙歴　□飲酒歴　□肝硬変

●消化管出血を考える身体所見

□頻呼吸　□頻脈　□眼瞼結膜蒼白　□腸蠕動音の減弱あるいは亢進
□血圧低下
食道静脈瘤破裂(肝硬変)を示唆する身体所見(腹壁静脈の怒張、内痔核)

●消化管出血を疑った場合のSBARの例

　○○で入院中の○○歳、○性ですが、○○時より、気分不快・悪心を訴えております。頻呼吸、洞性頻脈があり、血圧は90/40といつもより低めです。顔面蒼白もあり、胃潰瘍の既往とNSAIDsを内服していることから消化管出血を疑って報告しましたので診察をお願いします。また採血や画像検査等が必要であれば指示をお願いいします。

●消化管出血を考える検査所見

□BUN／CRE比上昇　□Hb低下、HCT低下

●消化管出血を考える画像所見
●腹部単純CT&造影CT
□出血部位の造影剤の漏出（extravasation）
●上部消化管内視鏡検査
□出血(潰瘍、腫瘍等)
●下部消化管内視鏡検査
□出血(潰瘍、腫瘍等)

●主な初期対応

①心電図、血圧、SpO₂ モニタリング
②静脈路確保
・採血、クロスマッチ
・細胞外液補充液(ヴィーンF®)
・PPI:プロトンポンプ阻害薬(オメプラール®)
・止血剤(アドナ®、トランサミン®)
③出血量やバイタルサインから緊急で内視鏡検査
・クリップ、焼灼術、純エタノール局所注入、高張食塩水+エピネフリン(HSE:Hypertonic Saline-Epinephrine)
④輸血
・凝固因子補充
 新鮮凍結血漿(FFP)-LR(Fresh Frozen Plasma、Leukocytes Reduced)
・血小板補充:濃厚血小板(PC)-LR(Platelet Concentrate、Leukocytes Reduced)
・赤血球(ヘモグロビン)補充
 照射赤血球液(Ir-RBC)-LR(Irradiated Red Blood Cells, Leukocytes Reduced)
⑤状況に応じては、動脈塞栓術や手術も必要となる。

●理解を深める予備知識

＊主訴、既往歴から消化管出血を疑うことが重要。
＊気管からの出血は鮮紅色であることが多く、喀血という。
＊食道・胃・十二指腸からの出血を上部消化管出血と呼ぶ。
＊トライツ靭帯より肛門側からの出血を下部消化管出血と呼ぶ。
＊時間経過の短い消化管出血は真っ赤な吐血で、時間経過の長い吐血は黒色となる。
＊真っ赤な下血は、肛門や直腸付近からの出血を示唆し、上部であるほど茶色から黒色となる。
＊胃潰瘍の原因は、ヘリコバクターピロリとNSAIDsが多い。
＊急性胃粘膜病変をAGML(Acute Gastric Mucosal Lesion)と呼ぶ。

＊消化管ではないが、腹腔内出血も血管内から血液が失われている状態であり、頻脈等、消化管出血と初期症状は同じである。
＊消化管や腹腔内はスペースに余裕があるため出血量が増えやすく、特に腹腔内や後腹膜の出血は吐血や下血を起こすことはないため、造影CT等の検査が必要。
＊仰臥位寝たきりで糞便による直腸の血流障害から下血を来たすことがある。
＊出血量が多い場合、酸素運搬能が低下し結果的に低酸素血症を引き起こす。
＊低酸素血症が心不全を増悪させるため、高齢者や心不全の基礎疾患を有している患者の消化管出血は要注意。
＊上部消化管出血を認めた場合、最終食事時間を確認する（フルストマックでは上部消化管内視鏡検査が困難）。
＊出血量が多ければ血圧は低下するが、初期は血管収縮により血圧は維持される。循環血液量減少による心拍出量の低下は、頻脈によって代償されるため、原因不明の頻脈は血圧が低下していなかったとしても循環血液量の異常を考える。
＊心不全等で交感神経遮断薬（β遮断薬）を服薬している場合は、循環血液量が減少しても代償性に頻脈とならないことがあるため注意。
＊眼瞼結膜の蒼白は、出血を強く示唆する。
＊Hbの減少に伴う酸素運搬障害により低酸素血症となっているため呼吸困難は出現するが、Hbと酸素の結合が悪いわけではないのでSpO_2は正常値を示す（SpO_2正常の呼吸困難、呼吸数増加を認めた場合は、消化管出血や腹腔内出血、胸腔内出血を考える）。
＊サチュレーションモニターによる脈圧の情報は、循環動態を把握するうえで有用。
＊出血→頻脈→血圧低下の順番で進行するため、血圧が低下している（ショック）場合は、代償機序が破綻しており余裕のない状態と考えられ、細胞外液の補充や輸血、緊急内視鏡検査による止血術が必要となる。
＊内視鏡手術（ESD：内視鏡的粘膜下層剥離術等）を行った場合は、再出血のリスクがあることを十分に理解する。
＊反跳痛がある場合は、消化管穿孔や腹膜炎の合併を考慮。
＊出血によりHbは低下するはずだが出血による喪失循環血液量は代償性に間質液で補てんされるため、出血早期はHbは低下しない（Hb正常範囲というだけでは、消化管出血を否定することはできない）。
＊採血を行う場合は輸血を考慮して、クロスマッチも行う（Hb7g/dl以下で輸血を考慮）。
＊食道静脈瘤破裂による出血の場合、過度な輸血は出血を助長する。
＊循環血液量低下を疑う所見→早期対応が必要。
① HR > 100回／分、
② SBP < 100mmHg
③ 臥位からの起立で…HR > 20回／分の上昇、あるいはSBP < 20mmHgの低下

＊消化管出血による自身の血液の吸収及び、出血による腎血流量低下により高窒素血症を起こし、**BUN が上昇**する（BUN ／ CRE 値上昇）。
＊肝硬変ではもともとアンモニアが上昇していることがあり、**消化管出血による血液の吸収によりさらに上昇**し、**意識障害**が出現することがある。
＊胃管は、新鮮血（活動性出血）、コーヒー残渣様（比較的最近の出血）等の情報を得ることができ、また減圧による嘔吐の予防にもつながるが、食道静脈瘤の存在が疑われる場合は禁忌。
＊冷水による胃洗浄は科学的な根拠が無い。
＊出血がコントロールできなければ症状は進行するため、安静度には十分に注意（トイレ歩行で転倒等）。
＊細胞外液補充液の静脈内投与は状況によっては**急速静注を行うことがあるため、太く短い留置針**（滴下速度は、高さ、太さに比例、長さに反比例（長さが抵抗となる））**を選択**する。
＊**鉄剤の服用により、便は黒色**となる。
＊黒色の血便を「下痢」と訴えている場合もあるため、眼瞼結膜の貧血等あれば積極的に確認する。
＊出血により赤血球液を補充するが、輸血後の Hb が予測よりも低ければ持続する消化管出血が存在するか、**胸腔内や後腹膜腔等その他の出血源（消化管出血、胸腔内出血、腹腔内出血、後腹膜出血等）**が存在する可能性がある。

●予測上昇 Hb 値
予測上昇 Hb 値（g/dl）＝投与 Hb 量（g）／ 循環血液量（dl）
＊循環血液量＝ 70（ml/kg）×体重（Kg）
＊ RCC　2 単位　≒　Hb　53g 含有
例）Hb　7.0g/dl、体重　50Kg、RCC　2 単位投与
予測上昇 Hb 値＝ 53g ／ 35dl
　　　　　　≒ 1.5g/dl
評価：体重　50Kg、Hb7.0g/dl の人に RCC を 2 単位投与すれば、Hb は、8.5g/dl に上昇するはずであり、大幅に低ければ持続する出血を考えるが、循環血液量の正確な評価は難しく、あくまでも予測式であり、臨床症状で総合評価を行う。
＊出血性ショックであれば、ポンピングするなどして輸血の急速静注が必要。
＊過剰輸血による前負荷（輸血関連循環負荷　TACO：Transfusion – Associate Circulation Overload）に注意（特にうっ血性心不全のリスクがある場合）。

●消化管出血を考える検査所見

BUN(mg/dL)	スコア	sBP(mmHg)	スコア
18.2-22.3	2	100-109	1
22.4-27.9	3	90-99	2
28.0-69	4	<90	3
<70	6		

Hg(g/dL) 男性（女性）	スコア	その他	スコア
12-13 (10-12)	1	HR ≧ 100	1
10-12	3	黒色便 (+)	1
<10 (<10)	6	失神 (+)	2
		肝不全	2
		心不全	2

＊0点であれば内視鏡による緊急止血術は必要ない可能性が高くなる。

〈参考引用文献〉
1) レジデントのための消化器内科ハンドブック　田尻久雄 著　ナツメ社；179 〜 174・2013
2) 内科レジデントマニュアル（第8版）聖路加国際病院内科チーフレジデント編　医学書院；241 〜 250・2013
3) 日本内科学会認定医制度審議会　内科救急診療指針　日本内科学会；88 〜 93・2011
4) ジェネラリストのための内科診断リファレンス　上田剛士 著　医学書院；106 〜 114・2014
5) 内科救急実況Live　岩田充永 著　中外医学社；118・2012
6) 内科診療ストロングエビデンス　谷口俊文 著　医学書院；240 〜 248・2014
7) ICU実践ハンドブック　清水敬樹 著　羊土社；302 〜 303・2009
8) ホスピタリストのための内科診療フローチャート　高岸勝繁 著　シーニュ；132 〜 137・2016

⑤ 急性膵炎かな？と思ったら！

　急性膵炎は重症化すると多臓器障害となり予後が悪いため、早期発見し、48時間以内に治療を開始することが求められる。

●急性膵炎を考える症状

主訴	□腹痛（心窩部痛、右季肋部痛、腹部全体）　□背部への放散痛 □悪心嘔吐　□発熱
発症様式	□徐々に
既往歴／併存症	□胆嚢結石症　□総胆管結石症　□アルコール多飲　□内服薬 □脂質異常症　□家族歴

●急性膵炎を考える身体所見

□頻呼吸　□頻脈　□高熱　□血圧低下　□筋性防御　□腸蠕動音減弱
□出血斑

●急性膵炎を疑った場合の SBAR の例

　〇〇で入院中の〇〇歳、〇性ですが、〇〇頃より、発熱と心窩部痛を訴えております。本日、ERCP を行っており、頻呼吸、洞性頻脈があり、収縮期血圧は 90 といつもより低めです。急性膵炎を疑って報告しましたので診察をお願いします。また採血や画像検査等が必要であれば指示をお願いします。

●急性膵炎を考える検査所見

□リパーゼ上昇　□膵アミラーゼ上昇　□中性脂肪高値　□白血球数上昇
□CRP上昇　□LDH上昇　□カルシウム低下

●急性膵炎を考える画像所見
●腹部造影 CT
造影 CT　Grade 参照
●腹部エコー
□膵腫大　□膵周囲の心室液貯留　□腹水　□胸水

●主な初期対応

①バイタルサインに合わせて対症療法（細胞外液補充液急速静注）
②ノルアドレナリンによる循環管理や挿管による呼吸管理を必要に応じて検討
③採血、腹部造影 CT で重症度評価
④重症例、膵壊死の場合は、抗菌薬使用（広域スペクトラム、殺菌性の強い抗菌薬を検討）
⑤蛋白分解酵素阻害薬（エフオーワイ®、フサン®）
⑥鎮痛：ペンタジン®、オピスタン®、レペタン®
＊膵局所動注療法：動注で選択的に蛋白分解酵素阻害薬や抗菌薬を投与
＊胆石性膵炎では、緊急 ERCP を施行

●理解を深める予備知識

＊急性膵炎は時間経過とともに増悪する恐れがあり、診断したら繰り返し重症度判定を行う。
＊重症化の徴候があれば、ARDS（急性呼吸窮迫症候群）やショックとなるため集中治療室での治療を行う。
＊血中アミラーゼ、リパーゼは診断には有効だが、重症度とは相関しない。
＊アミラーゼは唾液腺疾患でも上昇するため、疑わしければ膵アミラーゼ（P-Amy）を測定する。
＊血中アミラーゼが上昇しない膵炎もある。
＊CRPは重症度判定には役に立つが、タイムラグがある。
＊臓器不全と膵壊死（CTで評価）は予後不良因子であり、早期発見に努める。
＊腹痛＋膵酵素上昇で膵炎合併の消化管穿孔等もありうる。
＊急性膵炎の原因としては、アルコール性、胆石性が多い。そのほか、診断的ERCP後、内視鏡的乳頭切開術（EST：Endoscopic Sphincteropapillotomy）後、開腹術後等がある。
＊MEPM（メロペン®）は、広域のスペクトラムを持ち、殺菌作用も強力かつ、膵移行性もよい。
＊薬剤性膵炎の被偽薬として、抗がん剤、免疫抑制剤、エストロゲン、解熱鎮痛薬・利尿薬・抗菌薬がある。
＊炎症が広がると発熱や腹膜刺激症状が出現する。
＊炎症が後腹膜に限局している場合には前かがみで症状が改善することがある。
＊膵炎による炎症が原因で腸閉塞になることがあり、腸閉塞の鑑別として膵炎を考える。
＊TG＞500mg/dlで膵炎のリスク上昇。

●急性膵炎診断基準

1	上腹部に急性腹痛発作と圧痛がある
2	血中または尿中に膵酵素の上昇がある
3	超音波、CTまたはMRIで膵臓に急性膵炎に伴う異常所見がある

＊上記3項目中2項目以上を満たし、他の膵疾患及び急性腹症を除外したもの。

●急性膵炎の重症度判定基準

1	予後因子もしくは造影CTのどちらか一方で重症と判定できる
2	予後因子3点以上もしくは、CT Grade3以上
3	それ以外は軽症

●予後因子（各1点）

1	BE	≦3mEq/L、または ショック（収縮期血圧≦80mg）
2	PaO_2	≦60mmHg（Room Air）または 人工呼吸器管理が必要な呼吸不全
3	BUN	≧40mg/dl、または CRE ≧2mg/dl、または乏尿
4	LDH	基準値上限の2倍以上
5	血小板	≦100,000/mm³
6	総Ca	≦7.5mg/dl
7	CRP	≧15mg/dl
8	SIRS	陽性項目数 ≧3
	体温	≧38.0℃ ≦36.0℃
	心拍数	≧90回／分
	呼吸数	≧20回／分 もしくは $PaCO_2$ ≦32mmHg
	白血球数	≧12,000/μL もしくは ≦4,000/μL もしくは 幼若白血球10％以上
9	Age	≧70歳

●造影CT Grade

膵臓影不良域／膵外進展度	前腎傍腔	結腸間膜根部	腎下極以下
膵周囲のみ、あるいは	Grade 1	Grade 1	Grade 2
各区域に限局	Grade 1	Grade 2	Grade 3
2つの区域にかかる	Grade 2	Grade 3	Grade 3

〈参考引用文献〉
1) レジデントのための消化器内科ハンドブック 田尻久雄 著 ナツメ社；179～174・2013
2) 内科レジデントマニュアル（第8版）聖路加国際病院内科チーフレジデント編 医学書院；234～240・2013
3) 日本内科学会認定医制度審議会 内科救急診療指針 日本内科学会；153～154・2011
4) 内科レジデントの鉄則（第2版） 聖路加国際病院内科チーフレジデント編 医学書院；107～115・2012
5) ジェネラリストのための内科診断リファレンス 上田剛士 著 医学書院；182～187・2014
6) 内科診療ストロングエビデンス 谷口俊文 著 医学書院；56・2014

⑤ 肝不全かな？と思ったら！

　肝不全とは、急性または慢性に起こる高度な肝細胞機能障害による意識障害、黄疸、腹水、出血傾向、肝性脳症等を来たす予後不良な病態で、原因としてはウイルス、薬剤、自己免疫、アルコール等がある。

　肝機能障害を理解するには、肝臓が障害されている「肝障害」と、肝臓の役割を果たせていない「肝機能障害」をわけて考える必要があり、例えば、AST（GOT）／ALT（GPT）*の上昇は、肝細胞が壊れて酵素が逸脱している状態であり、肝障害ではあるが、「肝機能」まで障害されているかどうかはわからない。つまり、AST／ALTの上昇＝肝機能障害とは考えることができない。しかし、実際の臨床では病態はしばしば複雑であり、例えば、心不全による肝うっ血で二次的に肝障害を来たしている場合や薬剤性の肝障害という状況も起こりうる一方で、アルコールやウイルス性肝炎等、肝臓自身の問題により肝障害が出現するなど原因は多岐にわたる。また、末期肝不全（非代償期）は、破壊される肝細胞自体が少ないため、漏出する酵素は逆に減少し、AST／ALTは正常である。したがって、AST／ALTだけを見ても病態はつかめない。全身状態の悪化に伴って肝機能障害も出現するため、肝機能障害を示唆する所見には気を配りたい。

＊AST（GOT）／ALT（GPT）をAST／ALTに統一して表記。

●肝不全を考える症状

主訴	□倦怠感　□悪心嘔吐　□食欲不振　□黄疸　□発熱 □意識障害　□出血傾向（家族に確認）　□異常行動　□性格変化 □指南力低下
発症様式	□徐々に
既往歴／併存症	□アルコール多飲　□ウイルス性肝炎　□肝硬変 □自己免疫性肝炎　□肝臓癌　□服薬歴　□食事歴 □輸血歴／手術歴　□性行動　□海外渡航歴

●肝不全を考える身体所見

□腹水　□下肢浮腫　□体重増加　□尿黄染　□皮膚掻痒感
□皮膚ひっかき傷　□低血糖症状　□肝腫大　□栄養障害(脂肪・骨格筋減少)
□有痛性筋攣縮(腓腹筋・足底筋群のこむら返り)　□太鼓ばち指
【門脈圧亢進】
□腹壁静脈怒張　□内痔核
【肝性脳症】
□意識障害　□羽ばたき振戦　□肝性口臭　□黄疸　□腹水・浮腫　□肝腫
□脾腫　□毛細血管拡張　□くも状血管腫　□手掌紅斑　□女性化乳房
□腹壁静脈怒張　□精巣萎縮　□陰毛減少
＊上記下線は、エストロゲン高値の症状

●肝不全を疑った場合の SBAR の例

　○○で入院中の○○歳、○性ですが、○○時頃より、意識レベルの低下を認め、既往に肝硬変および肝機能障害があり、羽ばたき振戦、腹水、黄疸も見られます。バイタルサインは安定していますが、採血や画像検査等が必要であれば指示をお願いします。

●肝不全を考える検査所見

【肝機能障害】
□アルブミン低下　□ChE(コリンエステラーゼ)低下
□プロトロンビン時間延長(活性低下)　□γ-GTP上昇
□直接ビリルビン上昇　□血小板減少　□ICG R15(%)増加
□アンモニア上昇　□白血球数減少
【肝障害】
□AST／ALT上昇　□LDH上昇

●肝不全を考える画像所見

●腹部 CT、肝 MRI、腹部エコー
　肝腫大、辺縁不整・鈍化、肝細胞がんの有無、側副血行路の評価、胸腹水の評価

●上部消化管内視鏡検査
　胃・食道静脈瘤の評価

●主な初期対応

●意識障害
① 呼吸循環管理
② 意識障害の鑑別（AIUEOTIPS）（P.19 参照）
□頭部単純 CT　□黄疸・出血傾向　□精神神経症状
□血液生化学
③ ラクツロース投与（経口・注腸）
④ 非吸収性抗菌薬投与（腸内細菌のアンモニア産生抑制）

●理解を深める予備知識

＊AST／ALT が、両方上昇していれば肝障害を、**AST のみの場合は、肝臓以外の臓器障害（心筋や骨格筋等）を考える。**
＊AST／ALT がそれぞれ 1,000U／L を超えていた場合、ウイルス性、薬剤性、虚血性肝障害を考慮。
＊AST／ALT が正常範囲内であっても、AST／ALT 比が 1 未満の場合は、肝障害を考慮。
＊肝機能障害が 6 か月間以上持続するようであれば慢性。
＊腎不全患者、イソニアジド内服中では、AST／ALT が低値となる。
＊**ALP は、胆道系の閉塞、胆汁うっ滞で上昇**するが、骨疾患、甲状腺機能亢進症、副甲状腺機能亢進症、悪性腫瘍、悪性腫瘍の骨転移、慢性腎不全等でも上昇する。
＊γ-GTP は、肝内胆汁うっ滞、閉塞性黄疸、転移性肝癌、肝膿瘍、アルコール常習、抗痙攣薬の服用、薬物性肝障害で上昇する。
＊アルコールの常習によるγ-GTP の上昇は、4 週間の禁酒で 4 割以上の低下を認める。
＊直接ビリルビンの上昇は、肝細胞の障害と胆汁うっ滞型に分けられ、胆汁うっ滞型は閉塞性黄疸と肝内胆汁うっ滞に分けられる。
＊**間接ビリルビンの上昇は、溶血性**（赤血球の溶解）が考えられる。
＊肝硬変による門脈圧の亢進に伴い脾腫が出現し、血小板の破砕や低下が起こる。また、肝臓におけるトロンボポエチンの産生低下も血小板減少の原因となる。
＊脳浮腫を合併している場合は、マンニトールを使用。
＊腎不全を合併している場合は、血液濾過透析を考慮。
＊出血傾向となっているため、消化管出血の予防としてプロトンポンプ阻害薬や H_2 遮断薬を考慮。
＊急性重症肝不全ではエネルギー消費量が激しく、肝臓での糖新生が阻害されることがあるため低血糖に注意。
＊肝硬変患者では、グルコースをグリコーゲンとして貯蔵する能力が低いため、**食後高血糖、空腹時低血糖**となりやすい。

＊肝硬変がある場合、未知の食道静脈瘤の存在に注意（経鼻胃管の挿入等）。
＊肝性脳症の誘因として、窒素負荷の増加（消化管出血、タンパク質の過剰摂取、便秘）、電解質／代謝異常（低カリウム血症、低ナトリウム血症、アルカローシス、低酸素血症、脱水）、薬物、感染等がある。
＊肝性脳症の治療方針としては、原因の除去、蛋白制限、BCAA（分岐鎖アミノ酸：アミノレバン®）の補充。
＊劇症肝炎では、特殊アミノ酸製剤の効果は期待できず、アンモニア上昇のリスクがある。
＊モニラック®の作用機序は、非吸収性の浸透圧下剤であり、腸内細菌による代謝により乳酸を産生し、腸管内のpHを低下させることで、アンモニアの吸収が抑制される（NH_4^+からNH_3への変換抑制）。
＊AST／ALTが1,000U/Lの場合は、ショック肝、ウイルス性肝炎、薬剤性肝炎の3つを考える。
＊薬剤性肝障害のリスク群として、女性、高齢者（肝血流低下、腎排泄能低下）、肥満、絶食、複数の薬物内服、常習飲酒等。
＊眼球結膜に黄染が見られる場合は、ビリルビンが3mg/dlを超えていることが多い。

●肝障害度

障害度	A	B	C
腹水	ない	治療効果あり	治療効果少ない
血清ビリルビン値 (mg/dl)	2.0 未満	2.0 ～3.0	3.0 超
血清アルブミン値 (g/dl)	3.5 超	3.0 ～3.5	3.0 未満
ICG R15 (%)	15 未満	15 ～40	40 超
プロトロンビン活性値 (%)	80 超	50 ～80	50 未満

＊項目中、2項目以上が該当した肝障害度をとる。
例：腹水の治療効果が少なく、ビリルビンが3を超えていれば肝障害度「C」
＊ICG R15とは、肝機能を見るためにICG(インドシアニングリーン)を静注し、15分後の静脈内の残留を調べる検査であり、ICGは肝細胞に吸収され胆汁内に排泄されると15分後には、15%未満に減少するが、肝機能障害があると残留量が15%を超える(45分後に30%以上残留していれば確実に肝機能障害)。

●チャイルド・ピュー分類

ポイント	1点	2点	3点
脳症	ない	軽度	ときどき昏睡
腹水	ない	少量	中等量
血清ビリルビン値(mg/dl)	2.0 未満	2.0〜3.0	3.0 超
血清アルブミン値(g/dl)	3.5 超	2.8〜3.5	2.8 未満
プロトロンビン活性値(%)	70 超	40〜70	40 未満

＊各項目の和で分類　　A：5〜6点、B：7〜9点、C：10〜15点

●肝性脳症重症度

Ⅰ度	昼夜逆転等軽微な精神症状（高齢者であればだれでもあるような症状から始まる）
Ⅱ度	傾眠、羽ばたき振戦
Ⅲ度	著明な精神混乱
Ⅳ度	昏睡（羽ばたき振戦は消失）

〈参考引用文献〉
1) 内科レジデントマニュアル（第8版）　聖路加国際病院内科チーフレジデント編
   医学書院；144〜151・2013
2) 日本内科学会認定医制度審議会　内科救急診療指針　日本内科学会；161〜166・2011
3) 内科レジデントの鉄則（第2版）　聖路加国際病院内科チーフレジデント編
   医学書院；116〜123・2012

6. 腎泌尿器系疾患

① 急性腎障害かな？と思ったら！

　急性腎障害（AKI：Acute Kidney Injure）とは、血清クレアチニン値がベースラインより 0.3mg/dl 以上または、1.5 倍以上の上昇、あるいは尿量 0.5ml/kg ／時未満が 6 時間以上持続した状態であり、腎疾患他、脱水や感染、心不全、多臓器障害に併発し、死亡率を上昇させる。また、慢性腎臓病（CKD：Chronic Kidney Disease）を基礎疾患にもち、CKD 以外の理由で入院している者も少なくない。そこで本項では、急性腎障害の早期発見・対応に必要な知識と慢性腎臓病の状況の把握に役立つ知識を記載する。

●急性腎障害を考える症状

主訴	□呼吸困難　□悪心嘔吐　□倦怠感　□食欲不振
発症様式	□緩徐　□脱水後　□造影剤使用後　□出血性ショック後
既往歴／併存症	□糖尿病　□高血圧　□動脈硬化 □腎疾患の既往（蛋白尿・血尿の指摘）

●急性腎障害を考える身体所見

□浮腫（眼瞼、陰嚢（大陰唇）、手背、下腿）　□体重増加 □うっ血に伴う心不全症状

●急性腎障害を疑った場合の SBAR の例

　○○で入院中の○○歳、○性ですが、昨夜より尿量が減少しております。頻呼吸、洞性頻脈があり、収縮期血圧は 90 といつもより低めです。下腿に浮腫が見られており、前回の検査結果でクレアチニンが上昇傾向でした。腎障害を疑って報告しましたので診察をお願いします。また採血や画像検査等が必要であれば指示をお願いします。

●急性腎障害を考える検査所見

□BUN上昇　□CRE上昇　□eGFR低下　□RBC低下　□Hb低下
□ナトリウム異常　□カリウム高値　□カルシウム低値　□リン高値
□蛋白尿　□血尿　□赤血球円柱　□白血球円柱　□尿中ナトリウム
□尿浸透圧　□BUN／CRE比　□尿浸透圧／血漿浸透圧比
□尿／血漿クレアチニン比　□FENa　□血液ガス（代謝性アシドーシス）

●急性腎障害を考える画像所見

●胸部単純 X 線撮影
□肺野のうっ血　□肺水腫

●心電図
高カリウム血症の所見：□テント状 T 波　□幅広 QRS　□ P 波消失

●心エコー
□右室負荷所見（容量負荷による）

●腹部エコー
□腎盂・尿管拡張　□膀胱の拡張　□腎臓の形態・輝度
□下大静脈径

●主な初期対応

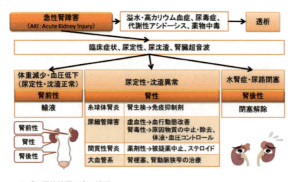

＊まずは腎後性腎不全の除外。

●理解を深める予備知識

＊腎不全の原因として、腎前性、腎性、腎後性に分けられる。
＊腎機能障害を見た場合は、急性腎障害（AKI）と、慢性腎臓病（CKD）の急性増悪を考える。
＊腎不全の1／3は、非乏尿性腎不全であり、乏尿が無くても腎不全は否定できない。
＊腎前性腎不全の原因として循環血液量の減少が最も多く、起立性低血圧や頸静脈虚脱を確認する。
＊心不全や肝不全、ネフローゼ症候群の場合は、浮腫は見られているが有効循環血液量が減少しており、腎前性腎不全となりうる。
＊急性腎障害の決定的な治療法は存在せず、ループ利尿薬や低用量ドパミンを使用しても予後の改善は認められていない。
＊利尿薬に反応せず、溢水が強ければ透析を考慮。
＊溢水、高カリウム血症、代謝性アシドーシス、尿毒症、薬物中毒または多臓器障害をきたしている場合は、腎代替療法（血液浄化）が必要となる。
＊腎血流量（GFR）が低下している場合は、ループ利尿薬（ラシックス®）の必要量が増すため、投与量が多くなる。
＊有効循環血液量が減少している場合は、ループ利尿薬の使用により腎障害を増悪させる恐れがある。
＊腎血流量は、平均動脈圧 75 ～ 80mmHg から低下する。
＊腎機能障害例に造影剤を使用する場合は、生理食塩水による補液を使用前後12時間、1ml/kg／時で行う。
＊造影検査後のうっ血性心不全出現に対しては、血液透析を行う（造影剤による一時的な容量負荷が原因）。
＊MRIで使用されるガドリニウムには、腎性全身性線維症のリスクがあるため腎障害患者には推奨されない。
＊高カリウム血症を示唆する心電図所見は、テント状T波、幅広QRS、P波消失。
＊カリウム　7mEq/L以上で緊急透析考慮。
＊点滴内、食事中のカリウム含有量に注意（維持液、バナナ等）。
＊pH ＜ 7.2、HCO_3^- ＜ 12 の場合（代謝性アシドーシス）は、炭酸水素ナトリウムによる補法を考慮。
投与量の例　体重（Kg）× 0.4 ×（12 − HCO_3^-）
体重60Kg、 HCO_3^-　10mEq／L
60 × 0.4（12 − 10）＝ 48 mEq／L（8.4％メイロン® 50ml）
＊透析が必要となる基礎疾患として、糖尿病性腎症、慢性糸球体腎炎、腎硬化症等が挙げられる。
＊腎障害（検尿異常、画像異常、血液異常、病理所見）もしくは、GFR 60ml/分／1.73㎡未満の片方あるいは両方が3か月以上持続したものを慢性腎臓病（CKD）と呼ぶ。

＊腎性貧血に対しては、ESA療法（赤血球造血刺激薬：erythropoiesis stimulating agent：エリスロポエチン）を使用し、Hb 11g/dl以上を目標とする。
＊Fe／TIBC＜20％かつフェリチン＜100ng/mlであれば、鉄剤検討。
＊いずれの状況においても過度な輸液に注意し、IN／OUTのバランス、体重を確認。
＊CKDは心心管疾患発症の最大のリスク因子。
＊GFRは、糸球体から尿中への排泄能力を示し、慢性腎臓病の診断に役立つ。（＞90 ml／分：正常、60－89：軽度低下、30－59：中等度低下、15－29：高度低下、＜15：末期腎不全）
＊循環血液量減少性ショックにおいて、HES製剤を使用することは、晶質液（生食、細胞外液補充液）に比べ、90日死亡率、透析リスクが高い。

●腎不全の分類

腎前性	腎性	腎後性
・脱水や出血による血管内脱水 ・心原性ショックや敗血症性ショック、うっ血性心不全、ネフローゼ、肝硬変に伴う有効循環血漿量の減少、腎灌流量減少 ・薬剤性（NSAIDs、ARB） ・腎動脈閉塞・狭窄	・腎梗塞 ・急性糸球体腎炎 ・溶血性尿毒症症候群（HUS） ・血栓性血小板紫斑病（TTP） ・急性尿細管壊死（AIN） ・間質性腎炎 ・感染症（サイトメガロウイルス、レジオネラ、トキソプラズマ等） ・腎毒性薬剤 抗菌薬（アミノグリコシド系等）、造影剤、シスプラチン、アロプリノール、NSAIDs、利尿薬、PPI（プロトンポンプ阻害薬）、H₂遮断薬、マグネシウム製剤、カリウム保持性利尿薬（アルドステロン拮抗薬）等	・尿路閉塞（前立腺肥大、結石、腫瘍） ・神経因性膀胱

●腎前性腎不全と腎性腎不全の鑑別

	腎前性腎不全	腎性腎不全
BUN／CRE	>20	<10
尿Na（mEq/L）	<20	>40
尿浸透圧（mOsm/kg H_2O）	>500	<350
尿浸透圧／血漿浸透圧	>1.5	<1.1
尿／血漿クレアチニン	>40	<20
FENa（%）*	<1	>1

＊尿Na／血漿Na×血漿CRE／尿CRE

● RIFLE／AKIN分類

RIFLE	AKIN	血清クレアチニン値	尿量による基準
Risk	Stage 1	1.5倍以上の上昇または、0.3mg/dl以上の上昇	0.5ml/kg／時未満が6時間以上継続
Injury	Stage 2	2倍以上の上昇	0.5ml/kg／時未満が12時間以上継続
Failure	Stage 3	3倍以上の上昇または、血清クレアチニン値が4mg/dl以上で0.5mg/dlの急上昇が見られる	0.3ml/kg／時未満が24時間以上継続、
Loss		4週間以上継続する腎機能の完全喪失	
ESKD		末期腎不全	

●正常血圧虚血性急性糸球体腎障害のリスク因子

構造的変化	高齢、動脈硬化、慢性高血圧、慢性腎臓病、悪性高血圧
輸入細動脈拡張阻害	NSAIDs
輸入細動脈収縮	敗血症、高Ca血症、シクロスポリン、タクロリムス、造影剤
輸出細動脈収縮阻害	ACE阻害薬、ARB
腎動脈狭窄	形態異常

● CKD 重症度分類

原疾患	タンパク尿区分		A1	A2	A3
糖尿病	尿アルブミン定量 (mg/日) 尿アルブミン/Cr比 (mg/Cr)		正常 30未満	微量 アルブミン尿 30〜299	顕性 アルブミン尿 300以上
高血圧、腎炎、 移植腎、多発囊 胞腎その他	尿蛋白定量 尿蛋白/Cr比		正常 0.15未満	軽度 タンパク尿 0.15〜 0.49	高度 タンパク尿 0.5以上
GFR	G1	正常 または 高値	≧90		
	G2	正常 または 軽度低下	60〜89		
	G3a	軽度〜 中等度低下	45〜59		
	G3b	中等度〜 高度低下	30〜44		
	G4	高度低下	15〜29		
	G5	腎不全	<15		

＊原因（Cause:C）、腎機能（GFR：G）、蛋白尿（アルブミン尿：A）で分類、死亡、末期腎不全、心血管死亡発症のリスクを緑、黄、オレンジ、赤で分類、赤がハイリスク。

〈参考引用文献〉
1) 内科レジデントマニュアル（第8版）聖路加国際病院内科チーフレジデント編
   医学書院；268〜279・2013
2) 内科レジデントの鉄則（第2版）聖路加国際病院内科チーフレジデント編
   医学書院；140〜146・2012
3) 日本内科学会認定医制度審議会　内科救急診療指針　日本内科学会；167〜171・2011
4) ジェネラリストのための内科診断リファレンス　上田剛士　著　医学書院；352〜357・2014
5) 内科診療ストロングエビデンス　谷口俊文　著　医学書院；230-238・2014

7. 感染症

① 感染症かな？と思ったら！

　手術が完璧に行われても感染症で亡くなってしまっては意味が無い。医療の高度化により、多くの疾患が治療可能となった一方で、入院中の感染症も少なからず存在する。**敗血症は「感染症によって重篤な臓器障害が引き起こされる状態」**と定義され、**敗血症性ショックは「急性循環不全により細胞傷害及び代謝異常が重度となり、死亡率を増加させる可能性のある状態」**と定義される。病原体の侵入により種々の感染を引き起こし、敗血症から敗血症性ショックへと移行することで生命を脅かし、また、抗菌薬の不適切な使用は耐性菌のリスクも生じる。抗菌薬は、すべての診療科で日常的に使用されるが、看護学生のカリキュラムを振り返ると、「微生物学」は習うものの、抗菌薬についてはほとんど習わない。しかし、もし感染症を合併したとしても早期に発見し、適切に抗菌薬を使用すれば完治が期待できる。よって、すべての看護師に感染症の知識が必要と考える。

●発熱＝感染症ではない

　感染症の多くは発熱を伴うが、発熱であったとしても必ずしも感染症とは限らない。逆に**発熱が無かったとしても感染症を否定できるわけでもない**。そこで、熱が高いときには、まず、感染性疾患か、非感染性疾患かを分けて考える。

●発熱を伴う非感染性疾患

薬剤熱（比較的徐脈で本人も元気であることが多い）（被偽薬：抗菌薬、H₂ 受容体拮抗薬、抗不整脈薬、抗痙攣薬、G-CSF）輸血、深部静脈血栓症、無気肺、無石性胆嚢炎、急性副腎不全、甲状腺クリーゼ、膠原病、悪性腫瘍、脱水、痛風、偽痛風、肝硬変、潰瘍性大腸炎、クローン病、けいれん後、急性膵炎、亜急性甲状腺炎、急性副腎機能不全、脳梗塞、脳出血、悪性リンパ腫、血管炎等

●入院中に起こしうる感染性疾患

尿路感染症（腎盂腎炎、膀胱炎）、肺炎、カテーテル感染症（人工物）、手術由来感染症、褥瘡、感染性心内膜炎、髄膜炎、ヘルペス脳炎、副鼻腔炎、咽後膿瘍、急性喉頭蓋炎、咽頭炎、インフルエンザ、扁桃腺炎、椎体炎、腸腰筋膿瘍その他の深部膿瘍、胆嚢炎、胆管炎、前立腺炎、CDI（クロストリディオイデス・ディフィシル感染症）、CMV（サイトメガロウイルス）等

●クロストリディオイデス・ディフィシル感染症 (CDI) とは？

・2016 年にクロストリディウム・ディフィシルからクロストリディオイデス・ディフィシル属に変更され、名称も変更。
・抗菌薬使用時の下痢は、CDI を考える。
・検便は感度が低いため陰性であっても CDI を否定することはできず、下痢のほかに発熱、腹痛、血便等があれば、陰性であっても CDI を疑う。
・感度の高い GDH 抗原も陰性であれば CDI は除外できる可能性が高くなる。
・CDI と判断したら、抗菌薬投与を中止し、止痢薬は使用せず、軽症例は経口でメトロニダゾール（フラジール®）、重症例では経口バンコマイシンを開始。
・CD は、芽胞を形成するためアルコール消毒は無効であり、流水での手洗いが必要。
・医療機器等の消毒は次亜塩素酸ナトリウムを使用。

●高齢者によくみられる発熱性疾患

尿路感染症、肺炎、結核、深部膿瘍、悪性リンパ腫、側頭動脈炎、肺血栓塞栓症、薬剤熱

●重症度の把握

　医療面接（問診）、身体所見、バイタルサインを解釈し、「感染症」と「非感染症」に分け、もし感染症が考えられる場合は重症度を把握する。

・ICU以外は、qSOFA（quick SOFA：意識レベルの変容、呼吸数 ≧ 22回/分、収縮期血圧 ≦ 100mgHg）2項目以上の該当で敗血症を疑い、SOFA（P.300参照）2点以上の上昇で敗血症と判断。
・ICUは、SOFAで評価。
・敗血症性ショック
　輸液を行っても平均動脈圧が≧ 65mmHgを維持できない状態で昇圧剤が必要、あるいは、乳酸 > 2 mmol/L(18mg/dl)。
・髄膜炎、発熱性好中球減少症、敗血症性ショックは感染症エマージェンシー。
・手術後48時間以内の発熱は、バイタルサインが安定していれば経過観察できる。

●発熱性好中球減少症 (FN：febrile neutropenia)

・好中球500/μL以下、あるいは1000/μL以下で500/μL以下へ進行することが予測される場合で、38.0℃以上が1時間以上継続。
・重症化（細菌感染）のリスクが高くなる。
・口腔内、カテーテル刺入部、全身の皮膚、肛門周囲その他に感染徴候が無いか、確認。
・抗菌薬を投与しても症状の改善が認められない場合は、抗真菌薬の投与を検討する。

・感染症を疑う血液検査
　□白血球数増加あるいは減少　□好中球増加
　□幼若白血球の増加　□ CRP 上昇
　□ PCT（プロカルシトニン）上昇
　（CRP や PCT は、必ずしも感度特異度は高くない：検査としては完璧ではない）
・MASCC スコアでリスク分類を行う。

項目	点数
無症状または軽症の発熱性好中球減少症である	5
血圧低下が無い（＞90mmHg）	5
COPD ではない	4
固形腫瘍や血液悪性疾患で、かつ、過去に真菌感染症の罹患既往や罹患疑いでの治療歴が無い	4
補液が必要なほどの脱水症状ではない	3
中等症以上の発熱性好中球減少症である	3
外来通院の患者である	3
60 歳未満である	2
21 点未満：高リスク 21 点以上：低リスク	

・抗菌薬使用時は、緑膿菌のスペクトラムは外さない。
・感染巣や原因微生物が不明の場合は、好中球が 500/μL に回復し、解熱し状態が安定していれば抗菌薬は中止できる。

●感染部位の把握（場所）

　ショック状態で無ければ、ある程度の時間的な猶予はあると考えられ、次に「どの臓器が感染しているか？」を考える。

・尿路感染症を疑った場合の確認事項。
　□尿の混濁　□オムツ使用　□尿路感染症の既往等
・肺炎を疑った場合の確認事項。
　□コースクラックル　□ SpO$_2$ の低下　□痰の量の増加
　□肺炎の既往等

- カテーテル関連感染症を疑った場合の確認事項。
  □刺入部の感染徴候（炎症の 4 徴候：発赤、熱感、疼痛、腫脹）
- 手術部位関連感染症を疑った場合の確認事項。
  □手術部位の感染徴候
- その他（髄膜炎、副鼻腔炎、感染性心内膜炎、胆囊炎、胆管炎、腹膜炎、腸炎、前立腺炎等）。
- 必要に応じて画像診断も追加する（胸部単純 X 線、CT 等）。
- 感染性心内膜炎の診断的特異度の高い身体所見として、オスラー結節（指先端の疼痛を伴う小結節）、ジェーンウェー病変（手掌や足底の無痛性出血性小斑点）、結膜点状出血、ロス斑（眼底における中心部が白色の出血性梗塞）、爪下線状出血等がある。
- 発熱を伴ううっ血性心不全の場合、原因が感染性心内膜炎である事があり、逆流性心雑音を確認。
- 感染性心内膜炎により心臓弁に付着した菌塊が遊離することで脳梗塞の症状を呈している場合もある。
- 好中球減少時の不明熱の原因としては真菌感染症が考えられる。
- 経鼻気管挿管 1 週間で 85％ に副鼻腔炎を発症する。

●起炎菌の把握

　結論を言えば、起炎菌の把握は医師の役割である。我々看護師は、「感染症っぽい」患者を医療面接や身体所見、バイタルサインから見つけ、報告ができれば十分であるが、単に「感染症っぽい」と報告するだけではなく、どの臓器の感染か、報告を受けた医師が判断できるよう情報を提供できればさらに良い。しかし、よりよいチーム医療の構築には、感染症診療も理解しておく必要があり、「起炎菌」にも興味をもっていただきたい。

- 感染を起こしている臓器が推測できたら次に起炎菌を考える。
- 臓器別の起炎菌はある程度決まっており、起炎菌の推測は抗菌薬の選択につながる。

・グラム染色により起炎菌が推定できるため、可能な限り関連検体のグラム染色を行う（例 肺炎→痰培養、尿路感染→尿培養）。

	球菌	桿菌
グラム陽性 （紫）	グラム陽性球菌（GPC：Gram Positive Coccus) ・ブドウ球菌 ・連鎖球菌等	グラム陽性桿菌（GPR：Gram Positive Rod) ・コリネバクテリウム ・バチルス等
グラム陰性 （赤）	グラム陰性球菌（GNC：Gram Negative Coccus) ・淋病 ・モラクセラ等	グラム陰性桿菌（GNR：Gram Negative Rod) ・大腸菌 ・緑膿菌等

・培養を行うことで、起炎菌の同定及び、感受性の把握ができる。
・薬剤感受性あり（S:Susceptible）であっても、臓器移行性の悪い薬は薬効が期待できない（標的臓器、薬剤形態により違う）。
・耐性を持っている場合はR（Resistant）、中間はI（Intermediate）で示される。
・血液培養の採取方法
　①皮脂の除去、消毒
　②滅菌状態を維持して採血（最低2セット）
　③1ボトルあたり16〜20ml（動脈でも静脈でもOK）、中心静脈カテーテル（CVC）の場合は、1セットはCVCからの採血でもOK
　④カルチャーボトルのゴム栓も消毒
　⑤転倒混和
・発熱後、1時間以内の抗菌薬の投与が理想であり、そのため、血液培養はおのずとその前のタイミングとなる（敗血症を疑ったら血液培養の必要性を検討、実施）。
・褥瘡等の創部培養は、表面ぬぐい液ではなく切開創や穿刺液など深部から採取したものを提出する。
・尿は、中間尿もしくはカテーテル尿を用いる。
・痰培養は、唾液ではなく喀痰を提出する（明らかな唾液は破棄する）。

●抗菌薬投与

・敗血症を疑ったら、「場所」と「起炎菌」を類推（グラム染色を行うことが望ましい）し、1時間以内に抗菌薬を投与する。
・培養の結果が返ってきたら de-escalation（耐性菌の出現を予防するために広域抗菌薬から狭域抗菌薬へ変更）。

・主な抗菌薬一覧

β-ラクタム系	
ペニシリン系	セフェム系
ペニシリンGカリウム® （PCG；ベンジルペニシリン）	セファメジン®α （CEZ；セファゾリン）
ビクシリン® （ABPC；アンピシリン）	パンスポリン®α （CTM；セフォチアム）
ユナシン®-S （SBT／ABPC；スルバクタム・アンピシリン）	フルマリン® （FMOX；フロモキセフ）
ビクシリン®-S （ABPC／MCIPC；アンピシリン・クロキサシリン）	ロセフィン® （CTRX；セフトリアキソン）
ペントシリン® （PIPC；ピペラシリン）	モダシン® （CAZ；セフォタジジム）
ゾシン® （TAZ／PIPC；タゾバクタム・ピペラシリン）	スルペラゾン® （SBT／CPZ；スルバクタム・セフォペラゾン）
	マキシピーム® （CFPM；セフェピム）

β-ラクタム系
カルバペネム系
チエナム® （IPM／CS；イミペネム・シラスタチン）
カルベニン® （PAPM；パニペネム・ベタミプロン）
メロペン® （MEPM；メロペネム）
オメガシン® （BIPM；ビアペネム）
フィニバックス® （DRPM；ドリペネム）

アミノグリコシド系
III群
ゲンタシン®（GM） エクサシン®（ISP） 硫酸アミカシン®（AMK） トブラシン®（TOB）
V群
ハベカシン® （ABK；アルベカシン硫酸塩）

キノロン系
シプロキサン® （CPFX；シプロキサシン）
バシル®、パズクロス® （PZFX®；パズフロキサシン）

マクロライド系	テトラサイクリン系
エリスロシン® (EM；エリスロマイシン)	ミノマイシン® (MINO；ミノサイクリン)

グリコペプチド系	
塩酸バンコマイシン (VCM；バンコマイシン)	タゴシット® (TEIC；テイコプラニン)

・感染症の診断は、あくまでも症状と身体所見であり、治療効果判定も症状と身体所見の改善の有無が重要。
（検査データだけでは判断しない）。
・抗菌薬の投与も重要であるが、菌量を減少するうえでドレナージも重要。
・広域抗菌薬の投与は、耐性菌の出現のリスクを高めるということを十分理解する必要がある。
・感染症と診断し、抗菌薬が投与されてもその抗菌薬が適切とは限らず、抗菌薬投与後は必ず、解熱や意識レベルの改善、血圧の上昇などの症状の改善を確認する（検査データの改善ではない）。
・症状の改善を認めなければそれは、抗菌薬の選択が間違っているか、対象となる細菌を間違えているか、そもそも感染症ではない可能性もある。
・抗菌薬は、薬剤熱の原因の第1位（抗菌薬で発熱することも少なくない）である。
・抗菌薬により腸炎を起こすことがあり、下痢の有無の観察は重要。
・抗菌薬使用に伴う腸内細菌叢の乱れによる下痢に対して腸内細菌製剤を使用する場合は、耐性乳酸菌製剤（商品名にRが付いている薬剤（例：ラックビーR®））を選択するのが基本。
・バンコマイシンを点滴する場合は、急速静注することでレッドマン症候群（皮膚の発赤）を起こす恐れがあるためゆっくり投与する。

● Step Up!! 感染症診療を理解するための予備知識

● PK

Pharmacokinetics 薬物動態 → 投与した薬剤の血中濃度

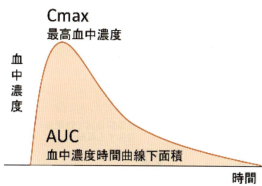

* Cmax : Concentration max　* AUC : Area Under the Curve

● PD

Pharmacodynamics 薬力学 → 炎症部位に到達した薬剤の抗菌活性の程度

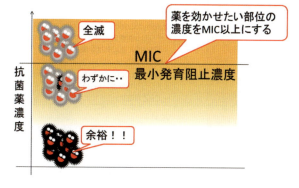

●時間依存、濃度依存

抗菌薬にはそれぞれ特性があり、時間依存の薬剤は細菌が抗菌薬に曝露されている時間が長いと効果的（MIC 以上を長時間保てるように投与調節する）であり、濃度依存の薬剤は、単回投与であっても高濃度であれば効果を期待できる。

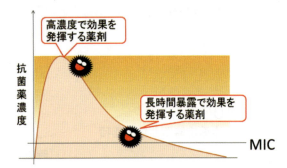

●院内感染症を引き起こす代表的な細菌とその特徴

名称 （和名）	グラム 染色	効果が期待できる抗菌薬とその特徴 （臓器移行性によって変わります）
Staphylococcus aureus （黄色ブドウ球菌）	GPC	CEZ、CLDM、VCM ＊しつこくしぶとい菌 ・MRSA（Methicillin-Resistant Staphylococcus Aureus） メチシリン耐性黄色ブドウ球菌 → 抗MRSA薬以外は効果なし ・MSSA（Methicillin-Susceptible Staphylococcus Aureus） メチシリン感受性黄色ブドウ球菌 → CEZ が奏功
Coagulase-negative Staphylococci (CNS) （コアグラーゼ陰性黄色ブドウ球菌）	GPC	VCM ＊皮膚常在菌だが、血管カテーテル由来感染症と尿路感染症では起炎菌と考える 多くがメチシリン耐性であり、抗MRSA薬を使用する

菌名	分類	治療・備考
Streptococcus pneumoniae (肺炎球菌)	GPDC	PCG ＊髄膜炎の場合はCTRX、VCM
Streptococcus spp (レンサ球菌)		PCG、ABPC ＊上気道常在菌、感染性心内膜炎の起炎菌
Streptococcus pneumoniae (肺炎球菌)	GPC-chain	PCG ＊髄膜炎の場合はVCM＋CTRX ＊肺炎、中耳炎、副鼻腔炎、髄膜炎、心膜炎、特発性細菌性腹膜炎等の起炎菌
Enterococcus spp (腸球菌)		＊E.faecalis の場合はPCG、ABPC ＊E.faecium の場合はMINO、VCM ＊腸管の常在菌で、いきなり起炎菌とはなりにくい ＊セファロスポリンはすべて耐性 ＊VRE（バンコマイシン耐性腸球菌）は、E.faecium だが分離数が少ない(E.faecalis:E.faecium:other=7:2:1)
Corynebacterium (コリネバクテリウム)	GPR	PCG、MINO、VCM ＊コンタミネーションの事もあれば、起炎菌の事もある ＊カテーテル感染症、心内膜炎、髄膜炎、肺炎等
Clostridium spp (クロストリジウム)		ABPC、SBT／ABPC 等 ＊C.Difficile の起炎菌（便中CDトキシン、GHD抗原が検出されば場合は、経口バンコマイシンもしくは経口メトロニダゾール）
Moraxella catarrhalis (モラクセラカタラリス)	GNDC	CTM、CTRX、EM ＊呼吸器感染症の起炎菌、COPD増悪時の起炎菌 ＊気管支炎、急性中耳炎の起炎菌
Neisseria meningitides (髄膜炎菌)	GNDC	PCG
Haemophilus Influenzae (インフルエンザ菌)	GNCB	＊肺炎の起炎菌、小児における中耳炎、気管支炎、髄膜炎の起炎菌 ＊培養されにくいため、グラム染色が重要 ＊Haemophilus とは、「血液を好む」という意味 ＊H.Influenzae の場合はABPC、CTM、CTX ＊H.Influenzae type B(Hib) の場合はCTM、CTX ＊BLNAR の場合はCTX

Escherichia coli (大腸菌)	GNR	CEZ、CTM ＊ESBL 産生菌の場合はCMZ、FOM、カルバペネム、TAZ／PIPC ＊ESBL 産生菌とは、耐性の範囲が拡張したβラクタマーゼをもつ高度耐性菌で、臨床的にはCTX、CAZ に耐性をもつが、CMZ には感受性がある ＊単純尿路感染の起炎菌
Klebsiella pneumoniae (肺炎桿菌)		CEZ、CTM、GM、CTX、CTRX ＊肺炎、単純尿路感染の起炎菌 ＊糖尿病、肝硬変、アルコール多飲患者との関連が強く、重症化しやすい

GPC：Gram-Positive Coccus：グラム陽性球菌
GPDC：Gram-Positive Diplo-Coccus：グラム陽性双球菌
GPR：Gram-Positive Rod：グラム陽性桿菌
GNDC：Gram-Negative Diplo-Coccus：グラム陰性双球菌
GNCB：Gram-Negative Cocco-Bacillus：グラム陰性球桿菌
GNR：Gram-Negative Rod：グラム陰性桿菌
BLNAR: β-Lactamase Negative Ampicillin-Resistant H.Influenzae（耐性菌）
ESBL：基質拡張型βラクタマーゼ：Extended-Spectrum

著者からのメッセージ ～とっても身近な感染症～

　看護師の多くにとって感染症診療は難しいと感じるのではないでしょうか？薬の種類も膨大ですし、細菌の名前も投与方法も複雑です。私も相当苦手意識がありました。しかし、多くの患者さんにとって必要な知識であり、今は読みやすい本がたくさんそろっています。個人的には、岩田健太郎先生の考え方に触れ、多くの書籍を読むことで徐々に感染症診療の面白さがわかると同時に、多くの問題点に気が付きました。確かに医師が指示する抗菌薬をそのまま投与していれば見かけ上の仕事は終わります。しかし、上記で述べてきたように我々看護師も確認しておくべき部分が少なくないため、「言われたことができる」だけでは不十分であると感じます。決して簡単ではありませんが、私が読んだ感染症関連の書籍をご紹介します。一気に読むのではなく、臨床の患者さんをイメージしつつゆっくり読むことをおススメいたします。

〈参考引用文献〉
1）極論で語る感染症内科　岩田健太郎 著　丸善出版；2016
2）感染症プラチナマニュアル　岡秀昭　メディカルサイエンスインターナショナル；23 ～ 24・2015
3）感染症レジデントマニュアル（第 2 版）　藤本卓司 著　医学書院；2013
4）ドクターこばとんの感染症道場　小林美和子 著　三和書店；2014
5）高齢者診療で身体所見を強力な武器にするためのエビデンス　上田剛士 著　Signe；41 ～ 47・2014

8. その他の疾患

① 糖尿病（血糖異常）かな？と思ったら！

　意識不明の原因の中に血糖異常があり、低血糖あるいは高血糖の見逃しは生命の危機に直結する。しかし、両者とも比較的簡単に検査でき、かつ治療可能な病態である。重要なことは血糖異常を疑うことである。

●血糖異常を考える症状

主訴	<低血糖> □極端な空腹感　□不快感　□冷汗　□振戦　□意識低下 □昏睡 <高血糖> □意識低下　□昏睡　□多尿
発症様式	□緩徐に
既往歴／併存症	□糖尿病　□家族の糖尿病（薬の誤飲、インスリンによる自殺企図） □腎機能低下

●血糖異常を考える身体所見

<低血糖>
□頻呼吸　□顔面蒼白
<高血糖>
□頻呼吸　□クスマウル大呼吸　□アセトン臭
<脱水症状>
□眼球陥没　□皮膚トゥルゴール低下　□腋窩乾燥

Memo

●血糖異常を疑った場合のSBARの例

　糖尿病の教育入院で入院中の〇〇歳、〇性ですが、1時間ほど前から口渇と多尿を訴えており、現在は呼名に対し受け答えはできますが、意識レベルの低下が見られます。血糖を測定したところ、650mg/dlと高血糖となっており、床頭台には菓子パンと清涼飲料水のごみがおいてありました。治療が必要な状況と考え報告しましたので診察をお願いします。また採血等が必要であれば指示をお願いします。

●血糖異常を考える検査所見

```
<低血糖>
□血糖値低下　□血中インスリン濃度
<高血糖>
□血糖値上昇　□HbA1c高値
□血液ガス：代謝性アシドーシス(DKA)　アニオンギャップ開大
□ナトリウム異常　□尿糖陽性　□尿中ケトン陽性
```

●血糖異常を考える画像所見

＊肺がん等の悪性腫瘍において異所性のインスリン様ホルモン産生腫瘍により低血糖を来たすことがある。
＊インスリノーマ（インスリン産生膵島細胞腫）はインスリンを過剰分泌するため、低血糖を来たす。

●主な初期対応

①意識不明、あるいは血糖異常所見
②血糖チェック
　<低血糖>
　　●意識あり…ブドウ糖、あるいは砂糖を10g程度内服
　　●意識不明…50%ブドウ糖20ml急速静注、あるいはグルカゴン1mg筋注、必要に応じて10%ブドウ糖点滴

＜高血糖＞
- 脱水 → 生食大量投与（例：15～20ml/kg／時）
* 高クロール血症の恐れのある場合は、1／2生食
- 高血糖 → 即効型インスリン投与
  例）0.1単位/kg単回投与＋0.1単位/kg／時の持続投与

＜アシドーシス補正＞
pH＜6.9 → 8.4％メイロン静脈内投与

●理解を深める予備知識

* 新規糖尿病患者に高頻度に見られる症状は、口渇、多飲、多尿、意図しない体重減少。
* Ⅰ型糖尿病は、インスリンの絶対的な欠乏。
* Ⅱ型糖尿病は、インスリンの抵抗性増大（効果不良）およびインスリン分泌障害。
* 意識障害の鑑別はAIUEOTIPSを参考にするが、血糖異常は必ず除外する。
* 低血糖で片麻痺が出現することもあり、脳梗塞を疑った場合、低血糖は必ず除外する。
* 持続する高血糖状態から生じる糖毒性と、インスリンの絶対欠乏による浸透圧利尿性の脱水がDKAとHHSの病態であり、インスリンの絶対量が足りず脂肪分解によるケトン体が生じているのがDKA（主にⅠ型糖尿病）、インスリンの抵抗性が亢進し、相対的に欠乏しているのがHHS（主にⅡ型糖尿病）。
* 血糖値が100mg/dl上昇すると血清ナトリウムが2.4mEq/Lずつ低下する。
* 血糖値が160mg/dlを上回ると高率に尿糖が陽性となる。
* インスリンは血糖を下げるが、血中のブドウ糖を消失させるわけではなく、細胞内にブドウ糖を引き込むホルモンであり、インスリンの欠乏（Ⅰ型糖尿病）や、抵抗性亢進（Ⅱ型糖尿病）は、細胞内にブドウ糖を引き込むことができなくなり、血液中にブドウ糖が残るため、高血糖となる。
* インスリンは、血糖だけでなくカリウムも細胞内に引き込むホルモンであるため、高カリウム血症の治療にも使用される（GI（グルコース - インスリン）療法）。
* 低カリウムの補正は補正用KCLを使用するが、カリウムの急速静注は心停止を引き起こすため、カリウムはメイン点滴に混注し、投与速度は20mEq/時間を超えないようにする。
* 低血糖の原因として、SU薬（スルホニル尿素：アマリール®）やインスリンが多い。
* 低血糖症状は70mg/dl以下から出現しやすくなり、55mg/dlで交感神経刺激症状（神経質、不安、空腹、動悸、発汗、頭痛）、50mg/dlで中枢神経症状（傾眠、混迷、一過性神経脱落症状）、30mg/dlで昏睡となる恐れがある。

＊急激な血糖低下、コントロール不良、食後低血糖では、80mg/dl 程度でも低血糖症状は出現しうる。
＊ブドウ糖による低血糖補正は即効性があるが持続時間は 30 分程度であり、頻回に血糖をチェックし遷延する低血糖を見逃さない。
＊自律神経障害、β遮断薬内服、低血糖の既往のある患者は、交感神経刺激症状が出現せずに低血糖が進行することがある。
＊インスリンの血糖降下作用は、1 単位当たり 20 〜 40mg/dl 程度。
＊自殺目的のインスリン大量投与は低血糖が遷延することがあり、一度血糖値が上昇しても数日間は低血糖に注意。
＊高齢者は、活動量、食事量の変化に伴い血糖値も変動しやすい。
＊非糖尿病性の低血糖としてアルコールの多飲、飢餓、敗血症、肝硬変、副腎不全、薬剤性、インスリン産生腫瘍等がある。
＊薬剤性としては、抗不整脈薬（Ⅰ群）、抗うつ薬、鎮痛薬、β遮断薬等がある。
＊感染患者においては、高血糖は細胞性免疫や貪食能の低下を引き起こす。
＊感染患者においては、高血糖は細菌の栄養状態を改善させ、増殖を助長させる。
＊インスリンの欠乏、抵抗性が亢進していることで蛋白の異化亢進が進み、創傷遅延を来たす。
＊血糖コントロールの目標は、140 〜 180mg/dl 程度を目安とする（過度に下げても予後にメリットはなく、むしろ低血糖の有害事象が増える）。

● DKA と HHS の鑑別

	DKA 軽症	DKA 中等症	DKA 重症	HHS
血糖値(mg/dl)	>250	>250	>250	>600
pH(血液)	7.25〜7.30	7.00〜7.24	<7.0	>7.30
HCO$_3^-$ (mEq/L)	15〜18	10〜15	<10	>15
尿中ケトン	陽性	陽性	陽性	軽度から陰性
有効血漿浸透圧 (Osm)	さまざま	さまざま	さまざま	≧320
アニオンギャップ	>10	>12	>12	さまざま
意識状態	清明	清明／傾眠	混迷／昏睡	さまざま
予測欠乏水分量 (ml/kg)	100			100〜200

＊ DKA：Diabetic Ketoacidosis（糖尿病性ケトアシドーシス）
＊ HHS：Hyperosmolar Hyperglycemic Syndrome（高浸透圧高血糖症候群）

●糖毒性とは？

　極端な高血糖により膵臓β細胞に異常が出現し、インスリンの分泌の低下および、インスリン抵抗性が出現することを糖毒性と呼び、糖毒性のために高血糖がさらに助長され、高血糖が増悪する悪循環に陥る。インスリンにより血糖コントロールが適切に行われると、血糖値が低下し糖毒性が解除され、血糖コントロールが改善する。ただし、このタイミングで高容量のインスリンが投与されていると突然低血糖を来たすため注意が必要となる。

〈参考引用文献〉
1) 内科レジデントマニュアル（第8版）聖路加国際病院内科チーフレジデント編
　医学書院；303～306・2013
2) ジェネラリストのための内科診断リファレンス　上田剛士著　医学書院；299～314・2014
3) 内科レジデントの鉄則（第2版）聖路加国際病院内科チーフレジデント編
　医学書院；67～74・2012
4) 日本内科学会認定医制度審議会　内科救急診療指針　日本内科学会；204～211・2011
5) 日本糖尿病学会　糖尿病治療ガイド2016～2017　文光堂；2016

●主な糖尿病治療薬

	種類	主な薬	特徴	注意点
血管に入るブドウ糖を抑制	α-グルコシターゼ阻害薬	グルコバイ® ベイスン®	糖質吸収調節薬	インスリンやSU薬と併用で低血糖の恐れ
組織へのブドウ糖の取り込みを促進	ビグアナイド薬	グリコラン® メルビン®	肝→糖新生抑制 腸→糖吸収抑制 筋→糖取り込み改善 インスリン抵抗性改善	心/肝/腎機能障害者は、乳酸アシドーシスに注意、アルコール多飲・高齢者は禁忌、ヨード系造影剤使用時は服用中止
	SU薬	オイグルコン® グリミクロン® アマリール®	・インスリン分泌促進 ・作用時間が長く、かつ強力	低血糖
	グリニド薬	スターシス® グルファスト®	・速効性のインスリン分泌促進薬 ・空腹時血糖への影響少なめ	食直前投与
	DPP-4阻害薬	ジャヌビア® エクア® ネシーナ®	・グルカゴン抑制 ・インスリン促進	SU薬との併用で低血糖
	インスリン抵抗性改善薬（チアゾリジン誘導体）	アクトス®	インスリン抵抗性改善	心不全の場合は、水・Na貯留により悪化の恐れ
尿糖排泄促進	SGLT2阻害薬	スーグラ® ルセフィ® デベルザ® フォシーガ®	ブドウ糖排泄促進	尿路感染症、ケトーシス

② 電解質異常かな？と思ったら！

　電解質異常は複雑な病態を示し理解が難しいが、臨床的に高頻度で遭遇するナトリウム（Na）とカリウム（K）の異常に的を絞って解説する。実臨床では、理屈に合わない症状に遭遇した場合、Na、Kは当然、クロール（Cl）、カルシウム（Ca）、マグネシウム（Mg）、リン（P）等の電解質異常も評価する。

● 高 Na 血症

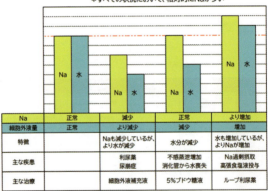

Na	正常	減少	正常	より増加
細胞外液量	正常	より減少	減少	増加
特徴		Naも減少しているが、より水が減少	水分が減少	水も増加しているが、よりNaが増加
主な疾患		利尿薬 尿崩症	不感蒸泄増加 消化管から水喪失	Na過剰摂取 高張食塩液投与
主な治療		細胞外液補充液	5%ブドウ糖液	ループ利尿薬

●低Na血症

低Na血症（<135mEq/L）
＊すべての状況において、相対的にNaが少ない

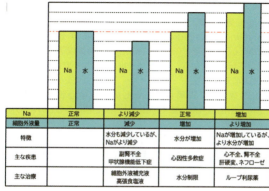

Na	正常	より減少	正常	増加
細胞外液量	正常	減少	増加	より増加
特徴		水分も減少しているが、Naがより減少	水分が増加	Naが増加しているが、より水分が増加
主な疾患		副腎不全 甲状腺機能低下症	心因性多飲症	心不全、腎不全 肝硬変、ネフローゼ
主な治療		細胞外液補充液 高張食塩液	水分制限	ループ利尿薬

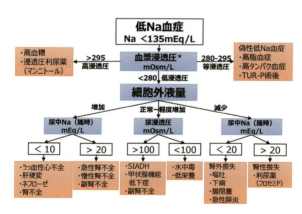

＊血漿浸透圧＝2×血漿Na+BS/18+BUN/2.8

＊SIADH：Syndrome of inappropriate secretion of antidiuretic hormone（抗利尿ホルモン不適合分泌症候群）

＊Na や水分の過不足の判断は非常に難しいが、少なくとも単純に検査値通りの解釈とはならない点は理解しておく（Na の量は変わらなくとも水が増えれば Na は相対的に低値となり、水が減れば相対的に高値となる）。

＊Na を急激に補正すると浸透圧性脱髄症候群（ODS：osmotic demyelination syndrome）を引き起こす恐れがあり、120mEq/L 以降は、0.5 〜 1mEq/L ／時間以下、10mEq/L ／日以下が目安となる。投与方法や投与速度に不安がある場合は、必ず医師に確認する。

＊ODS は、橋に限局しているものを橋中心性髄鞘融解症（CPM:CentralPontine Myelinolysis）、橋以外のものを橋外髄鞘融解症と呼ぶ。

＊ODS は予後が悪いため予防が重要である。

＊脱水やうっ血の身体所見、ヘモグロビンやヘマトクリット、BUN 等その他の検査所見が一致するかどうかを丁寧に観察する。

＊治療に反応すれば診断が正しかったことになるが、治療が開始されても安心せずに観察を継続する。

＊食事内容や服薬内容、点滴内容もアセスメントに必ず含める（NaCl は、生理食塩液に多く、5％ ブドウ糖液には一切入っていない等）。

＊トルバプタン（サムスカ®）は、強力な水利尿作用を持っているため、水分が増加しているタイプの低 Na 血症には効果がある反面、水分のみ引き過ぎるあまり高 Na 血症となる恐れがあるため、水分出納、電解質異常には細心の注意を払う必要がある。

＊高張食塩水（3％）は、生食 400ml ＋ 10％Nacl 120ml で作成できる。

＊ブドウ糖による浸透圧変化の影響を受け自由水が細胞内から細胞外へ出てくるため、循環血液量が増加する。よって血糖値が 100 mg /dl 上昇するごとに血清 Na 値は 1.6 m Eq/l 低下する。

●高カリウム血症

●原因

乏尿（腎不全、心不全）による K 排泄不足、アシデミア（酸血症）・横紋筋融解症・挫滅症候群によるカリウムの細胞外漏出

＊Kの90％は尿中排泄であるため、尿量低下≒血清カリウム増加をまず考える。

＊尿量の減少や、心電図モニターの変化（テント状 T 波、Wide QRS、P 波消失）を発見したら、医師へ報告し、標準 12 誘導心電図や採血による高 K 血症の確定診断を急ぐ。

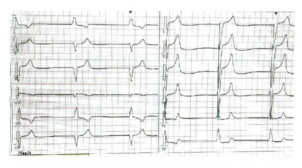

＊テント状 T 波、Wide QRS、P 波消失及び、徐脈を認める高 K 血症の心電図

＊ただし、心電図が正常でも K 異常の否定はできない。
＊高カリウム血症による致死性不整脈は K の濃度とは比例せずにリスクが増すため、たとえ 5.5mEq/L 程度の軽度上昇であっても油断は禁物。
＊高 K 血症と判断できたら、輸液の K 含有量を確認し、すべて K フリーに変更する。
＊アシデミア（酸血症）に傾くと細胞中の K が細胞外に漏出し、高 K 血症となる。
＊横紋筋融解や筋肉等の挫滅により、細胞内の K が細胞外に漏出し、高 K 血症となる。

●高カリウム血症の治療

薬剤名	使用方法の一例	特徴
カルシウム製剤静注	8.5% カルチコール® (850mg, Ca^{2+} 4.1mEq/L) 3分以上かけて静脈内投与	K^+濃度は変化しないが細胞膜電位を変化させ、高カリウム血症による不整脈の予防（血清K^+は低下しない）
GI（グルコース-インスリン療法）	速効型インスリン 10単位＋ 10%ブドウ糖液 500ml 点滴静注	細胞内へのK^+の移動（血清K^+は低下） 効果発現まで30分程度
炭酸水素Na	8.4% メイロン® 40ml 5分以上かけて静注	H^+とK^+との交換によるK^+の細胞内移動（血清Kは低下） 8.4% メイロン20ml：Na^+ 20mEq/Lと、Na^+の含有量が多くNa負荷に注意 効果発現まで15分程度
イオン交換樹脂剤	ケイキサレート5g 3～6包 内服、あるいは注腸	消化管におけるK^+吸着（血清K^+は低下）
血液透析		K^+を血液中から確実に取り除くことができるが、効果発現まで時間がかかる（血清K^+低下）
ループ利尿薬	フロセミド 20mg 静注	必要に応じて増減 利尿が得られなければ効果は無い
SABA吸入	ベネトリン0.5%0.5ml＋生食3.5mlを吸入	短時間作用型気管支拡張薬（交感神経刺激薬）

●低カリウム血症

●原因

下痢による消化管内Kの喪失、インスリン、カテコラミン投与やアルカレミア、交感神経の緊張による細胞内シフト、ステロイド投与中等。

＊カリウムの90%は尿中排泄であるため、尿量が増加すると低カリウム血症を来たすことがある。

＊利尿薬を使用し、尿量が増加している場合は特に注意が必要。
＊低カリウム血症を考える心電図所見は、ST-T 波の低下、U 波増高。
＊低 K 血症も致死性不整脈を引き起こす恐れがある。
＊インスリンは血中のブドウ糖を細胞内に引き込むが、その際にカリウムも一緒に細胞内に入る、つまり、インスリンを使用すると血糖が下がるのは当然だが、カリウムも低下する。
＊カテコラミンもカリウムを細胞内に取り込む作用がある。
＊アルカレミア（アルカリ血症）の場合は、血液中のカリウムが細胞内に引き込まれる。
＊K2.5mEq/L 以下は補正対象（ジギタリス内服中は、3.5mEq/L 以下で補正検討）。
＊急激に補正すると高カリウム血症を引き起こすため、補正は、濃度 40mEq/L 以下、速度 20mEq/ 時間以下、量 100mEq/ 日以下とする。
＊ワンショットによるカリウム急速静注はもちろん禁忌だが、カリウム補正中の静脈路で他の薬剤をワンショットすることで結果的にカリウムが急速静注されてしまうことにも十分に注意する。
＊補補正用 KCl 20ml は、カリウム 20mEq 含有、アスパラ K 10ml は、カリウム 10mEq 含有。
＊カリウム保持性利尿薬であるスピロノラクトン（アルダクトン A®）は、利尿薬ではあるがカリウムが保持されるため低カリウム血症は起こしにくいが、その反面、高カリウム血症の出現には注意が必要。

〈参考引用文献〉
1）レジデントノート：水・電解質の異常にどう対処する　羊土社；531 〜 542・Vol.17.No.3.5 月号 2015
2）ジェネラリストのための内科診断リファレンス　上田剛士 著　医学書院；41 〜 56・2014
3）治療薬 UP-TO-DATE 2014　矢崎義雄 著　メディカルレビュー社；994 〜 1055・2014
4）ICU 実践ハンドブック　清水敬樹 著　羊土社；280 〜 284・2009
5）ジェネラリストのための内科診断リファレンス　上田剛士 著　医学書院；286 〜 294・2014

③ 脱水かな？と思ったら！

●脱水の種類とその特徴

①高張性脱水（水分欠乏型）

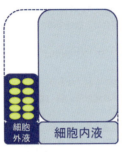

a. 細胞外液の喪失
（細胞外浸透圧上昇）

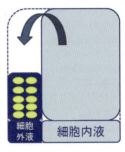

b. 次いで細胞内液が細胞外に移動

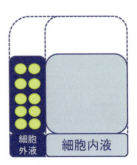

c. 結果、細胞内液も減少

●原因
・飲水制限等による水分欠乏。

●特徴
a. 細胞外液の喪失によりNa濃度が上昇。
b. 細胞外液の浸透圧が上昇することで細胞内液の水分が細胞外液に移動。
c. 結果、細胞外液、細胞内液ともに減少。
・高張性脱水とは、水分が欠乏することで細胞内液と細胞外液の両方が減少している状態。

●身体所見／検査所見

□意識混濁　□眼球陥没　□口渇　□口腔粘膜乾燥　□腋窩乾燥
□皮膚乾燥　□頻脈　□血圧低下　□尿量減少　□呼吸数増加
□血清Na値高値　□Hb高値　□BUN高値(BUN／CRE比 >30)
□尿比重　高値(>1.020)　□舌乾燥・縦じわ

●主な治療
・細胞内に水分を供給（水分摂取、5%ブドウ糖液・維持液輸液等）。

・水分必要量は、およそ30-40ml/kg程度で簡易的に計算できる。
・あるいは、下記の式を用いる。
　1-10kgまで100ml/kg
　11-20kgを50ml/kg
　21kg以上は20ml/kg
　例）50kgの場合は、10kg・10kg・30kgに分け、それぞれ
　　　10kg × 100ml = 1000ml（1-10kgの分）
　　　10kg × 50ml = 500ml（11-20kgの分）
　　　30kg × 20ml = 600ml（21kg以上の分）で計算、必要量は2100mlと算出できる。
・脱水の場合は、**上記に加え、欠乏量を補充**する。
＜計算式①＞
　健康時体重×（現在の血漿Na-目標血漿Na）／現在の血漿Na
　例）健康時の体重が60kgで現在の血漿Naが150、目標を140とした場合…

　　　60kg ×（(150-140)／150)
　= 60kg ×（10／150）
　= 60kg × 0.066 …
　≒ 4 … 4L程度の水分の欠乏が予測される。

<計算式②>
健康時体重× 0.6 ×（現在の血漿 Na- 目標血漿 Na ／目標血漿 Na）
例）健康時の体重が 60kg で現在の血漿 Na が 150、目標を 140 とした場合…

　　 60kg × 0.6 ×（(150-10) ／ 140)
　＝ 60kg × 0.6 ×（10 ／ 140)
　＝ 60kg × 0.6 × 0.071 …
　≒ 2.57 … 2.6L 程度の水分の欠乏が予測される。

・欠乏量を自由水（5% ブドウ糖液）で補充する、速度は補充量の１／２を初日に、１／４を翌日と翌々日に投与する。
・必要量、欠乏量の計算はあくまでも目安であり、体重や意識レベル、バイタルサインの変化に注意し、連日電解質の変化を確認し、修正する。
・絶食も脱水の原因となる（代謝水の不足）ため、必要エネルギーを確保する。
　簡易基礎代謝（BEE）体重× 25-30Kcal
　必要エネルギー（TEE）＝ BEE ×活動係数×損傷係数
　活動係数：ベッド上安静 1.2、歩行 1.3
　損傷係数：飢餓 0.7、手術 1.2、外傷 1.35、敗血症 1.6
・エネルギーは、５大栄養素である炭水化物、アミノ酸、脂質、ビタミン、無機質を必ず入れる。
・脂質は全体の 20% 程度とする。
・電解質は、Na（70-100mEq/L）、K（30-40mEq/L）は必須であり、その他の電解質も補充する。

②低張性脱水（Na 欠乏型）

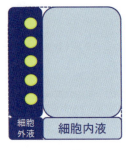

a.Na 喪失
（細胞外浸透圧低下）

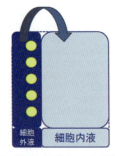

b. 細胞外から細胞内へ水分の移動

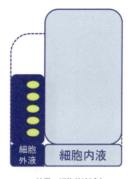

c. 結果、細胞外液減少

●原因
・下痢や嘔吐、利尿過多その他の理由で Na の喪失。

●特徴
a. 細胞外液の Na 濃度低下により浸透圧低下。
b. 細胞外の水分が細胞内に流入。
c. 細胞外液は減少し、細胞内液は増加する。
・低張性脱水とは、Na が欠乏することで細胞外液が減少する状態。

●身体所見／検査所見

□意識混濁　□眼球陥没　□口渇　□口腔粘膜乾燥　□腋窩乾燥　□皮膚乾燥 □毛細血管再充満時間延長（3秒以上）　□頻脈　□血圧低下　□呼吸数増加 □尿量減少 □立位（＊立位が取れない場合はベッドから足を垂らしてもらう）による脈拍上昇（＞30回／分）　□立位による血圧低下（＜20mmHg） □血清Na低値　□下大静脈虚脱率（吸気時／呼気時）＞50%

●主な治療
・細胞外液補充液、補正用 NaCl。

③等張性脱水（体液喪失型）

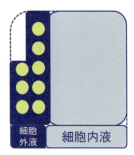

a. 出血
（細胞外浸透圧変化なし）

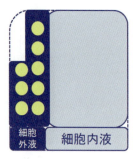

b. 急速な水分バランスの変化なし

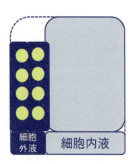

c. 6時間以上経過すると組織間液
（水と電解質）が血漿に移動

●原因
・出血。

●特徴
a. 出血により、血漿、血球、タンパク質等血漿成分全てを失うため、それぞれの濃度は変化せず、容量が減少。
b. 溶媒(水分)溶質(血球等)ともに減少しているために濃度・浸透圧に変化無し。
c. 浸透圧の変化が無いため、水分の移動無く、細胞外液のみ減少
・細胞外液補充液を点滴することで血液は薄まるためHb値は低下する。
・循環血液量を失った後、6時間程度経過すると代償性の変化として、細胞内から細胞外へ水分が移動。
・胸腔内出血や腹腔内出血等体外には出血しない出血も、出血(循環血液量の減少)であることに注意。

●身体所見/検査所見

□末梢冷感 □毛細血管再充時間延長(3秒以上) □頻脈 □血圧低下
□尿量減少 □呼吸数増加
＊初期は、濃度変化が無いため、採血結果に大きな変化は無し

●主な治療
・細胞外液補充液、血漿増量薬の輸液。

＊血漿、組織間液、細胞内液のその部分の減少かを明確に判断することは難しく、身体所見や検査所見も複雑な判断が必要となる。治療に反応するかどうか、増悪は無いかに注意して観察し、異常の早期発見に努める。
＊炎症等により血管透過性が亢進している場合や低アルブミン血症等により膠質浸透圧が低下している場合は、血管から水分が漏出するため浮腫が出現する。浮腫により「水分が多い」と考えたくなるが、組織間液は増加しているものの、「血管内脱水」が存在していることが少なくない。浮腫の原因を考えつつ、血管内脱水の治療を行わなければ循環血液量減少性ショックによる循環虚脱を来たす。

〈参考引用文献〉
1) 治療薬 UP-TO-DATE 2014　矢崎義雄 著　メディカルレビュー社；994～1055・2014
2) レジデントノート：水・電解質の異常にどう対処する　羊土社；531～542・Vol.17.No.3.5月号 2015
3) ジェネラリストのための内科診断リファレンス　上田剛士 著　医学書院；41～56・2014

④ 浮腫があるかな？と思ったら！

●浮腫

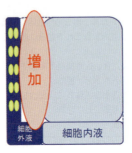

組織間液が増加

●原因
・循環血液量増加、浸透圧低下、心不全、肝不全、腎不全、低栄養、熱傷、甲状腺機能低下症等。

●特徴
浮腫の種類・特徴は分けて理解しておく必要がある。
①体液過剰性
a. 心原性…心筋の拡張障害により静脈還流が滞り、前負荷の亢進により心拍出量低下、さらに腎血流量が低下し、尿量が減少することで体液が過剰となる。
b. 腎性…腎機能障害に伴う水分排泄能の低下に伴う体液過剰。
②低アルブミン血症
a. 低栄養…アルブミン低下による血漿浸透圧の低下。
b. 肝機能障害…アルブミン産生能低下による低アルブミン血症。
c. 腎性…蛋白尿による低アルブミン血症。
d. 炎症性…炎症により消耗性にアルブミンが減少。

③甲状腺機能低下症(粘液水腫)…組織間液にムコ多糖類が貯留、他の浮腫と違い、「押してもへこまない」。
④その他、静脈還流不全(深部静脈血栓症、静脈弁不全、悪性腫瘍による圧排)、リンパ浮腫等。

●身体所見/検査所見

□尿量低下　□浮腫　□体重増加　□低Na血症
＊基礎疾患により様々な症状が出現

●主な治療
・利尿薬、原疾患の治療。

＊前頸骨部の圧痕性浮腫が出現すれば 50ml/kg の水分貯留と推測される。
＊浮腫に対して 10 秒圧迫して圧痕回復までに 40 秒以上を必要とすれば低アルブミン血症以外の原因を考える(P.35 参照)。
＊ Ca 拮抗薬、NSAIDs、甘草(かんぞう)は、浮腫の原因となる。

〈参考引用文献〉
1) ジェネラリストのための内科診断リファレンス　上田剛士 著　医学書院；3～6・2014
2) レジデントノート：水・電解質の異常にどう対処する　羊土社；531～542・Vol.17.No.3.5月号 2015

Memo

SOFA (Sequential Organ Failure Assessment)

	0点	1点	2点	3点	4点
呼吸器 P/F比 (mmHg)	≧400	<400	<300	<200 +呼吸補助	<100 +呼吸補助
凝固能 血小板 (×10³/μL)	≧150	<150	<100	<50	<20
肝臓 ビリルビン (mg/dL)	<1.2	1.2-1.9	2.0-5.9	6.0-11.9	>12
循環器 (カテコラミンはγ)	MAP≧70	MAP<70	DOA <5 or DOB使用	DOA 5.1-15 or AD≦0.1 or NAD≦0.1	DOA >15 or AD>0.1 or NAD>0.1
中枢神経系 GCS	15	13-14	10-12	6-9	<6
腎臓 クレアチニン (mg/dl) 尿量 (ml/日)	<1.2	1.2-1.9	2.0-3.4	3.5-4.9 <500	>5.0 <200

MAP：平均動脈圧 (mmHg)
P/F比：PaO2/FIO2
DOA：ドパミン、DOB：ドブタミン、AD：アドレナリン、NAD：ノルアドレナリン

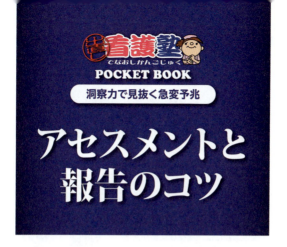

洞察力で見抜く急変予兆

アセスメントと報告のコツ

1) 仮説を立てる
2) 分析する
3) 報告する(SBAR)
4) 報告基準

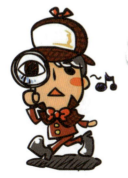

Super Detectorに君よなれ!!!

アセスメントと報告のコツ

1. 仮説を立てる

　「息が苦しそう」という状況は、見ればわかる。よって、医師に対して「〇〇さん、息が苦しそうです！」と報告しても、医師からすれば状況がよくわからず、具体的な指示が出しにくい。よって、「どのような状況なのか？」「原因は、なにが考えられるのか？」「どうして欲しいのか？」を伝え、状況を把握してもらう必要がある。医師は、医療面接（問診）と身体診察で80％の診断が可能と言われる。もちろん確定診断には、様々な検査が必要となってくるが、医療面接と身体所見でおおよその見当がついていれば、「行うべき検査」を指示することができ、結果、早期診断、早期治療につながる。つまり、我々看護師に求められているのは、医師が診断をするうえで必要な情報を過不足なく提供できる能力である。

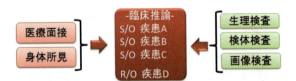

医療面接と身体所見、そして各種検査の所見に矛盾が無ければ、それはその疾患であるとかなりの確率で言えるわけである。もちろん、100％ではない。しかし、看護師からすれば「確定診断」ができる必要はなく、どのような状況なのか、「症候診断」ができればそれで十分である。そして、その症候診断を行うためには、「仮説」を立てて検証することが望ましい。仮説の立て方としては、「演繹（えんえき）法」と「帰納（きのう）法」がある。演繹法というのは、論理的に仮説を立てることであり、例えば、「高齢者に誤嚥が多い、誤嚥すると肺炎になりやすい → 高齢者は肺炎になりやすい」と考える。帰納法とは、経験的に仮説を立てることであり、「89歳のAさんが肺炎になった、92歳のBさんも肺炎になった → 高齢者は肺炎になる」と考えることである。

　演繹法と帰納法はどちらが正しいというわけではなく、洞察力で急変予兆を見抜くことを考えれば、「ん？顔色が悪い…、目を閉じている…、呼吸が速い、本人は「大丈夫です…。」と言っているもののこれはマズイ！！」と瞬間的に異常を察知することができる。これは経験を積んでいる看護師であれば十分に気付ける状況であり、帰納法的に考えている。一方で、「腹痛があって、反跳痛があって、お腹も固い…、脈も速いし熱もある…、腹膜炎で腹膜に炎症が波及してこの症状が出ているんだろう…。」と論理的に判断している場合は演繹法的に考えている。

　看護師は、診断はしないと言っても医師の診断の補助はするわけなので、アセスメントを間違えていいということにはならない。そう考えると帰納法的に「おかしい！？」と気づいたら、冷静に「演繹法」で仮説を組み立てる習慣が必要であろう。どのような状況でどのような疾患を疑った場合に、どのような所見を確認すればよいか（検証）は、「除外すべき疾患とその特徴・初期対応」をご参照いただくとして、仮説と検証が一致すればそのアセスメントは、価値のある情報となる。

なんとなく検温や巡視を行っても異常の早期発見にはつながらない。少しでも「おかしい」と気づいた場合は、「大丈夫だろう」と楽観視せず、演繹的、帰納的に仮説を立て、評価してほしい。今の時代、多くの疾患は治療方法が確立されている。医師の前に患者を連れて行くことができれば、治療は可能であることが少なくないと思われるが、発見が遅れれば最悪の転帰も考えられる。虎は屏風から出しさえすれば、捕まえられる。病棟に潜むトラをいかに探せるか、看護師の役割は大きい。

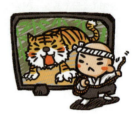

2. 分析する（SOAP）

SOAPとは？

SOAPとは、ご存じのとおり、SはSubjective dataで、主観的情報、OはObjective dataで客観的情報、AはAssessmentでアセスメント、PはPlanで計画である。

患者さんが「腹が痛い」と言えば、それが本当でもうそでも主訴は腹痛である。この病気で腹痛が出るはずがないと考えるのは間違いで、背景には「腹痛を訴える病気」があることを示している。もちろん詐病や心因性の事もあるので腹部臓器とは限らない。意外に患者さんは最初からキーワードを訴えていることは少なくなく、主訴は極めて重要である。

そして、客観的データであるが、脈拍が90回／分であればそれは事実であり、頸静脈が怒張していれば事実であり、検査値が異常を示していればそれも事実である。出てきた事実に対して解釈を加えずに淡々と情報を集める。医療を進めていくうえで、S情報とO

情報は極めて重要で、個々の部分に解釈はいらない。出てきた情報を「あれ？」と思いながらも粛々と記録していく。

そして、データがそろったらいよいよ分析に入る。それがアセスメントである。S情報とO情報の整合性が取れればその解釈は正しい可能性が非常に高い。例えば、「胸が痛い＋心電図でST部分の上昇＋CKが上昇」という状況であれば、急性冠症候群かどうかはわからないが、急性冠症候群は否定できない。S情報とO情報から導き出した分析を踏まえて、「違うかもしれないけどそうかもしれないので検査しよう、医師へ報告しよう」という計画が立つ、これが最後のP、計画である。

「記録をきちんと書きなさい。」と耳にタコができるくらい言われていると思われるが、S情報とO情報に自分の感情入れずに分けて書く、その情報から考えられることを自分なりに分析してアセスメントに残す、そのアセスメントを根拠として計画を立て実行する、そしてその結果をまた記録に残す、そうするとほかの人も「どうしてこのように行動したのか」が理解できる。やっていることは探偵と一緒で、犯人捜しをするための情報を集め、分析をしていることになる。

$$S + O = A \rightarrow P$$

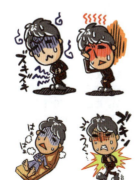
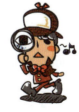

アセスメントを意識して記録を書く癖をつけると、逆説的だが、S情報やO情報が足りていないことに気づくだろう。つまり、記録をきちんと書く癖をつけると、臨床力が必ず上がる、常にアセスメントを意識しよう！

〈参考引用文献〉
1)「型」が身につくカルテの書き方　佐藤健太 著　医学書院；2015

3. 報告する（SBAR）

報告を受ける立場になって考えるとよくわかるが、「結局、なにが言いたいのか、何をして欲しいのか」がすべてである。よって、「どのような状況」で、「現場判断は何」で、「何をして欲しいのか」を報告できることが求められる。報告のツールとしては、SBARというものが普及してきている。下記に当てはめるだけでスマートな報告ができるが、大切なことはやはりアセスメント能力ということになる。

S	Situation	患者の包括的状態
B	Background	臨床経過
A	Assessment	状況評価の結論
R	Recommendation	具体的な要請内容

SBARの例

造影CTのために造影剤を静脈内投与した後に、呼吸困難が出現し、脈拍は120回／分、意識はあるものの、血圧は78／44mmHgと低下を認めている（S）。患者は、70才の男性で本日外来受診しており、CT前のバイタルサインの変化はなく、特記すべき基礎疾患もなく、造影剤注入後に症状が出現した（B）。状況から、造影剤によるアナフィラキシーショックと考えられ（A）、至急診に来てほしい（R）。蘇生の準備はしておくが、他に必要なものがあったら連絡をお願いします。

4. 報告基準

　アセスメントや報告のコツが理解できた後に必要となってくるのは、「報告基準」である。これは、各病院のシチュエーションによってかなり変わってくると思われるが、例えば、下記のように「決めて」おけば、迷わず行動に移せる。経験が浅ければどうしても「報告基準に達したので呼びました…。」となってしまうし、経験豊富であれば「報告基準を満たし、さらに〇〇が考えられるので△△をしてほしい」とSBARで報告ができる。「こういう時はこうする」という基準をアセスメントだけでなく、報告基準にも当てはめてほしい。

担当医報告基準	
●何らかの懸念がある	
●呼吸数	≧ 20 or ≦ 10 回／分
●心拍数	≧ 110 or ≦ 50 回／分
●体温	≧38.0 or ≦ 36.0 ℃
●収縮期血圧	≧ 200 or ≦ 100 mmHg
●平均動脈圧	≦ 65 mmHg
●SpO$_2$	≦ 92 %

　担当医からすれば、「これくらいの変化で呼ばれたのではたまらない」という意見もあると思われ、実際には、上記に対しては予測指示が改めて出されていることも少なくないが、「新たな症状の出現やバイタルサインの変化は明らかな異常」であり、アセスメントを加え、SBARで報告できれば、それはチーム医療である。

〈参考引用文献〉
1) 構造と診断　ゼロからの診断学　岩田健太郎 著　医学書院；2012
2) 「型」が身につくカルテの書き方　佐藤健太 著　医学書院；2015
3) RRS 院内救急対応システム 医療安全を変える新たなチーム医療　児玉貴光、藤谷茂樹 著
　　メディカルサイエンスインターナショナル；2012

急変予兆を見抜く洞察力を身につけるための到達目標

〜アセスメントと報告のコツ〜

(1) 状況に対して仮説を立てることができる
(2) S情報、O情報からアセスメントを行い、それらを元に自らの行動計画を立てることができる
(3) SBARで報告することができる
(4) 自分なり、あるいは施設ごとの報告基準を定めることができる

Memo

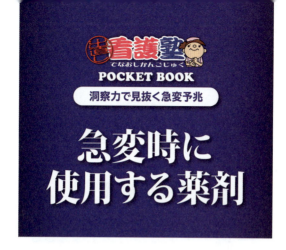

急変時に使用する薬剤

洞察力で見抜く急変予兆

1)輸液
2)循環作動薬

急変時に使用する薬剤

1. 輸液

　輸液は、病態に応じて使い分ける必要があり、その前提として人体の体液の組成を理解しておかなければならない。

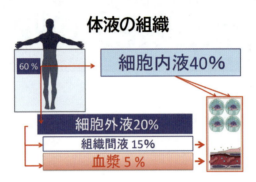

体液の組織

　人体は、性別、年齢別で差はあるものの大まかには60％が水分でできており、そのうち細胞内液が40％、細胞外液が20％であり、細胞外液はさらに組織間液が15％、血漿成分が5％に分かれる。水分は細胞内に圧倒的に多く含まれ、血液は多いようでも5％しかなく、血管と細胞の隙間である組織間液に残りの15％が存在している。輸液の種類によって細胞内液に多く移行するものもあれば、血管内に残る輸液も存在する。また、脱水も細胞の中の水が失われるか、血管の中の水が失われるかでその病態が変わってくる。つまり、どこの部分の水が足りなくて、この点滴は主にどの場所へ流れていくのかということを理解しておく必要がある。特にNaとKの含有量に注目することで輸液の性格が変化する。

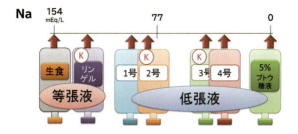

① 生理食塩液

　生理食塩液は 0.9％ の塩水であり、浸透圧が細胞と等しいため細胞内への水の移動は無く、静脈内に投与した輸液が全て細胞外に残存するため、細胞外液補充液と呼ばれる。人体における細胞外液は 3／4（75％）が組織間液、1／4（25％）が血漿であるため、静脈内投与された生理食塩液も同じ比率で組織間液と血漿に分布する。つまり、500ml の生理食塩液を点滴すると 375ml は組織間液へ、125ml は血管内に残るという計算になる。ただし、急速静注で血管内残存量が一時的に増えたり、年齢や性別による差があるためこの限りではないものの、生理食塩液は細胞内へは分布しないことが大きな特徴である。

② リンゲル液

　生理食塩液は、陽イオンが Na、陰イオンが Cl であるため、浸透圧は生理的であるが、電解質の組成が生理的ではなく、高クロールあるいは低カリウムを引き起こす。そのため、生理食塩液にカリウムとカルシウムが配合されているものをリンゲル液と呼ぶ。

③ 乳酸・酢酸・重炭酸リンゲル液

　リンゲル液は、電解質組成は細胞外液に近づいたもののクロールが多いという問題がある（高クロール性アシドーシスの懸念）。そこで、クロールを減らし、肝臓で代謝されることでHCO_3となる乳酸を使用しているものが乳酸リンゲル液、骨格筋で代謝されることでHCO_3となる酢酸を使用しているものが酢酸リンゲル液、最初からHCO_3が入っているものを重炭酸リンゲル液と呼ぶ。乳酸／酢酸／重炭酸リンゲル液は、リンゲル液の特徴である「細胞外液の補充」に際し、大量に使用しても高クロール性アシドーシスの影響を来たしにくいよう改良されたもので急速に循環血液量を増やしたい循環血液量減少性ショック（出血等）などで重宝する。

	mEq/L	血漿	組織間液	生食	リンゲル液	乳酸リンゲル液	酢酸リンゲル液	重炭酸リンゲル液
陽イオン	Na	142	144	154	147	130	130	130
	K	4	4		4	4	4	4
	Ca	5	2.5		5	3	3	3
	Mg	3	1.5					
	計	154	152	154	156	137	137	137
陰イオン	Cl	103	114	154	156	109	109	109
	HCO_3	27	30					
	HPO_4	2	2					
	SO_4	1	1			乳酸 28	酢酸 28	重炭酸 28
	有機酸	5	5					
	タンパク質	16	0					
	計	154	152	154	156	137	137	137

④ 5％ブドウ糖液

　ブドウ糖を使用して浸透圧を細胞と等しくしているものが5％ブドウ糖液である。浸透圧だけを考えれば、細胞内には水分の分布は無いはずだが、血管内ではブドウ糖は急速に消費されるため、真水（自由水）となる。真水は浸透圧が無いため、人体の体液の組成と同様、40％が細胞内に移動し、残りの20％が組織間液に分布する。つまり、5％ブドウ糖液は、循環血液量の増量効果がほとんどない。そのため、血管内に水を残したくないうっ血性心不全やナトリウム、カリウムを入れたくない場合に有用である反面、循環血液量減少性ショックのような血管内のボリュームを増やしたい場合にはほとんど効果は無い。製品としては等張液だが、血管内では真水となってしまうため役割としては低張液となる。

⑤ 1号液

　製品によって差はあるものの、基本的には半分が生理食塩液、半分が5％ブドウ糖液という組成である。そのため、低張性電解質輸液に分類され、水分は血管内にも残るが細胞内にも分布する。カリウムが入っていないことが大きな特徴。脱水補正の方向性が定まらない場合やカリウムを入れたくない場合に使用。

⑥ 2号液

　簡単に言えば、1号液＋カリウムというイメージ。高カリウム血症には使えないため注意。

⑦ 3号液

　生理食塩液の1／4程度の塩分濃度で5％ブドウ糖液の割合を1・2号液より多くして浸透圧を等張としている輸液製剤。カリウム含有量が多いのが大きな特徴であり、2号液同様、高カリウム血症には使えない。

⑧ 4号液

　簡単に言えば3号液からカリウムを抜いたイメージ。ナトリウムの含有量はかなり低く、5％ブドウ糖液に近い組成。

　生理食塩液や○○リンゲル液は急速輸液により循環血液量の増加作用があるが、時間の経過とともに組織間液へ移動するため、血圧の上昇効果は高くない。そのため、膠質浸透圧を有する物質を含み、血管内にほぼ100％残存し、血漿増量効果が期待できる製品が血漿増量薬、あるいはアルブミン製剤である。ただし、血漿増量薬はリンゲル液と生命予後に差は無いとされている。

Memo

分類	薬品名／主な商品名	主な薬効／主な副作用
等張液	薬品名：生理的食塩液 主な商品名：生理食塩液	主な薬効：細胞外液の補充 主な副作用：高クロール性アシドーシス、うっ血性心不全
	薬品名：乳酸リンゲル液 主な商品名：ラクテック®、ソルラクト®	主な薬効：細胞外液補充 主な副作用：うっ血性心不全
	薬品名：酢酸リンゲル液 主な商品名：ヴィーンF®、ヴィーン140®	主な薬効：細胞外液補充 主な副作用：うっ血性心不全
	薬品名：重炭酸リンゲル液 主な商品名：ビカーボン®、ビカネイト®	主な薬効：細胞外液補充 主な副作用：うっ血性心不全
	薬品名：5％ブドウ糖液 主な商品名：5％ブトウ糖500ml等	主な薬効：細胞内液補充
低張性電解質輸液	薬品名：1号液 主な商品名：ソリタT1号®、KN1号®	主な薬効：細胞外液＞細胞内液補充 主な副作用：低カリウム血症
	薬品名：2号液 主な商品名：ソリタT2号®、KN2号®	主な薬効：細胞外液＞細胞内液補充 主な副作用：高カリウム血症
	薬品名：3号液 主な商品名：ソリタT3号®、KN3号®	主な薬効：細胞外液＜細胞内液補充 主な副作用：高カリウム血症
	薬品名：4号液 主な商品名：ソリタT4号®、KN4号®	主な薬効：細胞外液＜細胞内液補充 主な副作用：低カリウム血症
血漿増量薬	薬品名：HES製剤 主な商品名：ヘスパンダー®、サリンヘス®、ボルベン®	主な薬効：血漿増量による血圧上昇 主な副作用：うっ血性心不全
	薬品名：アルブミン製剤 主な商品名：献血アルブミン25®、アルブミナー5％®	主な薬効：膠質浸透圧上昇による血圧上昇 主な副作用：うっ血性心不全

2. 循環作動薬

循環作動薬を理解するには、交感神経と副交感神経の特徴を理解する必要がある。交感神経が緊張すると運動能力は向上し、消化機能は抑制され、エネルギーを消費させる反応が出現する。副交感神経が緊張すると、運動能力は低下し、消化機能は亢進し、エネルギーを確保する反応が出現する。つまり、ショック状態においては基本的に交感神経を刺激するか、副交感神経を抑制する薬剤が使用される。

交感神経		副交感神経
散瞳	瞳孔	縮瞳
拡張	気管支	収縮
増加	心拍数	減少
上昇	血圧	低下(軽度)
抑制	消化器官(運動・分泌)	亢進

①交感神経の主な作用

受容体	主な作用
α	血管収縮
β₁	心収縮力増強、心拍数増加
β₂	気管支拡張

②代表的な循環作動薬の適応と作用、注意点と用量

薬品名／主な商品名	適応と作用、注意点と用量
薬品名：ノルアドレナリン（α≫β） 主な商品名：ノルアドリナリン®1mg/ml	適応：血液分布異常性ショック、急性低血圧 作用：α作用(強力な血管収縮)、後負荷増加作用 注意点： ・血管漏出で組織壊死(中心静脈からの投与) ・過度な後負荷で心拍出量減少の恐れ ・末梢循環不全 用量：0.05〜0.3γ 【体重　50kgの場合】 ノルアドリナリン®1mg(ml)＋生食9ml → 10ml(1mg/10ml) 0.1γ＝0.006×50kg×(10ml/1mg) ＝3ml/h
薬品名：ドパミン(α、β) 主な商品名：イノバン®、カタボン®	適応：急性循環不全 作用：α作用(血管収縮)、β作用(心筋収縮力増加、心拍数上昇) 注意点： ・半減期が短い(1〜2分) ・催不整脈作用 用量：1〜20γ 【体重 50kgの場合】 イノバン®150mg＋生食50ml → 50ml(3mg/ml) 1γ＝0.06×50kg×(50ml/150mg) ＝1ml/h
薬品名：ドブタミン(β) 主な商品名：ドブトレックス®、ドブポン®	適応：急性循環不全 作用：β作用(心筋収縮力増加)、肺血管拡張作用 注意点： ・半減期が短い(1〜2分) ・催不整脈作用 用量：1〜15γ 【体重　50kgの場合】 ドブトレックス®150mg＋生食50ml → 50ml (3mg/ml) 1γ＝0.06×50kg×(50ml/150mg) ＝1ml/h

薬品名／主な商品名	適応と作用、注意点と用量
薬品名：アドレナリン（β＞α） 主な商品名：ボスミン®1mg/ml、エピネフリン®	適応：心停止、アナフィラキシーショック、気管支喘息 作用：β作用（心筋収縮力増加、心拍数上昇）、α作用（血管収縮） 注意点： ・催不整脈作用 用量（例）：心肺蘇生中は、3～5分おきに1mg静脈内投与
薬品名：硫酸アトロピン（副交感神経遮断薬） 主な商品名：硫酸アトロピン®（0.5mg/ml）	適応：迷走神経性徐脈、消化管の鎮痙 作用：副交感神経遮断（散瞳、眼内圧上昇、頻脈、気道／口腔内分泌抑制、気管支拡張、消化管運動抑制） 注意点： ・緑内障、前立腺肥大には禁忌 ・洞不全症候群など高度徐脈の場合は、プロタノール®（塩酸イソプレナリン）や心臓ペーシングを考慮 用量（例）：0.005～0.01mg/kg 【体重 50kgの場合】 硫酸アトロピン® 0.25～0.5mg/ml 静注（1／2A ～1A）
薬品名：バゾプレシン（脳下垂体後葉ホルモン：抗利尿ホルモンADH） 主な商品名：ピトレシン®	適応：敗血症性ショック 作用：水の再吸収促進、血管収縮作用、血圧上昇作用 注意点：ノルアドレナリン抵抗性ショックに対して使用 用量（例）： ピトレシン®2A（1A：20U/ml）＋生食38ml（計40ml） 0.6～1.8ml／h（0.01～0.03U／分）

〈参考引用文献〉
1）水・電解質の異常にどう対処する？ 志水英明 著 レジデントノート 羊土社；505～573・2015
2）麻酔科研修チェックノート（第4版）讃岐美智義 著 羊土社；355～360・2013
3）救急・ICUで循環作動薬を使いこなす 平岡栄治 著 レジデントノート 羊土社；3352～3418・2015
4）薬が見える（Vol.1） メディックメディア；279～394・2014
5）治療薬 UP-TO-DATE 矢崎義雄 著 羊土社；994～1055・2014

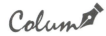

γ（ガンマ）計算

薬剤を流す場合、体重が 50Kg と 80kg では当然必要量が変わってくる。そのため、体重（kg）あたり、1分間（min）に、投与されている薬液量（μg）を把握する方法として、γ（ガンマ）が用いられる。γの計算は、γ ＝ μg/kg/min で求められ、下記の方法が最も簡便である。

1 γ ＝ 0.06 × BW（kg）×（ml/mg（時間当たりの流量（ml/h）））

例）150mg の薬剤を 50ml の溶液で溶解した場合（150mg/50ml）、体重が 50kg であれば…

1 γ ＝ 0.06 × BW（kg）×（ml/mg）

　　 ＝ 0.06 × 50kg ×（50ml / 150mg）

　　 ＝ 0.06 × 50 ×（1/3）

　　 ＝ 1

→上記の組成で体重 50kg の患者に 1ml/h で流せば、1 γ で流れたこととなる！

0.3％で市販されている製剤があるが、0.3％製剤を作っておけば、体重 50kg であった場合、1ml/h あたり 1 γ となるので計算しやすいという背景がある。投与速度と同時に、その患者の体重に合わせ、どの程度の薬剤量が使用されているのかを考えることは、状態の把握にもつながる。投与量は医師が指示をするものだが、γ を意識することで比較的少量なのか、多量に投与されているか、意識してみよう！

…と、様々な医学書や看護関係の書籍で解説される γ だが、実は「γ ＝ μg/kg/min」は誤用で、正しくは「γ ＝ μg」ということ、読者の皆様はご存知だろうか。恥ずかしながら筆者は約 20 年間ずっと「γ ＝ μg/kg/min」と信じ、後輩達にもそのように教えてきた。周囲の医療従事者も「γ ＝ μg/kg/min」という認識は浸透しているようだ。臨床的には「μg/kg/min」も「μg/kg」も γ と表現される場合が多い、とこのコラムを結んでおく。

Memo

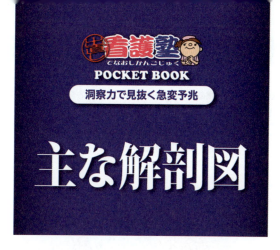

主な解剖図

洞察力で見抜く急変予兆

1) 中枢神経系
2) 呼吸器系
3) 心臓血管系
4) 消化器系
5) 腎泌尿器系
6) 筋骨格系

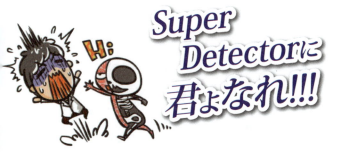

Super Detectorに君よなれ!!!

主な解剖図

アセスメントや報告の際に解剖の知識が必要となってくる。全身の主要な臓器を掲載したのでそれぞれにカスタマイズし、役立てていただきたい。

1. 中枢神経系

1. 脳側面

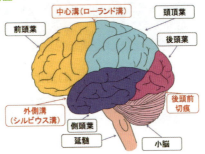

2. 矢状断（正中）

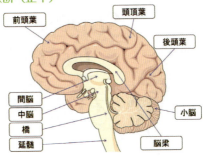

3. 脳底面

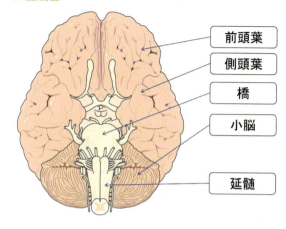

4. 水平断（脳室レベル）

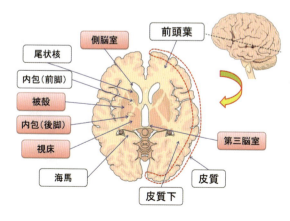

5. 冠状断（脳室レベル）

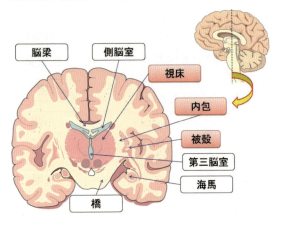

6. 錐体路

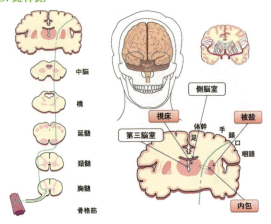

7. 脳血管

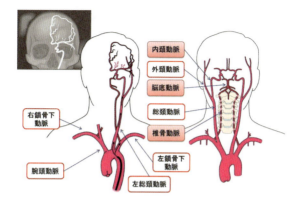

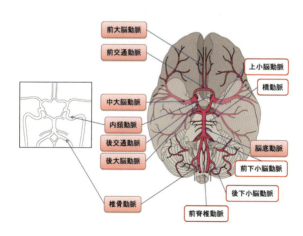

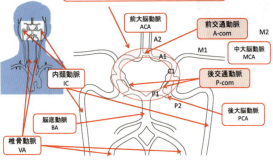

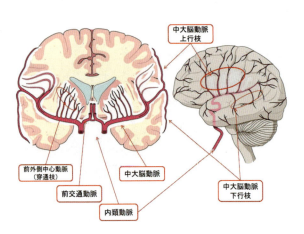

8. 脳室

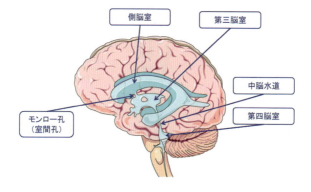

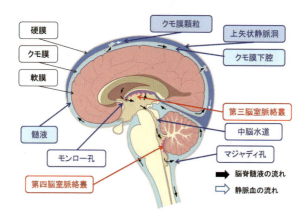

2. 呼吸器系

1. 気管・気管支

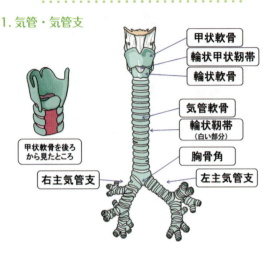

2. 肺

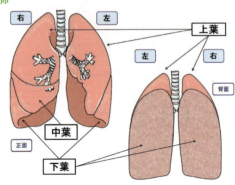

3. 肺区域

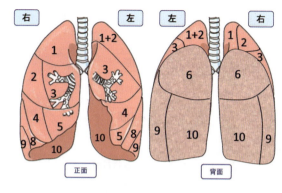

右			左		
上葉	S^1	肺尖区	上葉	S^{1+2}	肺尖後区
	S^2	後上葉区			
	S^3	前上葉区		S^3	前上葉区
中葉	S^4	外側中葉区		S^4	上舌区
	S^5	内側中葉区		S^5	下舌区
下葉	S^6	上-下葉区	下葉	S^6	上-下葉区
	S^7	内側肺底区		S^7	-
	S^8	前肺底区		S^8	前肺底区
	S^9	外側肺底区		S^9	外側肺底区
	S^{10}	後肺底区		S^{10}	後肺底区

Memo

3. 循環器系

1. 心臓

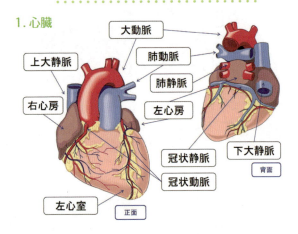

2. 大動脈弁レベル

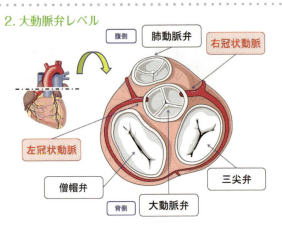

3. 冠状動脈

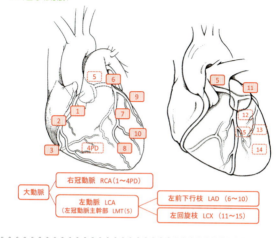

大動脈
- 右冠動脈 RCA（1〜4PD）
- 左動脈 LCA（左冠動脈主幹部 LMT(5)）
  - 左前下行枝 LAD（6〜10）
  - 左回旋枝 LCX（11〜15）

4. 動脈弁・房室弁

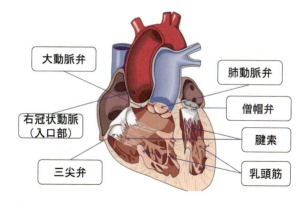

- 大動脈弁
- 右冠状動脈（入口部）
- 三尖弁
- 肺動脈弁
- 僧帽弁
- 腱索
- 乳頭筋

5. 刺激伝導系

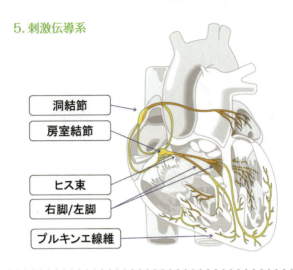

- 洞結節
- 房室結節
- ヒス束
- 右脚/左脚
- プルキンエ線維

6. 動脈

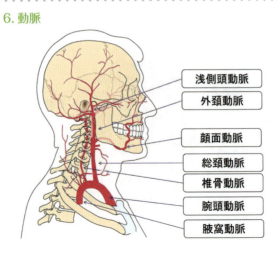

- 浅側頭動脈
- 外頚動脈
- 顔面動脈
- 総頚動脈
- 椎骨動脈
- 腕頭動脈
- 腋窩動脈

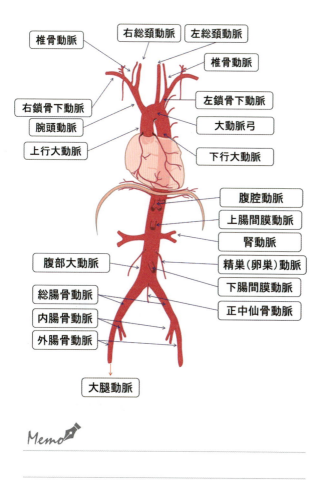

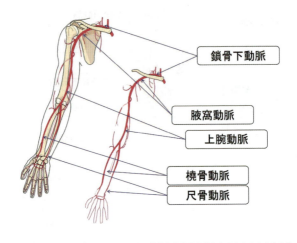

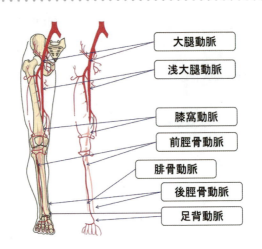

7. 静脈

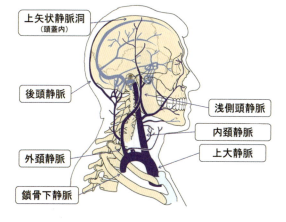

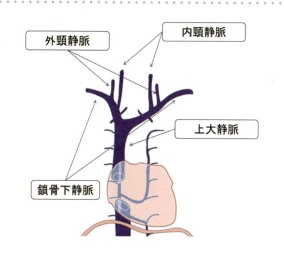

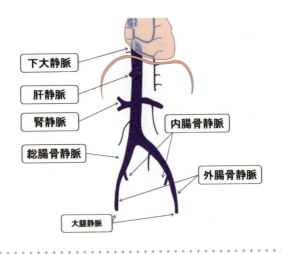

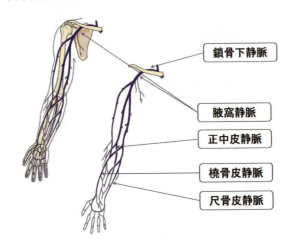

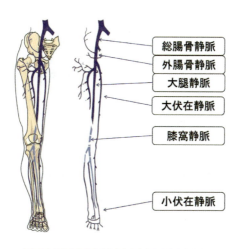

4. 消化器系

1. 食道

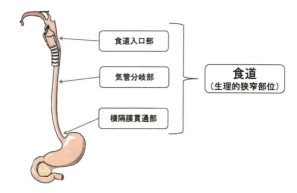

2. 胃・十二指腸

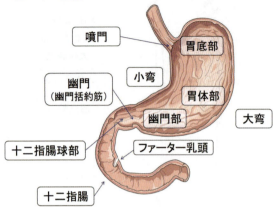

3. 大腸

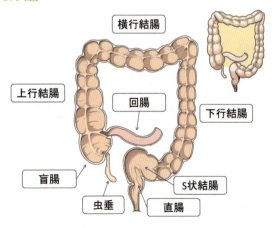

4. 直腸・肛門

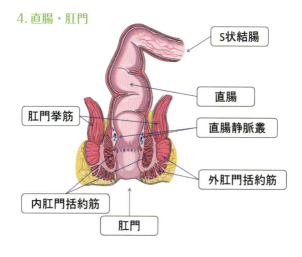

5. 肝臓

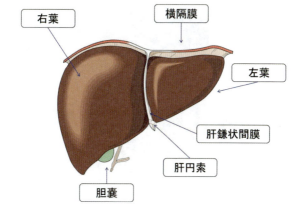

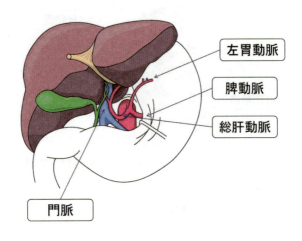

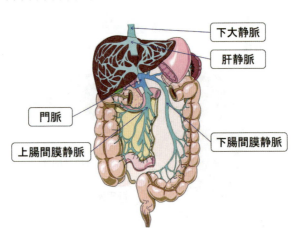

6. 胆嚢

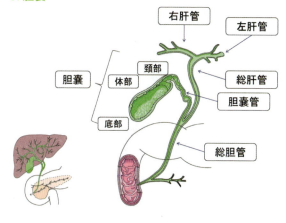

7. 膵臓

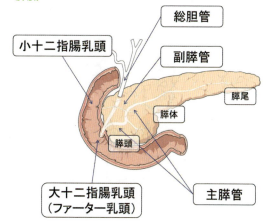

8. 矢状面で見た腹腔内臓器

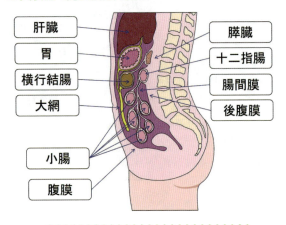

5. 腎泌尿器・生殖系

1. 尿路

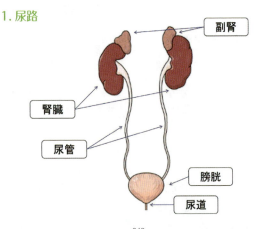

2. 腎臓

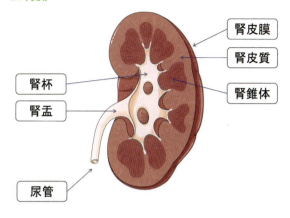

3. ネフロン

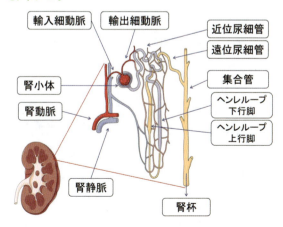

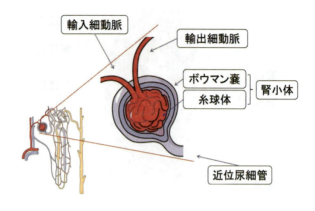

4. 生殖器（男性）

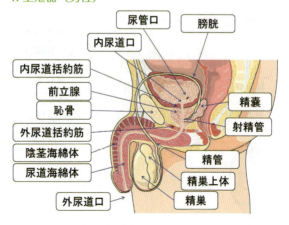

5. 生殖器（女性）

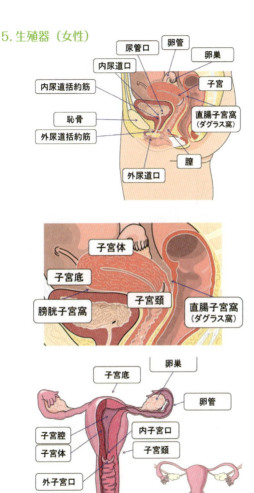

6. 筋骨格系

1. 頭蓋骨

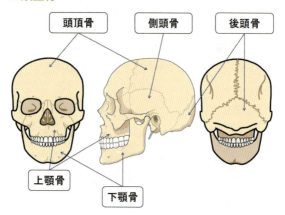

2. 体幹・骨盤・四肢

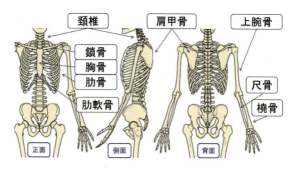

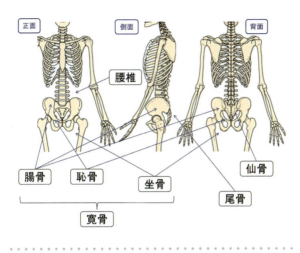

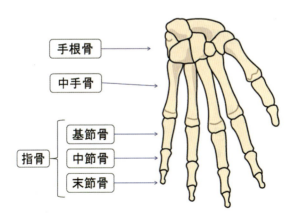

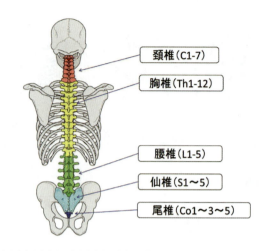

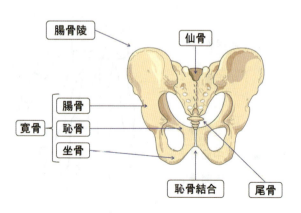

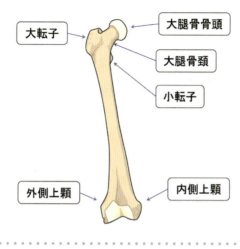

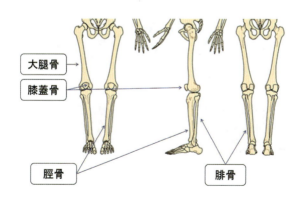

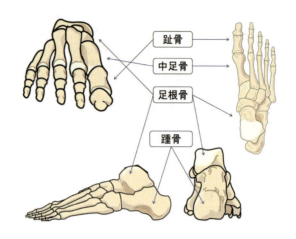

3. 骨格筋

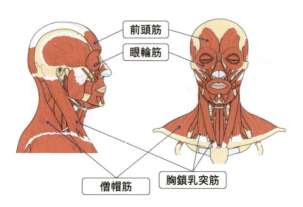

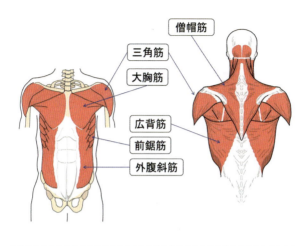

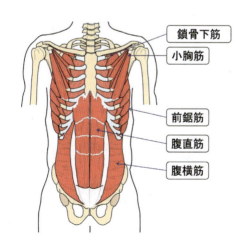

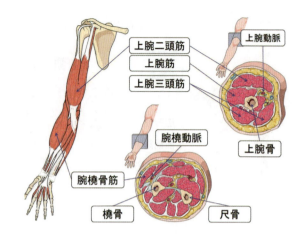

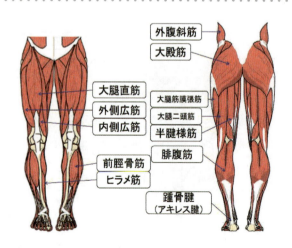

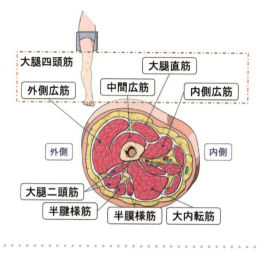

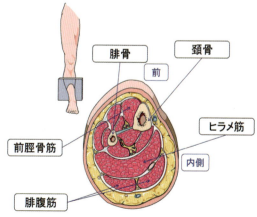

7. 脊髄神経・末梢神経系

1. 脊髄神経

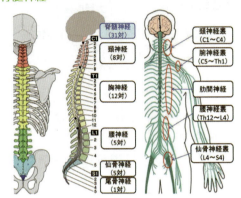

2. 皮膚デルマトーム

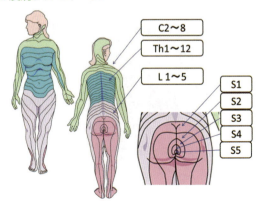

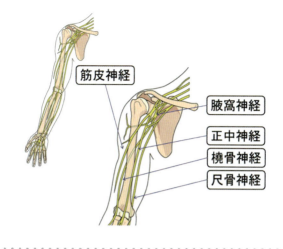

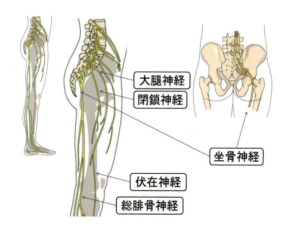

8. 感覚器系

1. 眼球・眼底・涙腺

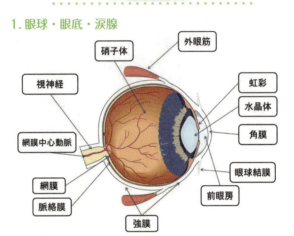

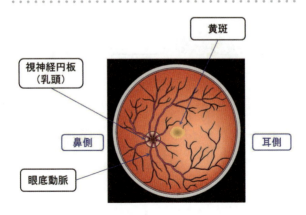

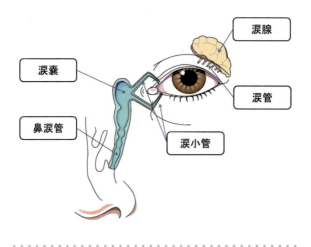

2. 内耳・外耳

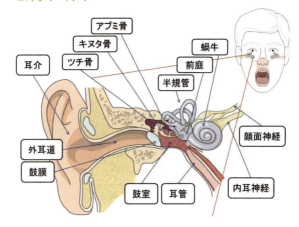

3. 鼻腔・副鼻腔

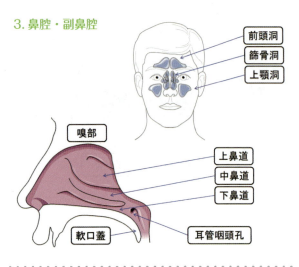

4. 皮膚

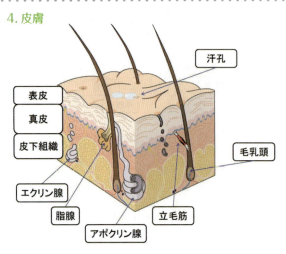

9. 内分泌系

1. 内分泌臓器

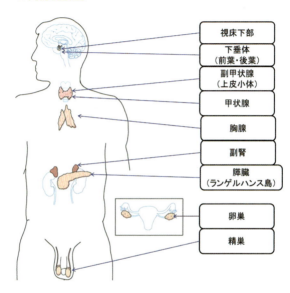

〈参考引用文献〉
1) 人体の正常構造と機能（全10巻縮刷版）坂井建雄、河原克雅 著　日本医事新報社；2008
2) やさしい胸部画像教室　長尾大志 著　日本医事新報社；2014

Memo

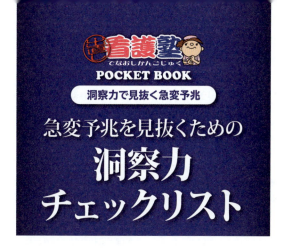

1）予測指示使用時チェックリスト

予測指示使用時チェックリスト

　入院中の患者において、出現が予測される症状（発熱や嘔気等）において医師より予め出されている予測指示、あるいは事前指示というものがあると思われる。医師からすれば、重症でない場合は看護師にタイムリーに対応してもらえ、看護師からしても指示に基づいてタイムリーに対応ができ、患者さんもメリットもある。しかし、予測指示を実行するということは「何らかの症状」が出現しているわけで、その症状が「急変の予兆ではない」とは言い切れない。看護師は、「急変の予兆に気づいていない」と言われることもあるが、私は、「予兆には気づいているものの、軽視している」と考えている。よって、予兆、つまりは「何らかの症状」が出現していて、「予測指示、事前指示を実行しようとした時」に「なぜ？このような症状が出現しているのか」というアセスメントを確実に行うことができれば急変予兆を見抜くスキルが向上し、医療安全の確保にもつながると思われる。以下に考えられる予測指示に対して実施前のチェックリストをまとめた。臨床で役立ててほしい。

酸素投与を投与しようと思ったら確認すべきチェックリスト

☐呼吸数は確認したか？　　　　　☐投与量は適切か？
☐投与デバイスは適切か？　　　　☐低酸素血症の原因は何か？
☐高炭酸ガス血症は無いか？　　　☐気道は確保されているか？
☐呼吸音の減弱や新たな副雑音の出現は無いか？
☐貧血、あるいは貧血を示唆する身体所見は無いか？
☐肺水腫を示唆する身体所見は無いか？
☐敗血症の身体所見は無いか？
☐ファーラー位、あるいは座位、起座位を促したか？
☐口すぼめ呼吸を促したか？
☐酸素投与によって、酸素化は改善したか？
☐酸素投与によって、呼吸数の減少、あるいは努力様呼吸は消失したか？
☐その他の懸念は無いか？

解熱鎮痛薬を投与しようと思ったら確認すべきチェックリスト

□発熱の原因は把握できているか？
□敗血症ではないか、確認したか（qSOFA）？
□疼痛の原因は把握できているか？
□疼痛は、OPQRST で評価したか？
□ NSAIDs を使用する場合、アスピリンアレルギーは無いか？
□ NSAIDs を使用する場合、胃潰瘍や消化管出血の既往は無いか？
□解熱鎮痛薬投与後、バイタルサインの変化は無いか？
□解熱鎮痛薬投与後、症状は改善したか？
□その他の懸念は無いか？

細胞外液補充液を投与しようと思ったら確認すべきチェックリスト

□口渇や皮膚トゥルゴールの低下、腋窩の乾燥は認められるか
　（細胞外液量減少の確認）？
□眼瞼結膜の蒼白、呼吸困難、血便その他出血の懸念は無いか
　（出血の除外）？
□抗凝固薬や抗血小板薬は投与されていないか？
□頻脈や血圧低下は出現していないか？
□頻脈が認められない場合、交感神経遮断薬は投与されていないか？
□心不全その他、循環血液量が増加している恐れは無いか？
□コースクラックルや頸静脈怒張は無いか？
□細胞外液が増加することで心不全となる恐れは無いか？
□血清 Na 値はいくつか？
□新たに出現した浮腫は無いか？
□細胞外液補充液投与後、バイタルサインの変化は無いか？
□細胞外液補充液後、症状は改善したか？
□その他の懸念は無いか？

維持液を投与しようと思ったら確認すべきチェックリスト

□尿量は維持されているか？
□高カリウム血症の恐れは無いか？
□循環血液量は足りているか？
□維持液投与後、バイタルサインの変化は無いか？
□維持液投与後、症状は改善したか？
□その他の懸念は無いか？

利尿薬を投与しようと思ったら確認すべきチェックリスト

□循環血液量は増加しているか？
□Kの低下、あるいは上昇の恐れは無いか？
□尿量減少の原因は把握できているか？
□利尿薬投与後、バイタルサインの変化は無いか？
□利尿薬投与後、症状は改善したか？
□その他の懸念は無いか？

昇圧剤を投与しようと思ったら確認すべきチェックリスト

□血圧低下の原因は何か？
□循環血液量の不足は無いか？
□循環血液量の過剰は無いか？
□心不全の原因（虚血、弁膜症、心筋症、不整脈等）はあるか？
□心不全の誘因（発熱、運動、感染、甲状腺機能障害、妊娠等）は無いか？
□心筋収縮力は、維持されているか？
□血液分布異常(血管拡張：アナフィラキシー、敗血症、神経原性)は無いか？
□静脈還流異常（心タンポナーデ、緊張性気胸、肺血栓塞栓症）は無いか？
□昇圧剤投与後、バイタルサインの変化はないか？
□昇圧剤投与後、症状は改善したか？
□その他の懸念は無いか？

抗不安薬を投与しようと思ったら確認すべきチェックリスト

- □ 呼吸数は確認したか？
- □ 不穏なのか？不眠なのか？せん妄か？
- □ 環境調整で改善できるポイントは無いか？
- □ 敗血症は除外したか（qSOFA）？
- □ 脳血管障害ということはないか？
- □ 血糖異常ということはないか？
- □ 電解質異常ということはないか？
- □ 新たに始まった薬は無いか？
- □ AIUEOTIPS で意識障害の原因を検索したか？
- □ 抗不安薬投与後、バイタルサインの変化はないか？
- □ 抗不安薬投与後、症状は改善したか？
- □ その他の懸念は無いか？

制吐剤を投与しようと思ったら確認すべきチェックリスト

- □ 悪心嘔吐の原因は何か？
- □ 中枢神経系の疾患は除外したか？
- □ 循環器疾患は除外したか？
- □ 腸閉塞は除外したか？
- □ 代謝異常は除外したか？
- □ 腎不全は除外したか？
- □ 新たに始まった薬は無いか？
- □ 食欲はどうか？
- □ 制吐剤（消化管機能亢進薬）の投与後、悪心は強くなっていないか？
- □ 制吐剤投与後、バイタルサインの変化はないか？
- □ 制吐剤投与後、症状は改善したか？
- □ その他の懸念は無いか？

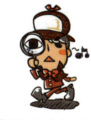

「熱が高く、呼吸数は少し速く、ちょっとボーっとしていますが、上の血圧は 90 あります。」と報告しても、「指示にボルタレン座薬あったでしょ、それ使って。」となりかねない。しかし、収縮期血圧 90mmHg、呼吸数が 24 回／分で意識レベルが GCS で 14 点であれば qSOFA は 3 項目満たしており、敗血症を考えなければいけない状態である。さらに血圧が 90 ／ 40mmHg であったとすると、平均動脈圧は 65 を下回っており、敗血症性ショックを考えなければいけない状態であり、一見大丈夫そうに見えたとしても今後急変するリスクがある。バイタルサインから、敗血症を疑い、さらに身体所見で「左の CVA 叩打痛を認めますので尿路感染による敗血症性ショックではないかと考えて連絡しました」と報告できる看護師が多く存在すればおそらく医療の質の向上につながるだろう。もちろんその患者さんが本当に尿路感染であるかどうかは医師の診察を要するが、我々看護師のアセスメント能力が向上すれば、「異常のある患者さんを拾い上げ、かつ医師の前に連れて行く」ことができる。優秀な医師がいて、最新の治療機器があり、膨大な医学論文があっても、それを患者さんに適用させることができなければ、一休さんよろしく、「屏風の虎を捕まえるから、さあ出してください」という状況であり、意味が無い。2015 年から看護師特定行為研修制度が始まり、2017 年から病院の実績の公表が義務付けられた。看護師が異常を早期に発見し、適切にアセスメントする能力は、患者さんの生命予後を改善するばかりでなく、病院経営を健全に保つうえで外すことのできない能力となる。

　予測指示は、医師の指示のもとに看護師が行うことのできる医療行為であるが、予測指示を実行するかどうかの判断は実際には看護師が行うことになる。よって、指示をそのまま実行するのではなく「なぜ？」という疑問を常に持つ必要がある。もし、つじつまが合わなければそれは、予測されていない状況であり、当然予測指示は使えない。指示を指示通りに実行するのが看護師の仕事ではなく、指示を指示通りに実行できる状況かどうかを考え、アセスメントするのが我々看護師に求められている仕事である。

　看護師の仕事は、「療養上の世話」と「診療の補助」である。診療とは平たく言えば「診断と治療」であることから、看護師の仕事の半分は診断の補助と治療の補助と言える。日本看護協会[2]による

と「複雑な病態の変化を包括的にアセスメントできる」看護師には、プロトコールによる検査の判断・実施を期待されている。

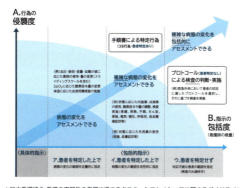

＊日本看護協会 看護の専門性の発揮に資するタスク・シフト／シェアに関するガイドライン

　今までは「なんとなくおかしい」と感じていた看護師の気づきが、検査の実施により「確実におかしい」と言える時代となった[3]。医療における最後の砦として我々は患者さんのそばにおり、救える命は確実にスピーディーに救い、叶わぬ命には少しでも早く苦痛を取り除く判断をして欲しい。毎日忙しいと思う。しかし、それでも看護師の未来は、希望しか無いと考えている。そんな取り組みをTokyo MX Doctor 's Eyeで取材を受け、看護師 2.0 で書籍[3]にまとめた。よろしければご覧ください。

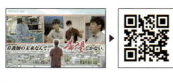

〈参考引用文献〉
1) あなたはなぜチェックリストを使わないのか　アトゥール・ガワンデ 著　晋遊舎；2011
2) 看護の専門性の発揮に資するタスク・シフト／シェアに関するガイドライン　日本看護協会
https://www.nurse.or.jp/nursing/shift_n_share/guideline/index.html
3) 看護師 2.0　青柳智和 著　幻冬舎；2024 年

おわりに

　2015年10月の看護師特定行為研修の法制化により、指示を待って看護をする時代は終わりを告げ、看護師も自分で考えて行動する時代に入った。例えば、SpO_2が低下した場合は、指示があるから酸素を投与するという考え方ではなく、「なぜ酸素化が悪化しているのか」と、原因を類推（臨床推論）して、看護、あるいは手順書に基づいて特定行為を行うことが求められるようになった。自ら考えて行動する看護師の存在は、必ず医療の質を上げる。責任が増えるとネガティブにとらえるか、タイムリーに安全に患者に対応でき、医療の質を改善できるとポジティブととらえるかは人それぞれではあるが、「継続学習」が今までにも増して重要となることは間違いない。

　限られた時間の中で仕事もプライベートも充実させるためには、効果的な学習が欠かせないが、私は多くの書籍を読み進めるうちに、成功する人には共通する特徴があると気付いた。それは、

「素直」「勉強好き」「プラス思考」「限界的練習の実践」「やり抜く力」

を持っていることである。自分の知らないことや違う意見に対して「なるほど」と素直に貪欲に吸収していく後輩を見ていると、基盤に素直さがあるかどうかはかなり重要に思える。勉強好きは、「好きこそものの上手なれ」という言葉が示すように、好きになれば没頭するため知識は自然と深まっていく。プラス思考は、くよくよと後悔するのではなく、うまくいかなくても前を向いて失敗を活かしてほしいということ。限界的練習[1]は、限界まで能力を使うことで自分が磨かれるということ。やり抜く力[2]は投げ出さないということ。

　実は、どのような勉強方法が効果的かはすでに明らかになっている[3]。毎日忙しくて、電話やナースコールに中断を余儀なくされ、上司や同僚、時には自分の職場すら変わってしまい、ガイドラインも定期的に変更される。学生時代の知識の多くは実践的ではなく、臨床には様々な患者さんがいる。助けることができずに落ち込むこともある。こんな状況でどうやって勉強すればよいのだろうかと投げ出したくなることもあるかもしれないが、実はこれらは全て効果的な学習を助けてくれる要素である[3]。そう、皆さんお気づきのように看護師は現場で鍛えられているのだ。しかし、一つだけ足りない要素がある。それは「限界的練習」ができないない。「わからないことは家に帰ってから勉強しよう」というスタイルだと、せっかく限界点に達したのに学習のチャンスを逃してしまうことになる。そこで、携帯でき、汚れにくく、書き込めるマニュアルを作った。「出直し看護塾」とのリンクでさらに効果的に学習できる工夫もしてある。自分の限界点に達したら本書を開いて活用してほしい。読むのではなく、使うツール（道具）として看護の現場で活かしてほしい。研修医向けに出版された書籍も参考としているため、医師と共通言語で話すことができ、他職種との協働に役立つはずだ。本書がチーム医療を支える礎となれればと願う。

　私を教育してくれた先輩方と、私に学習の機会を与えてくださった全ての患者さんに感謝。

〈参考引用文献〉
1) 超一流になるのは才能か努力か？　アンダース・エリクソン、ロバート・プール（土方奈美 訳）　文藝春秋；171～174・2016
2) やり抜く力　アンジェラ・ダックワース 著（神崎朗子 訳）　ダイヤモンド社；22～23・2016
3) 脳が認める勉強法　ベネディクト・キャリー 著（花塚恵 訳）　ダイヤモンド社；336～344・2015

2024年12月1日
株式会社ラプタープロジェクト 代表取締役
看護師／診療看護師／看護学修士／医学博士
青柳　智和

監修紹介

細谷 真人

1999年　筑波大学医学専門学群卒 麻酔科専門医
在宅緩和ケア もみのき診療所 院長

著者紹介

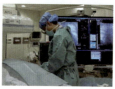

青柳 智和

1976年　茨城県生まれ
日立メディカルセンター看護学院 卒 / 東京医療保健大学大学院 看護学研究科 修了
高知大学大学院医学専攻博士課程修了（老年病・循環器内科学教室）
株式会社ラプタープロジェクト 代表
オンラインサロン出直し看護塾・オンラインサロンナーシングアカデミー（OSNA）主宰
水戸済生会総合病院 看護師特定行為研修研修責任者
看護師 / 特定看護師 / 診療看護師 / 看護学修士 / 医学博士

茨城県済生会水戸済生会総合病院等で循環器、手術室、救急外来、ICUを経験。ひとりで着用できる手術衣「ひとりガウン Rapix™（実用新案 第3116212号）」を発明し起業、2006年より看護師向けセミナー「出直し看護塾」を全国で開催し、90,000人以上を動員（2020年8月までの動員数。2021年10月現在はオンラインで随時開催）。また、診療看護師として近森会近森病院（高知県）において、急変の早期発見として Rapid Response System、特定行為として PICC（末梢留置型中心静脈カテーテル）挿入等、看護師教育として看護師特定行為研修における申請、運営に関わる。高知大学大学院では、情報診断学教室に在籍し、敗血症の早期発見を中心に研究。
　写真右は、PICC 挿入中の筆者。安全に挿入でき、入院中の穿刺回数を大幅に減少させることのできる PICC の普及は、患者さんにも看護師にも多くのメリットがあると考え、積極的に挿入している。
　著作は、「禁煙のススメ（医学出版）」「心電図と不整脈の基礎（ケアネット）」等
　座右の銘は、「一人の百歩より、百人の一歩」

牽引 — アルファベット・50音順表記

名称	頁
A	
ABCD スコア	168, 172
ACS	210
Act-FAST キャンペーン	172
ADD リスクスコア	219
A-DROP システム	189
AF、Afib	90
AFL	91
AIUEOTIPS	19
AIVR	100
ALP	135
ALT	135
Alb	136
APTT	139
AUC	277
AST	135
AT	91, 94
AT Ⅲ	139
AVB	95
AVPU	18
B	
BAD	168
Blocked APC	98
BLS	162
Braunwald 分類	212
BUN	138
β_2 刺激薬	194
C	
Ca	140
CHADS$_2$ スコア	170
CHA$_2$DS$_2$-VASc	171
ChE	136
CKD 重症度分類	268
CK (CPK)	138
CK-MB	138
Cl	140
Cmax	277
COPD	193
CURB65	189
CPM	288
CRE	138
CRT	77
CS	230
CSF	181
CVA 叩打試験	76
D	
D-Bil	135
Dicrotic Notch	30, 31
Dicrotic Wave	30, 31
DKA	284
D Shape	222
DWI	165
D-ダイマー	139
E	
eGFR	138
ESBL	280
F	
FDP	139
FIB	139
G	
GCS	17
GINA 分類	197
GOT／GPT	135
H	
HAS-BLED スコア	171
HCO$_3$	146
HFpEF／HFrEF	228
HHS	284
Hunt&HESS Grade	180
I	
ICS	195
I-ROAD	190
IVC	116
J	
JCS	17
JVP	233
K	
K	138
Killip 分類	213
L	
LABA	195
LAD	84
LAMA	195
LAPPS	170
LCX	84
LDH	135
LMT	84
Lown 分類	93
M	
MACCC スコア	272
MCHC	134
MCV	134
MIC	277
Mg	140
MMRC 息切れ質問票	200
MONA	208
N	
Na	140
NEUT	133
NH$_3$	136
NIHSS	164
NST-ACS	210
NHCAP	187
NSTMI	210
NSR	87
NYHA 分類	230
O	
OPQRST	7
P	
P	140
PaO$_2$	146
PaCO$_2$	146
PEA	101
Percussion Wave	31
pH	146
PLT	136
PLRC ルール	225
PT	136
PT-INR	139, 175
PVC	92
Q	
qSOFA	20, 271
R	
RCA	84
RIFLE／AKIN 分類	267
R on T	93
RMI	211
R 波減高	202
S	
SABA／SAMA	195
SAMPLER	7
SBAR	306
SOAP	304
SpO$_2$	28
SSS	89
STEMI	210
ST 異常	202
S Ⅰ Q Ⅲ T Ⅲ	222
SOFA	271, 300
T	
TIA	168
TIMI リスクスコア	213
TP	140
t-PA	166
T 波増高	202
U	
UAP	210
V	
VAP 予防バンドル	191
Visual EF	115
VPC	92
VT	99
VF	100
W	
WBC	133
etc.	
γ-GTP	135

あ

アイウエオチップス	19
亜急性心筋梗塞	211
アシデミア	147、288
アシドーシス	147
アスピリン喘息	196、197
アセスメント	302
アドレナリン	318
アトロピン	318
圧痕性浮腫	35
アナフィラキシーショック	156、159
アルカレミア	147、290
アルカローシス	147
アルブミン	136
アンモニア	136

い

意識	16
意識障害	12、176、180、258、271、281
一回心拍出量	30
一過性脳虚血発作	168
異常呼吸音	68
異常Q波	202、211
一次救命処置	162
いびき音	68
医療面接	6、302
陰性T波	202
咽頭痛	12
院内肺炎	188

う

ウィーズ	68
ウェールズスコア	224
ウォームショック	156
右室梗塞	210
うっ血	159
うっ血性心不全	234
運動失調	50

え

鹸痂乾燥	76
炎症徴候	34

お

黄疸	34
悪心／嘔吐	12、175、180、235、241、246、249、254

か

咳嗽試験	74
外転神経	41
開放型質問	6
解釈モデル	8
踵落とし衝撃試験	73
踵膝試験	51
拡散強調画像	165
拡散障害	147
拡張期血圧	24
下肢骨折	78
下肢麻痺	50
家族歴	8
滑車神経	41
下大静脈径	116
カテコラミン	160
カテコラミンストーム	25
カテコラミンリリース	23
カテーテル関連感染症	273
下壁梗塞	84
カリウム	138、265、288
カーリーサイン	226
カルシウム	140
カルペリチド	159
眼位	41
眼瞼結膜	58
換気血流比不均等	146
肝機能障害	135、137
眼球運動	41
眼球陥没	58
眼球結膜	58
肝障害	135、137
灌水音	72
肝性脳症重症度	262
感染症	269
感染性心内膜炎	273
感度	145
冠動脈支配領域	113、204、206、207
肝不全	258
顔面感覚	44、45

き

起炎菌	274、278
気管支喘息	193
キリップ分類	213
急性冠症候群	201
急性呼吸性アシドーシス	148
急性腹症	235
急性膵炎	254
急性膵炎診断基準	256
急性腎障害	263
胸郭拳上	62
胸骨圧迫	162
胸鎖乳突筋	47
橋中心髄鞘融解	288
胸部単純X線写真	118、185
胸部CT	121
虚血を示唆する心電図	103
奇脈	161
胸部誘導	83
筋性防御	73

く

金属音	72
胸痛	12、201、210、215、220

クスマウル呼吸	27
クッシング現象	175
くも膜下出血	176
グラム染色	192、274
クリニカルシナリオ分類	229
クレアチニン	138
クロストリディオイディスディフィシル	270
クロール	140

け

頸部リンパ節	60
頸静脈	61
血圧	24
血液検査	132
血液循環	154
血液培養	274
血液分布異常性ショック	165
血管雑音	72
血管拡張薬	160
血管抵抗	159
血漿	310
血漿増量薬	314
血小板	136
血糖異常	281
血中尿素窒素	138
下痢	12、270、294
ケルクリングひだ	242
ゲルストマン症候群	175
ケルニッヒ徴候	55
検査前確率	145
倦怠感	12
現病歴	6

こ

構音障害	49
口角拳上試験	45
口蓋垂	47
交感神経	316
抗凝固療法	167
抗菌薬	275
抗血小板薬	167、208
高血糖	283
甲状腺	60
高浸透圧高血糖症候群	284
好中球	133
高張性脱水	292
広範前壁梗塞	84
項部硬直	54、175
後負荷	159
呼気NOテスト	196
呼吸	26

呼吸音	67
呼吸困難	12,184, 193,220, 225
呼吸性アルカローシス	148
呼吸性変動	29
コースクラックル	69
コリンエステラーゼ	136
コントローラー	195

さ

細菌感染症	133
細菌性肺炎	188
最高血中濃度	277
細胞外液	310
細胞外液補充液	311
細胞内液	310
左室圧排像	116
嗄声	47
三叉神経	44
Ⅲ音	64,66,226
酸塩基平衡の評価	146
酸素化の評価	146
散瞳	43

し

視神経	40
シーソー呼吸	62
四肢誘導	83
失神	12
失認	175
自動調節能	168
主訴	6
収縮期血圧	24
収縮期雑音	64
収縮能	114
縮瞳	43
手術創	36,70
手術部位関連感染症	273
出血	159,296
出血性ショック	155,253
循環血液量	61
循環血液量減少性ショック	155
循環作動薬	316
循環動態を支える4因子	158
消化管出血	249
症候診断	80,303
上室性期外収縮	89
上室性頻拍	91,94
上肢麻痺	49
小球性低色素性貧血	134
硝酸薬	159
徐呼吸	26
除細動	162
ショック	154,157
除皮質硬直	18

除脳硬直	18
徐脈	23,161
徐脈頻脈症候群	89
ジョルトアクセンチュエイション	55
心音	64
心エコー	105,117
心外拘束閉塞性ショック	156
腎機能障害	263
心筋梗塞	201
心筋収縮力	160
神経原性ショック	156
心原性ショック	155
振水音	72
浸潤影	185
心尖拍動	63,233
心臓再同期療法	160
心電図	82,85, 102,103, 204
身体所見	16
身体診察	16
心室細動	100
心室性期外収縮	92,202
心室頻拍	99
心嚢液貯留	115
心不全	66,226
心拍数	22,161
心タンポナーデ	161
心房細動	90
心房性期外収縮	90
心房粗動	91

す

膵炎	254
推算糸球体濾過値	138
錐体路障害	53
髄膜炎	180,271
髄膜刺激症状	180
水泡音	69,184
髄膜刺激症状	54
スクウォーク	68
頭痛	12,175,180

せ

正球性正色素性貧血	134
生理食塩液	311
脊髄叩打試験	76
舌咽神経	47
舌委縮	48
舌下神経	48
舌偏位	48
全身性炎症反応症候群	26,27
前負荷	158
前壁梗塞	84

そ

僧帽筋	47

促進性心室固有調律	100
側壁梗塞	84
組織間液	310

た

体温	20
対光反射	44
代謝性アシドーシス	26,28,149
代謝性アルカローシス	149
大球性正色素性貧血	134
大動脈解離	214
大動脈弁狭窄症	66
たこつぼ型心筋症	211
脱水	159,292
断続性副雑音	69
胆嚢炎/胆管炎	246
痰培養	272

ち

チアノーゼ	34
チェーンストークス呼吸	27
腸蠕動音	71
チャイルド・ピュー分類	262
チャドック徴候	53
腸閉塞	241
腸腰筋徴候	74
直腸診	75
中心性チアノーゼ	34
虫垂炎スコア	240

て

電解質異常	286
低体温	20
低血糖	282
ディテクションスキル	32,80
低張性脱水	294
低張性電解質輸液	315
ディフェンス	73
テオフィリン製剤	195
笛音	68
デバイス	36

と

動眼神経	41,43
瞳孔径／瞳孔不同	43
洞性徐脈	88
洞性頻脈	88
透析	159
等張液	315
等張性脱水	296
洞停止	89
糖毒性	285
糖尿病	281
糖尿病性ケトアシドーシス	284
ドパミン	317
洞不全症候群	89,202
洞房ブロック	89
動脈	79

特異度	145
特定看護師	151
トリプルH療法	178
ドブタミン	160, 317

な
内頚静脈圧	233
内耳神経	46
ナトリウム	140, 286
軟口蓋	47
難聴	46

に
ニボー	242
乳酸	150, 271
尿培養	272
尿路感染症	271, 272

ね
ネックフレクションテスト	54
捻髪音	69

の
脳炎	180
脳灌流圧	25, 168
脳血管攣縮	179
脳梗塞	163
脳卒中	57, 163
脳出血	173
脳神経	39
脳髄液検査	181
脳ヘルニア	43, 175
脳CT・MRI・MRA	124
ノーリア・スティーブンソン分類	232
ノルアドレナリン	317

は
肺炎	184, 190
肺気腫	196, 199
肺区域	120
敗血症	159
敗血症性ショック	156, 271
肺血栓塞栓症	220, 225
バイタルサイン	16
肺内シャント	147
肺胞低換気	146
肺胞の気管支呼吸音化	68
ハウストラ	242
バゾプレッシン	160, 318
白血球	133
発熱	20, 269
発熱性好中球減少症	271
羽ばたき振戦	77
バビンスキー徴候	53
バレー徴候	49
パルスオキシメーター	29
反跳痛	73

ひ
非圧痕性浮腫	35

ビオー呼吸	27
皮下気腫	63
皮下出血	35
比較的徐脈	21, 270
膝打ち試験	51
非定型肺炎	190
非伝導性上室性期外収縮	98
額しわ寄せ試験	45
鼻唇溝	45
皮膚所見	37, 38
ヒュージョーンズ分類	199
貧血	134
頻呼吸	26
頻脈	22, 161
ヒールドロップ試験	73

ふ
ファインクラックル	69
不安定狭心症	210
フィジカルアセスメント	33
副交感神経	316
腹膜刺激徴候	73, 235
副雑音	68
副神経	47, 48
腹水	75
腹痛	12, 235, 241, 246, 254
腹部膨満	70
腹部CT	130
腹壁静脈の怒張	71
浮腫	35, 298
ブドウ糖液	313
フーバー徴候	63
フラミンガムクライテリア	234
ブルジンスキー徴候	56
ブルンベルグ徴候	73
プロトロンビン	136
分枝粥腫型梗塞	168

へ
閉眼試験	45
平均動脈圧	24, 25, 168, 265
閉鎖型質問	6
閉鎖筋徴候	74
閉塞性ショック	157
併存症	8
ペナンブラ	168
ヘフペフ	228
ヘフレフ	228
ヘモグロビン	134

ほ
報告基準	307
フォレスター分類	214
房室性期外収縮	90

房室ブロック	95, 202
ホーマンズ徴候	78

ま
無気肺	187
マグネシウム	140
マクール試験	73
末梢性チアノーゼ	34
末梢血管抵抗	31
マーフィー徴候	72
慢性呼吸性アシドーシス	148
慢性腎臓病	263
慢性閉塞性肺疾患	193

み
ミオクローヌス	183
脈圧	24
脈圧比	24, 233
ミンガッツィーニ試験	50

む
向こう脛叩打試験	52
無脾症	10
無脈的電気活動	101

め
迷走神経	47
めまい	12

や
薬剤熱	270
薬剤感受性	274

ゆ
指こすり試験	46
指鼻指試験	50

よ
腰背部痛	12
容量負荷	158
予測上昇Hb値	253

ら
ラクナ梗塞	168

り
リバウンド	73
リリーバー	194
リン	140
リンゲル液	311

れ
レバイン分類	65
連続性副雑音	68

ろ
肋骨脊柱角叩打試験	76
ロンベルグ試験	52
ロンカイ	68

わ
ワーファリナイゼーション	175

その他
5%ブドウ糖液	313
1号液／2号液	313
3号液／4号液	314

大学病院など基幹病院のオペ室やICU、NICU、救急など
クリティカルケアエリアで使用されている**マシモSET®技術**を搭載。

病棟や病院外の現場での
体動・低灌流の患者さんにも
安定したモニタリングが可能になりました。

マシモSET®技術

体動・低灌流時にも信頼ある測定を可能にしてきたマシモSET®技術を
フィンガータイプパルスオキシメータに搭載。

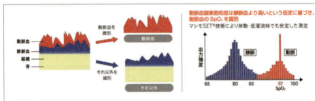

体動時には動脈の拍動成分以外に静脈や組織も拍動成分となりえることにマシモ社は着眼し、独自のDSTアルゴリズム
を開発。体動によって生じる静脈などの生体ノイズを除去することにより正確なSpO₂モニタリングを可能にしました。

シグナル IQ

シグナル IQにより今表示されている値は信頼できる値なのか、その妥当性が一目で客観的にわかります。

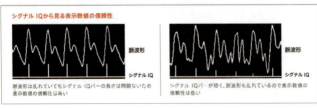

マシモSETフィンガーパルスオキシメータ マイティサット

MightySat® Rx
体動・低灌流に強いマシモSET®技術を搭載した
フィンガータイプパルスオキシメータ

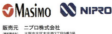

販売元 ニプロ株式会社
　　　 大阪市北区本庄西3丁目9番3号
製造
販売元 マシモジャパン株式会社
　　　 東京都新宿区北新宿2-21-1 新宿フロントタワー24階

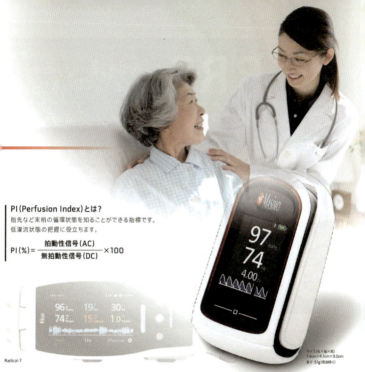

PI(Perfusion Index)とは?
指先など末梢の循環状態を知ることができる指標です。
低灌流状態の把握に役立ちます。

$$PI(\%) = \frac{拍動性信号(AC)}{無拍動性信号(DC)} \times 100$$

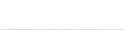

Radical-7

90度ずつ4方向に画面切換可能
タッチパッドをタップすると表示画面が4方向に回転し表示数値を見やすい方向に切り替えることができます。

測定項目

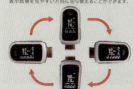

- 経皮的動脈血酸素飽和度(SpO₂ %)
  動脈血中のヘモグロビンが酸素に結合している割合
- 脈拍数(PR/BPM)
  1分間あたりの脈拍数
- 灌流指標(Perfusion Index %)
  末梢の循環状態を%で表示
- 脈波形とシグナル IQバー
  測定値の質をバーの高低で表示
  (バーが高く一定であれば測定の信頼度が高い)

RRS Rapid Responce System 起動基準

フクダグループのスコアリングシステム

生体情報モニタ上でスコアを表示
― 早期警告スコア ―
EWS Early Warning Score

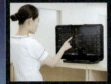
▲セントラルモニタ上での表示イメージ

DYNASCOPE
解析機能付きセントラルモニタ
DS-1800 System
DS-1700 System

重症診療科で

DYNASCOPE
ベッドサイドモニタ
DS-1200 System

病棟で

DYNASCOPE
ベッドサイドモニタ
BDS-1001 System

ラウンド時に

医用電子血圧計
スポットチェックモニタ
SC-1800

統合型モニタ管理システム
DynaBaseⅡ CVW-8000

電子カルテ端末※上でスコアを表示 ※オプション

スコア順による一覧表示が可能 （システム上での表示イメージ）

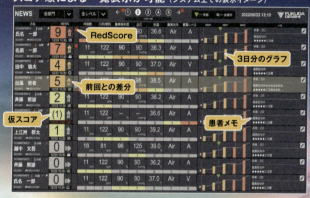

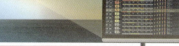

統合型モニタ管理システム
DynaBaseⅡ
CVW-8000

DynaBaseⅡでは入床中の
データを「30日」、退床後も
30日間保持することが可能

長時間保持されたデータは、
Microsoft Edgeなどの
Webブラウザで参照可能

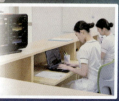

フクダ電子株式会社 〒113-8483 東京都文京区本郷3-39-4 https://www.fukuda.co.jp/

なぜ学び続けるのか…。
それは患者さんのため。そして、
自分自身のプライドを守るため…。

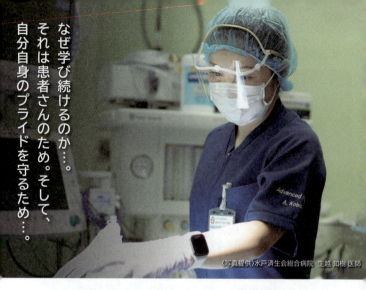

〈写真提供〉水戸済生会総合病院 生越 知樹 医師

"病態の変化をアセスメントできる"看護師を目指す

診療の補助の強化書

年間契約価格 **22,000円（税別）**
（税込 24,200円）

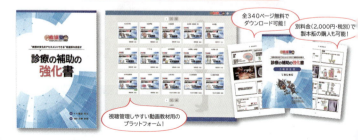

全340ページ無料で
ダウンロード可能！

別料金（2,000円・税別）で
製本版の購入も可能！

視聴管理しやすい動画教材用の
プラットフォーム！

問題を見つけ、評価する眼、そして解決する力。
40時間でその土台、作れます！

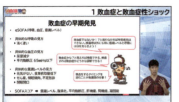
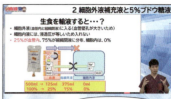
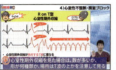
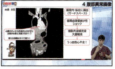
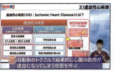
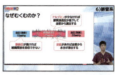
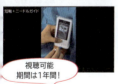
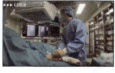

シラバス、全体の動画の説明をしています（約11分）。

脈管系のサンプル動画（約45分）視聴できます！

視聴可能期間は1年間！

※ご契約動画はYouTube®ではありません。

年間契約価格 **22,000円（税別）**
（税込 24,200円）

※返金希望の場合は7日以内にお問合せください。振込手数料はご負担頂きます。
※詳しくは当社ホームページをご覧ください（右記QRコード参照）

- BASE店、クレジットカード利用の特別割引あり！
- 8,000円（税別）（税込 8,800円）で1年間契約延長可能！
- 毎月1本のケーススタディ等の動画追加あり！

40時間の基礎動画で基盤を、ケーススタディでアセスメント力を磨こう！

お申込みはコチラから

① 上記QRコードあるいは「出張し看護塾」で検索！
② 対象ページからお名前とメールアドレスを送信し、お申込み！
③ 返信された銀行振込口座から料金お支払い！
④ その後送られてきたURLにログイン、1年間視聴無制限！
（順次新動画も公開予定！）

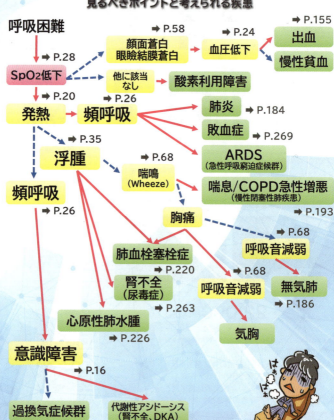

症状別見るべきポイント －フローチャート－

有り ／ 無し

胸背部痛

見るべきポイントと考えられる疾患

- 胸背部痛
  - 15分以上持続 →
  - **心電図** (→P.103)
    - 異常Q波
    - R波減高
    - ST上昇
    - 左脚ブロック
    - SSS
    - AVブロック
  - **急性心筋梗塞（STEMI/NSTEMI）** (→P.201)
  - **CK、CK-MB、トロポニンT/I** (→P.202)
  - **大動脈解離** (→P.214)
  - 移動する痛み/血圧左右差 (→P.214)
  - **不安定狭心症**
  - 呼吸困難 SpO₂低下 (→P.28)
  - 下肢浮腫（右＜左）ホーマンズ徴候 (→P.78)
  - **肺血栓塞栓症** (→P.201)
  - 心電図 ST低下 (→P.103)
  - 血圧低下 (→P.24)
  - 2RSB狭窄音 (→P.66)
  - **緊張性気胸** (→P.220)
  - **気胸**
  - **大動脈弁狭窄症** (→P.66)
  - 呼吸随伴性胸痛
  - **狭心症**
  - 発熱 (→P.20)
  - **胸膜炎**
  - 皮疹 (→P.20)
  - 発熱
  - ST上昇 (→P.103)
  - **肋骨骨折**
  - **心膜炎**
  - 当てはまらないが重症感が強い
  - 帯状疱疹
  - 急性膵炎 (→P.254)
  - **特発性食道穿孔**

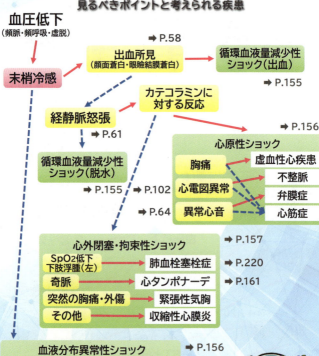

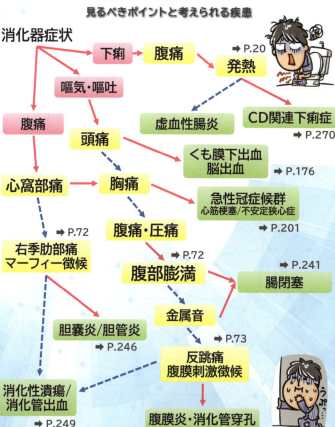

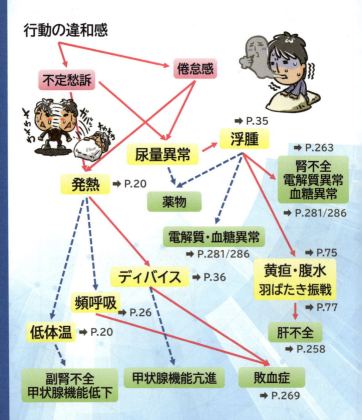

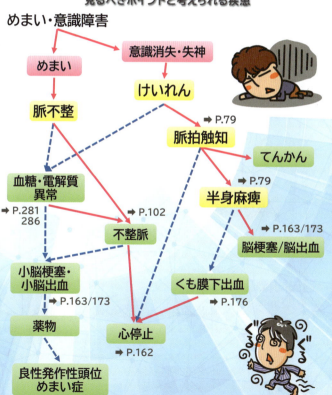

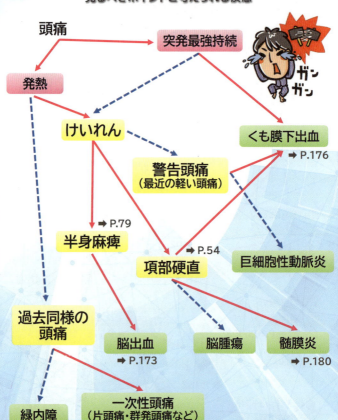